從生活中開始覺知
避免基因改造帶來的傷害。

基改追追追

UNCOVERING GMOs

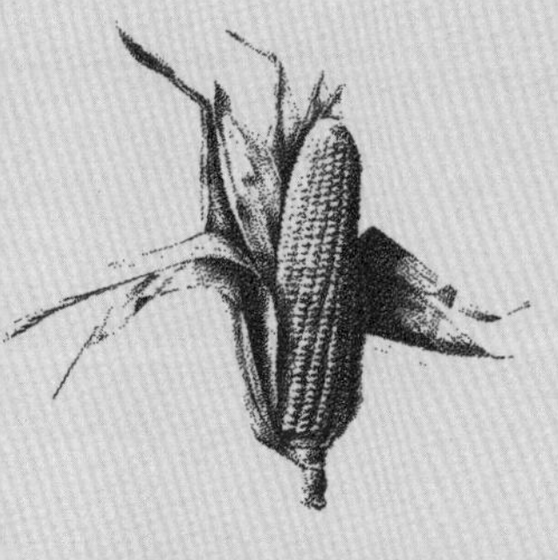

揭露全球基改作物
入侵生活的真相

陳儒瑋
黃嘉琳 — 著

目錄

CONTENTS

第一章 基因改造作物全球趨勢

CONTENTS

作者序

陳儒瑋

雖然比預定的時間晚了一些，最終還是順利地寫完這本書。

幾乎能從每個篇章段落，想起寫下這些文字時身處的地方，疾駛的高鐵、顛簸的火車、人來人往的機場、擁擠的咖啡館、叮咚聲四起的便利商店、狹小的膠囊旅社，還有古都舊城巷弄裡的住處，無論晴雨、清晨黃昏或深夜，抱著筆電，一字一字的積累出可堪閱讀的資訊。

有趣嗎？你或許會問。坦白說，大多數都是枯燥乏味的過程，只有在某些少數的時間點會讓人驚呼一聲，原來是這樣啊，愉悅的瞬間伴隨著複雜滋味，充滿魅力；有用嗎？這樣一直寫著。不知道呢，但不做的話就沒辦法知道結果。就像如何能料想得到，去年才剛寫完非基改校園午餐的行動歷程，沒多久立法院就三讀通過禁止校園膳食使用基因改造食材。

成為自由工作者一轉眼已將屆兩年，每週工時當然遠遠超過法定上限，然而在東奔西跑南來北往的日子裡，認識許多努力追求夢想的人，他們紮紮實實的生活，讓我總是欣羨。自己能做什麼呢？也許就是寫字吧，記錄下這些發生的事，說不定哪天會有人需要，而我剛好能幫上這一點忙。

謝謝家人與好友們，讓我有餘裕有勇氣一路堅持走下去，對你們，心中總是充滿感激。

年輕時候喜歡的一位女作家曾經寫過，人們都知道革命造成的戰爭通常帶來的，是比革命前更糟糕的生活，但是人還是要去革命地，因為那裡面總是帶著一絲希望的可能。

期盼這些文字，帶來某種希望的可能。

作者序

黃嘉琳

全世界都在祝賀、聆聽和懷念自己的 Bob Dylan 時光。我也在這顆星球上和小狐狸們聽著歌。I don't want to fake you out. Take or shake or forsake you out. I ain't lookin' for you to feel like me. See like me or be like me. All I really want to do. Is, baby, be friends with you.

《All I Really Want to Do》, by Bob Dylan, 1964

那是我認識的、馴養的小狐狸，我們花了很長的時間在意彼此，終於成為朋友。對我來說，這是世界上獨一無二關係的建立；對他們而言呢？我不知道，得要走過許多星球之後，他們自己說說。至於我，在小宇宙裡輾轉，來到這一站盤桓駐足，現在我想對於一件錯綜複雜到無以復加的事情，用已經逐漸耗弱的腦力追問，並且試著書寫清楚。在求索拼湊轉譯的過程中，關於 Genetically Modified Organism／基改生物的某些事情，我始終懷疑寫清楚的可能性，光是念起來的英文音節組合就蜿蜒詭譎還夾帶餘味……。

在名為「趨近真實」的道館上，口袋裡永遠沒有足夠的體力、智能和眼界能神奇地打贏這場對戰，更何況還有那夾纏不休的文字業障，無時無刻不提醒書寫中的小人物：面對著龐然巨物，勉強刮搔描摹出一點點所謂真實的個人啊，謙遜必不可忘。但不安地坐在螢幕前仍是必要的，無論是徒勞或者傷感，我總希望留給小狐狸一抹能追想的甚麼，例如當秋日風起吹過油亮光淌飽滿的麥穗，他們因此而憶起我的髮色時，心底或眼角會湧上稍縱即逝的溫熱，足以繼續他們自己求索追問的人生；正如在不可知的顛頗路上，我是這麼懷想感謝那馴養我的金黃麥田，而得以或疾行或緩步的走到今日。

播放完一曲舉世傳唱桂冠詩人對友誼的歌頌，容我將個人獎項頒給八旬加拿大老先生 Leonard Cohen，頒給他難以言說更難以取代的淙淙吉他聲與瘖啞歌喉，願尊崇榮耀與讚美歸給生命中的渴望和追尋：對或錯、完美或破碎、整全或殘缺，在至高價值前面皆瞠目語塞，喃喃嘆道：And if it all went wrong. I'll stand before the Lord of Song with nothing on my lips but Hallelujah.

《Hallelujah》, by Leonard Cohen, 1984

推薦序

很高興看到基改食品「庶民版百科全書」的出爐。

首章列舉基改產品發生於我國與國際上的十八項重大議題，接下來的五章詳細分析五大基改作物的全球種植經驗與各色加工產品，其後又用整個一章來介紹將來或許會出現於我國市場的七種基改食物。

本書把基因改造產品這個非常複雜，又具有科學深度的課題，用淺顯但詳細的手法寫出來，讓讀者很容易地破解充斥於坊間的重大謠傳，面對市面上琳瑯滿目的食品也能有足夠知識來判斷是否含有基改成份。讀了這本書，對於二十年來基改產品紛爭的林林總總，就可以掌握過半了。

兩位作者參與台灣無基改運動，並且全力推展基改食物退出校園午餐而有所成。這麼忙碌的工作之餘，能夠寫出這本可讀性很高的書，個人相當佩服，並予以推薦。

台大農藝學系 名譽教授　郭華仁

推薦序

主婦聯盟環境保護基金會 常務董事 黃淑德

改善人類食的安全或保護環境，本來就不是「基改食物」的開發目的，而是讓農藥種苗商靠專利賺錢，及讓替代真食物的食品添加物更便宜，加工食品商能再 cost-down。作者黃嘉琳與陳儒偉繼《餐桌上的危機》一書後，再度將全球及台灣的基改食品的現況發展及許多政治與商業的暗盤一一抖露，這也算是食安資訊揭密吧！基改蘋果、基改馬鈴薯離我們餐桌還有多遠？美商若替基改鮭魚進口施予政治壓力，屆時食藥署能擋得住嗎？我們一向質疑「基改食品審議小組」成員的代表性、立場與產業連結，小組成員強調專家的專業，但我們看不出能秉持預防原則與風險評估的代表，看來審議小組的功能就是放行通過基改食物進口的通行圖章。近年來基改食物的已知風險有二：除草劑成分嘉磷塞的環境荷爾蒙效應及致癌性的風險，基改種子塗佈的殺蟲劑「益達胺」已證實對全球蜜蜂群造成崩解的主因。如果你是想讀懂食品標示的外食族，或是想懷孕、健康育兒的上班族，請耐心翻閱這本食安揭密的書，並與同事分享，然後，每天仔細選擇三餐、飲料與零嘴吧！

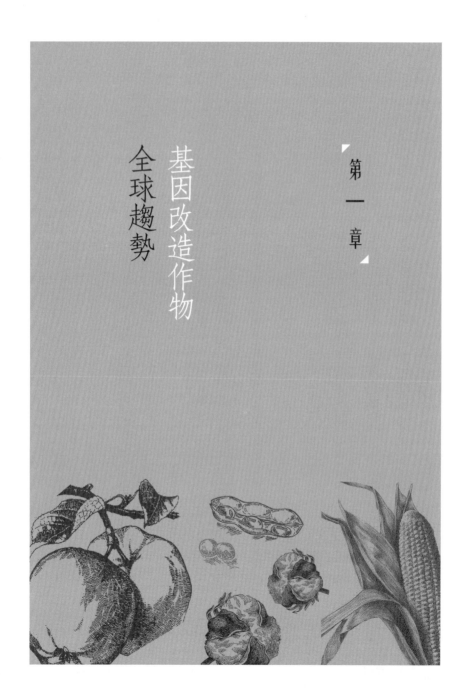

第一章

基因改造作物全球趨勢

暑假結束，社群網站上滿滿是學校午餐的照片與新聞報導，從二〇一六年九月的新學年開始，台灣各級學校午餐均禁止使用基因改造食材，校園基因改造黃豆製品自此成為歷史名詞。

誰能料想得到，兩年前一群關心自家小孩在學飲食健康的家長們，以素人之力共同發起的「校園午餐搞非基」倡議，竟然能從公民運動、地方施政到中央層級迅速立法禁止並全面落實。更加令人驚訝的是，這項由民眾自主投入參與的非基改校園午餐政策倡議，於三月底被美國貿易代表署列入台灣與美國之間的技術性貿易障礙，顯然踩到基改大國的痛處。

近年全球反基改運動烽火四起，而烈焰也終於燒進美國自家門內。二〇一六年七月，美國總統歐巴馬於任期將滿卸任之前，簽署公布聯邦層級的 S-764 基因改造食品標示法案，基於消費者知情權保障原則，規範使用基因改造原料的食品未來在包裝上應予以強制揭露。

基因改造作物和食品問世二十年來，美國不只是種植基因改造作物面積最大的國家，估計美國消費者日常普遍購買的加工食品中，也有高達八成至九成含有基因改造食品原料成分。隨著基因改造水優鮭魚、北極蘋果和天生馬鈴薯等新一代基因改造的食品於二〇一五年獲得許可，市場和餐廳可能出現更多前所未見的基因改造食物來源，但由於跨國食品公司長年遊說抗拒，大多數州並未通過立法強制規範基因改造成分標示，因此美國民眾要求食物知情權的聲浪日益高漲。在二〇一六年參眾議院通過、歐巴馬總統簽署之後，似乎終於有了突破性進展。

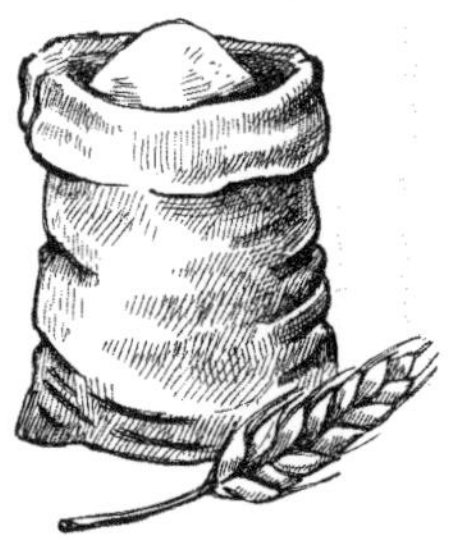

這原本應該是一則令人振奮的消息，但許多民間團體卻十分不滿，認為該項法案仍然站在大型跨國農化企業和食品產業的那一邊，並未真正維護民眾利益。因為該法案利用增設二維條碼（QR code）方式，提供食品業者標示時取巧偷渡的機會，但對不習慣掃描 QR code、沒有智慧型手機的民眾來說，依然被剝奪進一步獲得食品資訊的權利。

另一方面，跨國農企公司吹起併購風，檯面上下動作頻頻。杜邦（Du Pont）與陶氏化學（Dow）達成合併協議、憑空殺出的中國化工（ChemChina）和先正達（Syngenta）閃電聯姻、拜耳（Bayer）與孟山都（Monsanto）破天荒達成最新併購交易，這三起現在進行式的超大合併案，不僅已大幅改寫跨國農企業分布版圖，也對全球糧食供應體系帶來嚴重衝擊。

基因改造生物則持續推陳出新。苦等二十年的基因改造鮭魚終於獲得核准上市，預計二〇一七年底躍上消費者餐桌；基因改造北極蘋果於美國與加拿大的超市貨架現身，基因改造富士蘋果也於日前通過核准。十多年前就該銷毀的孟山都耐嘉磷塞基因改造小麥，近三年陸續出現於美國奧勒岡州、蒙大拿州與華盛頓州，究竟麥田農地裡何以平白長出基因改造污染小麥的原因至今不明，各方說法宛如羅生門般難解。

二十多年前就爭論不休、話題早已不再新鮮的基因改造黃金稻米事件，近期重新引發大眾關切，起因是一百一十位諾貝爾獎得主聯名抨擊綠色和平組織（Green Peace），呼籲大眾應支持基因改造作物的公開行動。隨後綠色和平組織與許多反對基因改造作物的學者團體也正面回擊……。無論是小麥還是大米，基因改造科技所攪亂的一池春水，暫時還不可能平息。

討論基因改造作物就不能忽略除草劑嘉磷塞（Glyphosate，亦以「草甘膦」等名為人所熟知），這是孟山都所研發銷售的明星商品年年春（Round Up，又譯為「農達」）等主要成分。無論是基因改造作物或與其配套使用的除草劑嘉磷塞，二者健康風險的討論仍為學界、業界爭議核心。

在歐盟，嘉磷塞使用許可已於二〇一六年六月底到期，在各會員國遲遲無法作出最終共識決定的情況之下，歐盟執委會（European Commission）暫時給與嘉磷塞十八個月的短期延長許可至二〇一七年底，嘉磷塞在歐洲的前景仍然未明。

以台灣來說，經媒體深度追蹤調查採訪發現，進口油料飼料基因改造作物在運輸過程中掉落路邊，是否造成本土作物受到污染？未來將如何管理規範？都是民眾關心的課題。核准進口的基因改造食品原料數目持續攀升，除原有的黃豆、玉米、棉花與油菜之外，更新增抗嘉磷塞的基因改造甜菜。所幸台灣全面落實基因改造食品標示新制，讓對日常基因改造食品有所疑慮的民眾，尚擁有可以仰賴的辨別標準。

1

真的出現在我們生活中的基因食物有哪些？

「聽說台灣早就有基改水果了，蓮霧、芭樂和芒果都是基因改造來的？」「網路上賣非基因改造綠豆和糯米薏仁，那就是有基因改造的綠豆和糯米薏仁囉？」

關於基因改造食品的傳言很多。到底哪些是真、哪些是假？

每年一至二月間，由克萊夫詹姆士（Clive James）創辦、長期獲得生物科技公司提供經費支援的「國際農業生物技術應用推廣協會（International Service for the Acquisition of Agri-biotech Applications, ISAAA）」都會公布前一年度全球基因改造作物的種植現況。簡單來說，這個協會接受農化企業金援贊助，背負著推廣基因改造作物和食品的責任，我們不能確認其資料是否完全正確，但他們提供的年度報告裡收錄的基因改造作物種植和許可販售訊息當然要盡可能詳盡，才能顯示這是「持續成長、廣為人接受」的產業。

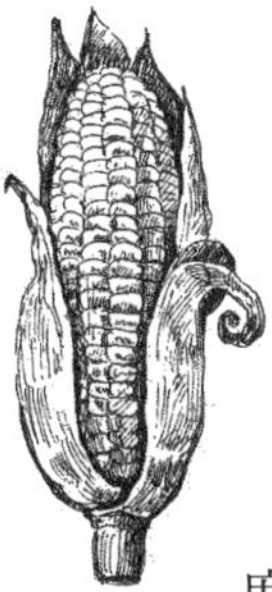

因此，如果不存在於ISAAA所提供全球目前許可種植的作

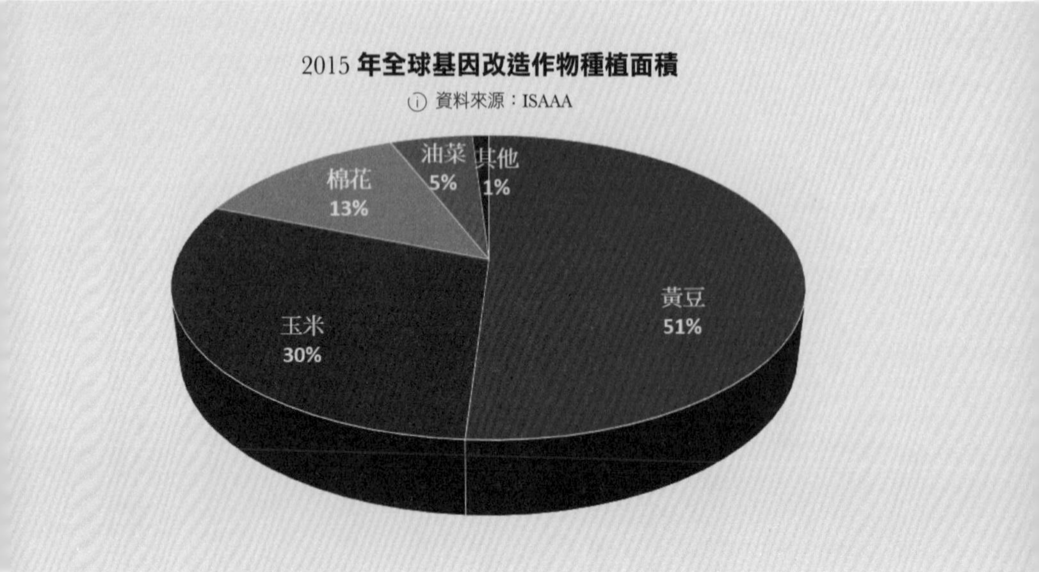

物資料庫當中，等於不存在於日常生活之中。

從《2015全球基因改造作物商業化種植現況》報告中得知，在基因改造作物種類方面，黃豆為最大宗占百分之五十一、玉米占百分之三十、棉花為百分之十三，而油菜則為百分之五，合計為百分之九十九。

其餘百分之一則包括甜菜、苜蓿、木瓜、夏南瓜、馬鈴薯、白楊與茄子。其中較值得注意的是，辛普勞（J.R. Simplot）公司研發第一代基因改造天生馬鈴薯（Innate®potatoes），首次獲准於美國小規模種植一百六十公頃，而基因改造Bt茄子只在孟加拉當地種植，對全球民眾食物鏈影響較小。

若再加上二〇一六年九月於美、加等地上市的少量基因改造北極蘋果，這十幾項就是目前全球消費者可能在生活中發現的所有基因改造作物。

沒有蓮霧、芭樂、芒果，當然也沒有綠豆和糯米薏仁。

2

台灣目前可種植基因改造作物嗎？

不可以。

台灣種植的黃豆或玉米有可能是基因改造嗎？根據台灣《植物品種與種苗法》第五十二條規定，「國外引進或於國內培育之基因轉殖植物，非經中央主管機關許可為田間試驗經審查通過，並檢附依其申請用途經中央目的事業主管機關核准之同意文件，不得在國內推廣或銷售。」

從法條上來看，如能通過中央主管機關的審查通過，就能在台灣種植基因改造作物，但實際上台灣目前並未有任何一項基因改造作物通過許可。換句話說，只要是台灣本土生長的作物，均屬於非基因改造品項。

那麼台灣市面上所出現的基因改造作物和食品都是進口的囉？

是的。

基因改造食品原料全來自進口，但並不是ISAAA所登錄的所有種類都會出現在台灣市場的貨架或消費者的餐桌上，必須經由衛生福利部審查核准後始得開放進口。

依據二〇一六年九月三日查詢「食品藥物消費者知識服務網」的結果顯示，目前共有黃豆（二十四筆）、玉米（六十四筆）、棉花（二十二筆）、油菜（七筆）與甜菜（一筆）等五個種類，合計共一百一十八筆品項核准輸台。

這些就是目前身在台灣的我們有機會吃下肚的基因改造食品。

未來會不會有其他種類的基因改造食品原料，像是馬鈴薯、蘋果和鮭魚核准進口台灣呢？

坦白說沒人可以預料。

台灣核准進口之基因改造食品原料

ⓘ 查詢日期：2016 年 9 月 3 日

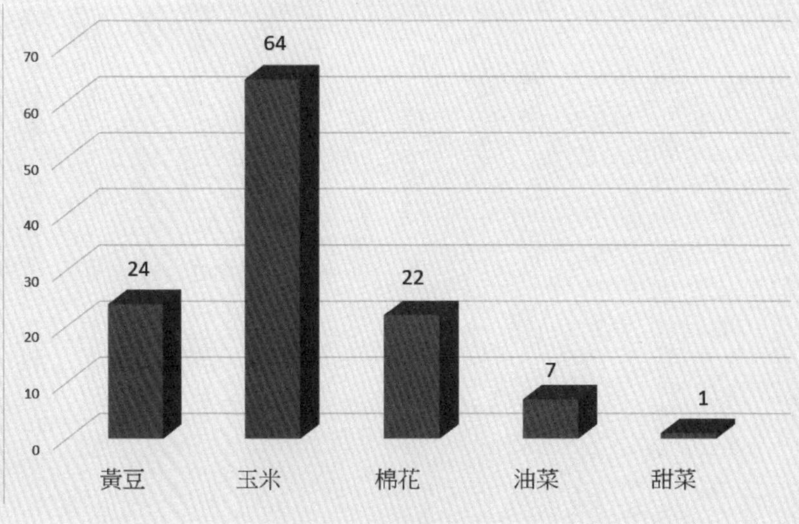

基因改造食品審議小組中十七至二十三位委員具有掌管基因改造食品原料可否進入台灣的「生殺大權」，雖然民眾可以從食品藥物管理署網站下載委員名單，但這些專家學者是否與相關農企食品產業有任何關連、研究經費是否獲得特定贊助、有無妨礙公正客觀立場的利益衝突等應該予以揭露的資訊，一般人卻看不到。消費者一直以來只能片面接受核准通過的結果，卻無置喙餘地。

我們查詢食品藥物管理署網站公布的基因改造食品審議小組會議結果時，只能看見「A公司申請基因改造食品原料查驗登記，應再補送資料」或「C公司申請基因改造食品原料查驗登記，審核通過」等文字記錄，只有每個案號不同，看似資訊開放揭露的會議紀錄裡，「A公司」是哪一個公司？「基因改造食品原料」是哪一個公司申請的哪一個項目品系？根本看不出來。

民眾無從瞭解目前正待審核的基因改造食品原料的相關資訊，遑論對其有疑義時，完全沒有任何公眾意見表達參與機制。因此，基因改造鮭魚、蘋果、馬鈴薯若是在未來某日靜靜叩關成功，大家都是看報紙才知道，也絲毫不讓人意外。

3

基因改造作物幾千年前就出現了？

基因改造不算甚麼新鮮事，人類幾千年來對動物植物的育種就是基因改造了？錯！基因改造的定義相當嚴格，與人類從事農牧漁獵生活以來的育種工作是兩回事。

從下頁這張統計資料圖來看，一九九六年起，我們的日常生活中才首次出現基因改造作物，至今僅約二十年時間，並不是幾千年前就開始的事。

至於大家耳熟能詳的基因改造莎弗番茄，雖然於一九九四年上市，但是最終沒有達成其原始設計訴求「在藤蔓上成熟，兼具硬度與美味」的目標，所以在研發公司資金短缺與市場獲利不佳的雙重打擊之下黯然退場。目前都以美國開放基因改造黃豆、玉米商業化種植的一九九六年作為基因改造作物與食品的起始原點。

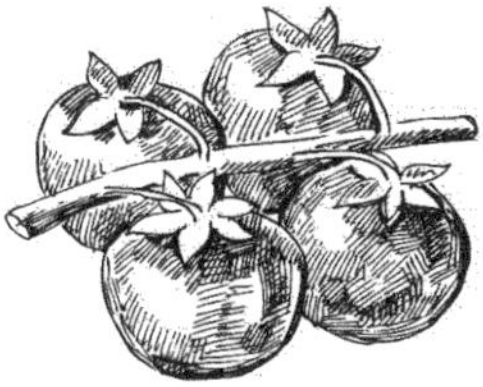

二〇一五年全球基因改造作物種植面積為一億七千九百七十

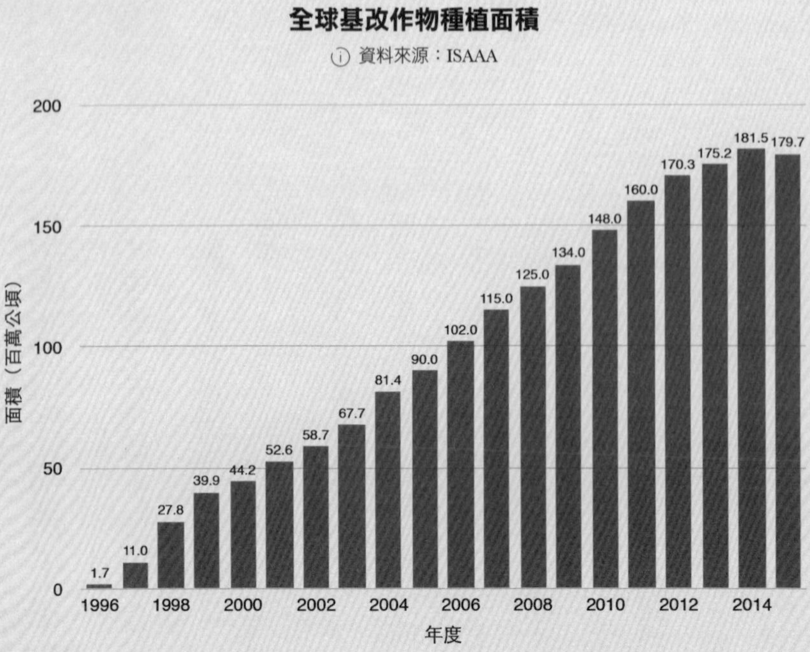

萬公頃，比起二〇一四年的一億八千一百五十萬公頃，減少約百分之一，是二十年來首見的衰退。

二〇一五年全球共有二十八個國家種植基因改造作物，與二〇一四年相比，數目相同，不過其中有兩個國家異動，由新加入生產基因改造玉米的越南，取代頒布基因改造作物種植禁令的古巴。

前五大國家分別為美國、巴西、阿根廷、印度與加拿大，其中美國與加拿大種植面積下降，巴西與阿根廷上升，印度則維持平盤，這五大國家種植總面積高達一億六千二百二十萬公頃，占全球總種植面積的百分之九十，單單美國就占了百分之三十九。

從一九九六年開始種植基因改造黃豆和玉米的一百七十萬公頃至今，短短二十年間，全球已增加百倍種植面積，基因改造作物橫掃全球可耕地面積約十分之一，聲勢相當驚人。

2015 年全球種植基因改造作物的國家與作物種類

↓下降／↑上升／一維持不變

名次	國家	面積（百萬公頃）	作物種類
1	美國	70.9（↓）	玉米、黃豆、棉花、甜菜、苜蓿、木瓜、油菜、馬鈴薯、夏南瓜（squash）
2	巴西	44.2（↑）	黃豆、玉米、棉花
3	阿根廷	24.5（↑）	黃豆、玉米、棉花
4	印度	11.6（一）	棉花
5	加拿大	11.0（↓）	油菜 、玉米、黃豆、甜菜
6	中國	3.7（↓）	棉花、木瓜、白楊（poplar）
7	巴拉圭	3.6（↓）	黃豆、玉米、棉花
8	巴基斯坦	2.9（一）	棉花
9	南非	2.3（↓）	玉米、黃豆、棉花
10	烏拉圭	1.4（↓）	黃豆、玉米
11	玻利維亞	1.1（↑）	黃豆

名次	國家	面積（百萬公頃）	作物種類
12	菲律賓	0.7（↓）	玉米
13	澳大利亞	0.7（↑）	棉花、油菜
14	布吉納法索	0.4（↓）	棉花
15	緬甸	0.3（—）	棉花
16	墨西哥	0.1（↓）	棉花、黃豆
17	西班牙	0.1（—）	玉米
18	哥倫比亞	0.1（—）	棉花、玉米
19	蘇丹	0.1（—）	棉花
20	宏都拉斯	< 0.1	玉米
21	智利	< 0.1	玉米、黃豆、油菜
22	葡萄牙	< 0.1	玉米
23	越南	< 0.1	玉米
24	捷克共和國	< 0.1	玉米

名次	國家	面積（百萬公頃）	作物種類
25	斯洛伐克	< 0.1	玉米
26	哥斯大黎加	< 0.1	棉花、黃豆
27	孟加拉	< 0.1	茄子（Brinjal/ Eggplant）
28	羅馬尼亞	< 0.1	玉米
	總計	179.7	

ⓘ 資料來源：ISAAA

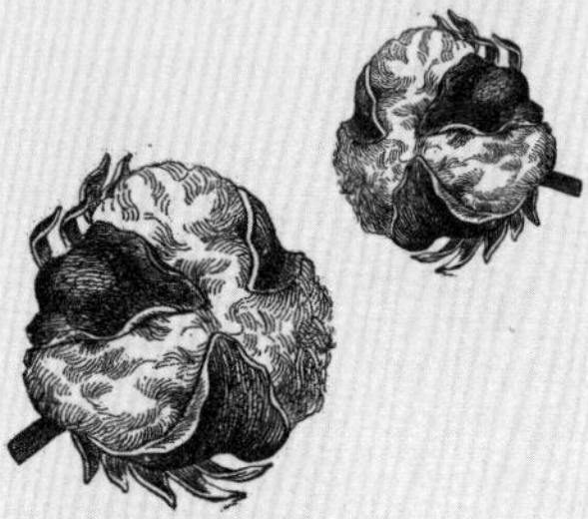

4

基因改造作物的目標是解決糧食危機？

記得生物課本上說過，基因轉殖作物可以解決糧食危機，因為基因改造後的植物營養素增加、適應環境的能力增強且產量也提高，是氣候變遷下糧食危機的解決方案。

這也是農企業公司與基因工程科學家長年對外宣傳基因改造作物優點，進入基因改造產業龍頭老大孟山都的官網首頁，還可看到該公司宣傳要「起身對抗氣候變遷」等宣傳話術。

但在現實世界之中，情況可就大不相同。

目前全球基因改造作物可分為耐除草劑（herbicide tolerance）、抗蟲（insect resistance）與多抗（stacked traits）等三種特性。根據 ISAAA 的資料表示，二〇一五年全球種植的基因改造作物，其中有百分之五十三能抵抗除草劑，能殺蟲的種類則占百分之十四，剩餘的複合性狀（多抗）則有百分之三十三。相較於二〇一四

2015 年全球基因改造作物主要特性

ⓘ 資料來源：ISAAA

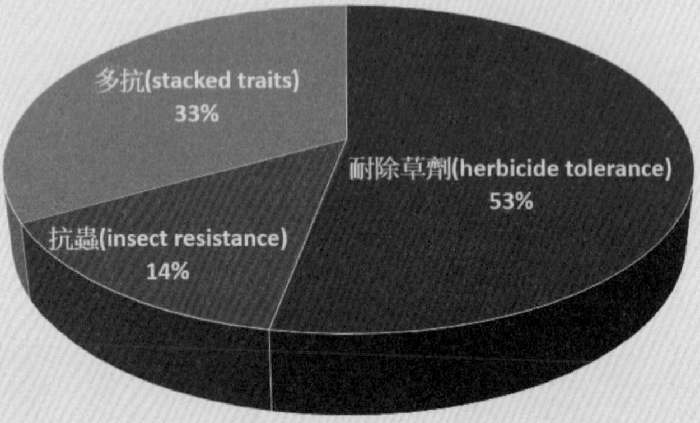

年，耐除草劑與抗蟲特性比例均有下降，複合性狀（多抗）則增加約百分之五。

依然解決不了糧荒問題

既然基因改造作物以抗除草劑，和殺蟲為主要目的，那麼宣稱增加營養素的口號當然不攻自破。

最常被拿來當成宣傳樣板的商品莫過於基因改造黃金米，號稱可以解決第三世界國家孩童維生素 A 缺乏症候群，還勞駕百來位諾貝爾獎得主聯名簽署指責當年極力反對基因改造黃金米的綠色和平組織。但事實上，基因改造黃金米並不是因為綠色和平等環保團體阻撓才上不了檯面，而是歷經二十餘年的研發，無論效果或產量至今均不如預期，仍卡在菲律賓的國際稻米研究所（International Rice Research Institute, IRRI）進行田間試驗，要能夠通過評估並商業化上市，還有很長一段路要走。

另外，美國在二〇一五年最新核准上市的抗褐化基因改造北極蘋果與低丙烯醯胺基因改造天生馬鈴薯，亦被批評是為了大型食品業者量身打造，跟增加產量、提升營養素等解決糧荒或幫助營養不良貧童等問題一點也不相關。

基改種子與化學農藥的雙手策略

贊成基因改造人士或許不知道：超過八成的基因改造作物具有抗除草劑的特性，而這也是來自農企業公司處心積慮的獲利設計。一九七〇年代由孟山都研發，至今仍是全世界使用量最廣泛的除草劑年年春，主要成分為嘉磷塞，而目前最普遍的基因改造作物品項也是由孟山都公司所研發，擁有抵抗除草劑嘉磷塞的特性，就如同裁判兼球員，整場局面都由龍頭老大哥全盤掌控。

事實是這樣的，孟山都公司推銷給農友耐嘉磷塞的基因改造種子，一方面每年收取種子專利費用，另一方面帶動年年春等產品的銷售成長。因為農友如果購買其它品牌的除草劑施灑於抗年年春的基因改造作物上，完全無法達到除草但不妨礙作物生長的效果，基因改造種子和年年春除草劑的販售使用是不可拆開的配套。用左手賣農藥、右手賣基因改造種子的雙手策略，餵飽的是孟山都公司荷包，而非第三世界糧食短缺飢民的肚子。

除草劑殘留風險與影響環境生態

廣泛種植抗除草劑的基因改造作物，使得抗除草劑基因轉移至雜草。為了除去它們，生產者必須施加更多或添加別種除草劑，此舉不僅增加基因改造作物殘留除草劑的風險，影響消費者健康，也會導致抵抗多種除草劑的超級雜草出現，成為讓人頭痛的生態問題。

具有殺蟲特性的基因改造作物也有相同困擾，使得生物界以反撲姿態演化出了超級昆蟲。跨國農企公司當然不可能就此認錯罷手，為了彌補基因改造種子日益消退的抗蟲特性，便下猛藥來使用類尼古丁農藥以加強效果，後者被認為是引發蜂群崩潰症候群的主因之一。

台灣大學昆蟲系楊恩誠教授與其研究團隊曾發表論文指出，只要1ppb的農藥「益達胺」就會影響蜜蜂的神經系統。依此看來，與其說基因改造作物是為了適應環境而存在，倒不如說基因改造作物嚴重影響當地的環境生態系統。

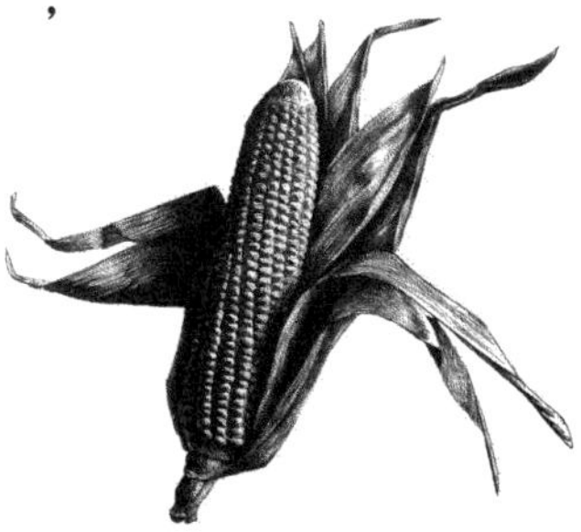

基因改造作物的利潤泡沫

越來越多農友放棄種植基因改造作物，因為產量並不如農企公司宣稱的那麼好，甚至比不上傳統的非基因改造品種。

西班牙媒體數位經濟（Economia Digital）揭露一份報告顯示，孟山都研發用來抵抗玉米螟蟲的基因改造玉米在西班牙已遭受連番挫折。該品系基因改造玉米含有蘇力菌（Bt）基因，可以自體產生殺蟲的毒蛋白。購買這種玉米的農民們發現，

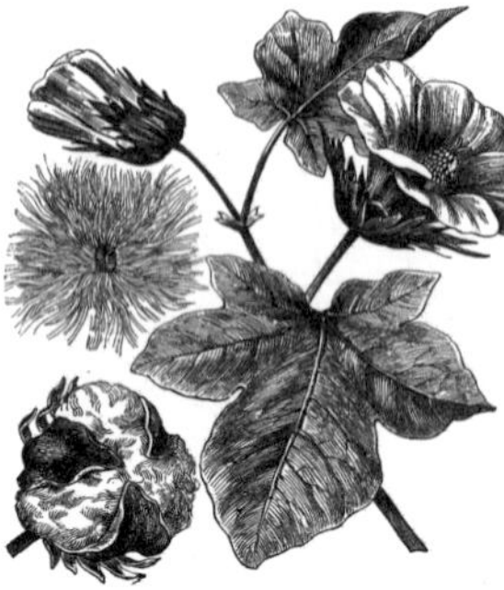

初期效果雖好，但自中期開始，產量便逐漸降低。基因改造玉米種子售價原本就比非基因改造玉米種子高，但熟成採收後的玉米賣到市場上的價格卻低上約四分之一，這對耕作以牟利營生的農民來說，完全不具有經濟上的吸引力，更別提基因改造種子不僅會減少當地物種的多樣性，在某些情況之下甚至還消滅了在地族群。

在印度，根據二〇一六年最新公布的統計數字，該國棉花種植面積在多年的穩步上升之後首度下降百分之八。除了二〇一五年全球經濟市場衰退導致棉花價格暴跌的因素之外，基因改造抗蟲Bt棉花的低產量、高種植成本與日益失效的殺蟲特性，也逐漸讓棉農無利可圖。

5

一百一十位諾貝爾獎得主連署公開支持基因改造黃金米的真相

最近包括台灣前中央研究院院長李遠哲等一百一十位諾貝爾獎得主站出來支持基因改造黃金米，並指責反對基因改造科技是不顧貧困地區人民死活，這是怎麼一回事？

二〇一六年六月，一百一十位諾貝爾獎得主共同簽署發表一封公開信，信中要求綠色和平組織及其支持者應重新審視透過生物技術轉殖基因的作物和食物，並理解權威科學單位和監管機構的研究結果，放棄反對一般基因改造作物與特定基因改造黃金米的倡議行動，再度掀起各界對於基因改造黃金米的熱烈爭論。

該信刊載於一登記為 supportprecisionagriculture.org 的網站，一一查看名單發現，一九八六年獲得諾貝爾化學獎的李遠哲博士、兩位獲得諾貝爾物理獎的華裔美籍科學家崔琦、朱棣文也名列其中。

1
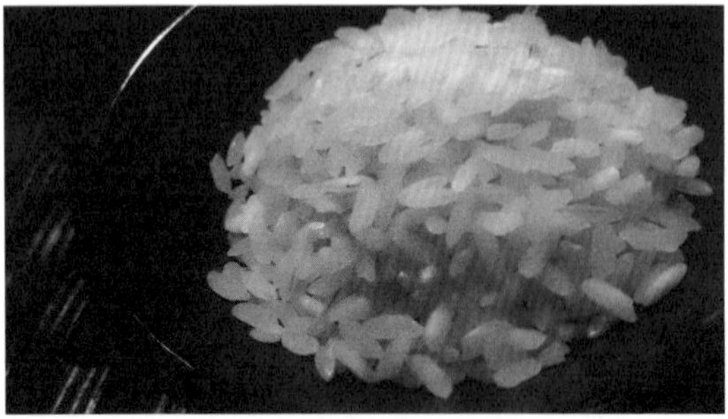

黃金米，因利用基因改造技術讓稻米能生成維生素 A 的前驅物質 β 胡蘿蔔素，使稻米呈現黃色外觀而得名。

一九九二年，聯合國糧食與農業組織（FAO）公布全球人口的營養調查報告指出，在非洲、拉丁美洲與亞洲等第三世界國家有許多人深受營養缺乏之苦，尤其五歲以下兒童面臨的狀況最為嚴峻，普遍缺少維生素 A 等營養成分。兩位德國科學家英格包崔克斯（Ingo Potrykus）與彼得貝爾（Peter Beyer）在一場由洛克斐勒基金會舉辦、探討全球糧食與營養問題的研討會中，提出利用基因工程技術將產生胡蘿蔔素的酵素轉殖入水稻之中，再藉由食用基因改造稻米以解決維生素Ａ缺乏的構想，向洛克斐勒基金會提案，自此開啟基因改造黃金米研發的漫漫長路。

一九九九年，包崔克斯教授發表第一代的黃金米，其採用的稻米品種為「台北309」粳稻，他更因此獲選為二〇〇〇年時代雜誌的封面人物，黃金米也被認為是「一年能拯救一百萬兒童生命」的靈丹妙藥。

然而，第一代黃金米的β胡蘿蔔素含量非常少，無法在正常飲食的狀況下攝取足夠的含量；此外，由於維生素Ａ為脂溶性，第三世界國家的居民是否有足夠的脂肪能吸收也是個疑問。有鑑於第一代出現的質疑，科學家改以玉米基因取代先前的水仙花基因，研發出第二代的黃金米，其β胡蘿蔔素含量高出約二十三倍，根據期刊報告，一碗一百五十公克的第二代黃金米飯約能提供成人一天半數維生素Ａ的需求量。

圖1／校園午餐搞非基行動團隊提供

二〇〇八年，位於菲律賓的國際稻米研究所開始進行黃金米田間試驗。

然而，質疑與反對黃金米的聲浪從未停歇，而且有越來越多的證據顯示基因改造黃金米並非解決營養缺乏問題的最佳解方。

二〇一四年，國際稻米研究所的評估報告出爐，基因改造黃金米的產量偏低，現階段無法吸引農民種植，需要等產量穩定之後才算初步成功，不過屆時真的要商業化上市，還需通過風險評估測試，距離解決貧童維生素A缺乏症候群的目標顯然長路迢迢。還有一個問題是，生鮮農產品中β胡蘿蔔素的含量即使很高，但曝曬於日光下乾燥後含量會銳減至僅剩四分之一，如果黃金米生產地區使用日曬烘乾濕穀的傳統農作法，米穀中還能留下多少β胡蘿蔔素的效益，恐怕也得打個大大的問號。

其實，常見的蔬菜如胡蘿蔔、菠菜和花椰菜等，提供了比黃金米更多的維生素A，而且未伴隨跨國公司帶來的基因改造風險，顯然是解決營養問題更好的選項。

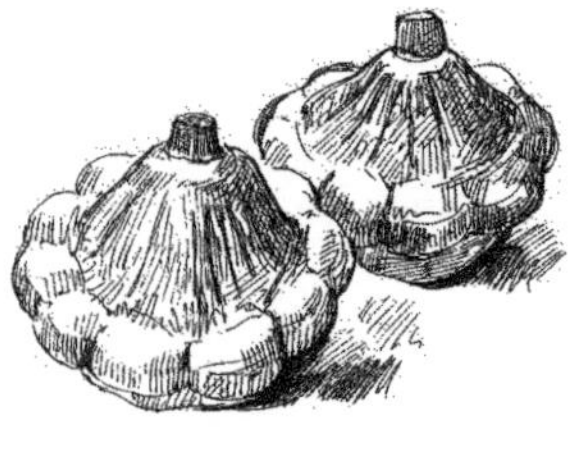

格林史東（Glenn Davis Stone）與多明尼克格洛佛（Dominic Glover）教授共同發表於二〇一六年《農業與人類價值（Agriculture and Human Values）》期刊上的一篇論文指出，基因改造黃金米是一項根本就還沒有準備好的實驗品，更缺乏任何明顯證據顯示它的延遲上市是來自反對者的干擾。諾貝爾獎得主在信中支持的基因改造科技，很有可能導致單一化種植與農藥濫用等問題，讓第三世界國家原本富含維生素 A 的傳統野菜消失殆盡。

在這個議題中還有一個最基本的問題：認定飢荒是缺乏食物，這個假設從根本上就是錯誤的。以目前世界糧食產量來看，到二〇五〇年之前，產量足夠全球居民皆得飽食。現今遭受飢餓和苦於營養不良的人，是因為沒有土地來進行生產或沒有獲得食物的管道。根據估計，全球工業化農業食物鏈中，約有四成糧食在過程中被浪費掉了，光靠這些就能夠養活全球目前所有飢餓的人口。

在這封公開連署信行動中，企業黑手介入學術專業的可說斧鑿歷歷、痕跡斑斑，令人感歎。

首先，看看行動發起者一九九三年諾貝爾醫學獎得主李察羅伯茲（Richard J. Roberts）何許人也？他是新英格蘭生物實驗室（New England Biolabs）首席科學家，而該實驗室的網站表示，他們是一群致力開發創新生物科技產品的科學家，在基因重組（recombinant）與天然酵素（native enzymes）等基因研究領域上，公認居世界領先的地位。

再者，非政府組織「看守水與食物（Food & Water Watch）」與綠色和平的代表提姆施瓦布（Tim Schwab）在網路上發文表示，當他試圖出席這場諾貝爾獎得主公開信記者會時被阻擋於外，而阻擋他的人是誰呢？正好是前孟山都公司的公關人員傑伊拜恩（Jay Byrne），現在則是負責生物科技產業公關業務 v-Fluence 公司的領導人。

最後，不知道是否刻意忽略或未被告知，德高望重的諾貝爾獎得主在這封公開信中並沒有提及全世界超過九成的基因改造種子掌握在孟山都、先正達、巴斯夫、杜邦、拜耳與陶氏化學等六大糧商手中，而上述合併擴張中的跨國公司更掌握全球六成商業種子與七成五農藥的市場。

當某些科學家簽下自己姓名、為信中疾言厲色「世界上還要有多少貧窮的人死去，我們才會認為這樣的反對是『違反人道的犯罪』？」背書的同時，或許也應當考慮親赴巴拉圭、阿根廷與巴西等大量種植基因改造作物的地區，看看眾多生產者深受農藥暴露之苦，無辜居民罹患癌症、婦女流產與新生兒畸形的比率明顯偏高……，這些才真的是「違反人道」的罪行，而且與六大農化企業研發生產牟利的基因改造作物脫不了關係。

現今全球人類面臨水資源短缺、大量且多樣化學污染、急遽氣候變遷與人口增長等嚴峻壓力，急需思考要如何藉由民主透明的跨領域公眾參與機制，找出解決全球糧食安全問題的永續環境行動方案，相信才會是一百一十位諾貝爾獎得主發揮專業能力、智慧與社會影響力之處。

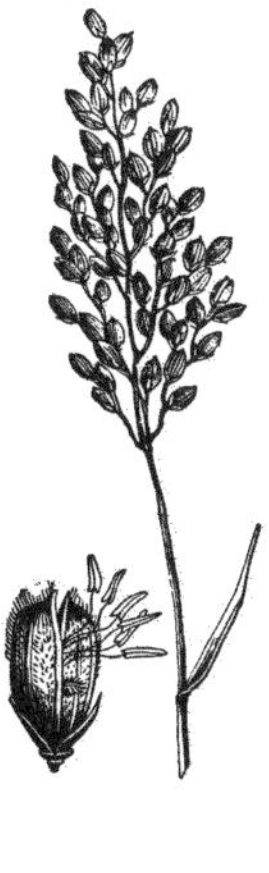

6

目前使用最為普遍的除草劑年年春，有什麼健康疑慮？

記得鄉下種田阿公都會戴著年年春的帽子，農藥行看過廣告說這種農藥有效又安全，比鹽和咖啡的毒性還低，為什麼現在又有人說會致癌？

二〇一二年，法國學者塞拉里尼（Gilles-Éric Séralini）團隊於《食物與化學毒理學期刊（Food and Chemical Toxicology）》上，發表一篇討論孟山都 NK603 耐嘉磷塞基因改造玉米和除草劑嘉磷塞引發老鼠腫瘤病變的論文，引發全世界學界及民間議論紛紛。塞拉里尼教授表示，從為期長達兩年的實驗結果發現，鼠隻身上的腫

1

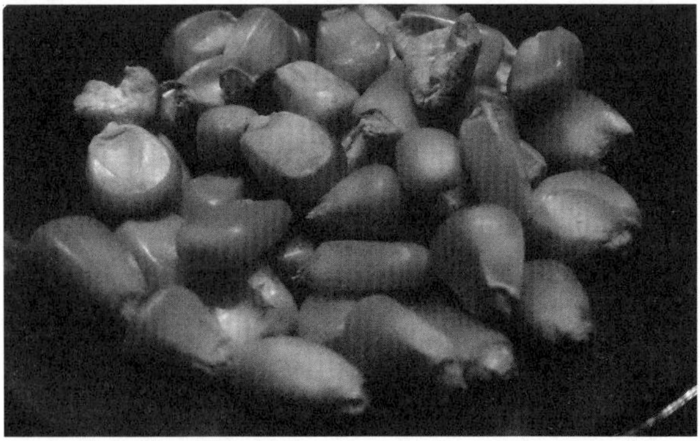

瘤皆發生於飼養試驗四個月至一年以後，是過往如孟山都公司進行為期三個月的試驗中，所無法發現的可能隱藏風險。他在受訪時一再強調，並不是要推論任何癌症都跟基因改造食品有關，但是試驗結果讓研究團隊合理懷疑，基因改造作物及其配套使用的農藥確實引發某些健康上問題，基於預警原則，應該極力避免暴露於基因改造食品和除草劑嘉磷塞的風險之中。

毫不意外的，這篇論文受到來自全球擁護基因改造科技陣營學者的群起批評，成為近幾年基因改造食品安全的超級明星事件，在網路上只要輸入「基改、癌症」或「gmo」、「cancer」等關鍵字搜尋圖片，一定就會看到三隻身上長滿大小不一腫瘤的大鼠。

台灣當然也不例外。政府主管機關衛生福利部，在二〇一四年聯合報上刊載〈舌尖上的科學：基改食品致癌？證據不足！〉半版廣告，一開頭就先指稱該論文被

圖1／校園午餐搞非基行動團隊提供

期刊撤銷，可信度遭受質疑云云；亦有台灣科學傳播媒體拍攝影片，片中受訪國內學者指稱其實驗頗受質疑。不過，這些指責或攻訐並未提及該篇論文被撤銷之後又重新刊登在另一本知名期刊上，而且孟山都至今不願公布該款基因改造玉米的原始實驗數據。

二〇一五年三月，世界衛生組織（WHO）轄下的國際癌症研究署（IARC），將嘉磷塞列入 2A 級「可能對人類致癌（probably carcinogenic to humans）」物質，某種程度支持了塞拉里尼教授的論點，使得基因改造作物與配套使用的除草劑嘉磷塞爭論日益白熱化。

國際癌症研究署表示，嘉磷塞毒性評估是合乎科學準則的獨立研究結果，基於逾千份目前已公開的科學報告，由無涉及利益的專家學者遵循科學學界所認同的標準進行。由於人們在生活中接觸的是純嘉磷塞與其他化學成分混合而成的農藥，所以評估依據蒐羅來自「嘉磷塞與混合物質」及「純嘉磷塞」兩方面的研究報告。根據專家工作小組的評估，認為上述兩者都有「強烈」證據顯示具「可能對人類

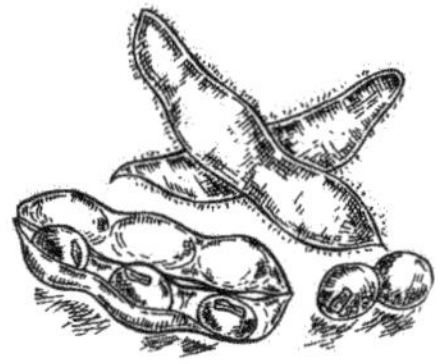

致癌」的毒性。

二〇一五年八月，塞拉里尼教授再度與英國學者麥克安東尼歐（Michael Antoniou）等聯名於《環境健康期刊（Environmental Health Journal）》上發表論文，認為即使暴露於低劑量的嘉磷塞環境下，實驗大鼠仍有肝腎病變的症狀。此外，包含安東尼歐教授在內等十四位科學家聯合發表共識聲明，表示現今的嘉磷塞安全規範標準根植於過時科學資料，應該採取新型態的安全性研究，檢測人體暴露於低劑量嘉磷塞之下的健康影響。

法國記者史黛芬傅卡（Stéphane Foucart）世界報撰寫報導指出，根據美國民間團體「美國知情權（US Right to Know）」披露的電子郵件，農企化工公司勢力對某些學者言行影響不小。郵件中顯示，自二〇一三年起擔任FCT期刊新增生物技術副主編一職的理查古德曼（Richard E. Goodman），與他的前雇主孟山都公司過從甚密。同年十一月，塞拉里尼的已刊登論文經過不透明且由匿名人士審查程序後，遭到撤銷的命運。這兩者間關聯，讓人不免懷疑孟山都公司想藉此隱匿對自家產品不利的學術證據。

二〇一六年五月，第一一九屆德國醫學大會（The German Medical Assembly）在德國漢堡舉辦，會中公布聲明認為由於嘉磷塞具有遺傳毒性，因此並未存在所謂的暴露安全閾值，除非有獨立研究顯示人類暴露於嘉磷塞之中不會引起任何基因遺傳風險，否則德國政府與歐盟執委會應基於預警原則，在嘉磷塞於同年六月底歐盟授權到期之後，停止核發任何更進一步的長期授權。二〇一三年，歐盟曾針對境內居民尿液進行嘉磷塞殘留檢驗，當時檢測結果平均嘉磷塞殘留濃度為 1ppb，陽性反應比率為百分之四十三點九。

然而歷經多次討論，歐盟二十八個會員國在最後一輪的投票中仍然無法有效達成協議，最終還是由歐盟執委會裁定給予嘉磷塞十八個月的暫時展延許可，有效日期將延至二〇一七年底，附加限制條件包括：禁止使用嘉磷塞產品中的配方成分 POE-tallowamine；各國應遵守加強作物收成前噴灑嘉磷塞的審查義務；以及在特定領域如公園和遊樂場減少使用。

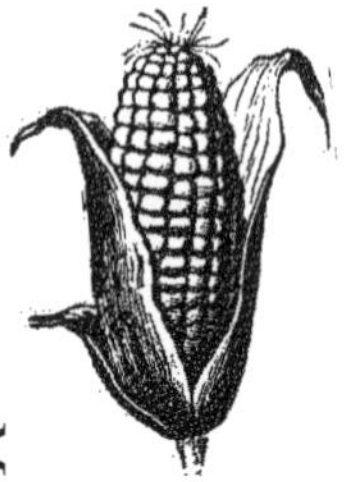

曾接受過台灣媒體專訪的美國麻省理工學院史黛芬妮賽納芙（Stephanie Sene ）博士一再提出警告，基因改造作物與配套使用的除草劑嘉磷塞，很有可能是近年來兒童自閉病與注意力不足過動症等疾病好發的元兇之一。

二〇一六年五月，美國民間行動「去毒計畫」（The Detox Project）與加州大學舊金山分校實驗室，共同公布一份美國人尿液嘉磷塞殘留的檢測報告，在初期揭露的一百一十三份尿液檢體，有百分之九十三呈現陽性反應，平均濃度為 3.096 ppb，其中孩童則為 3.586 ppb，而自來水樣本則呈現陰性。這份尿液測試結果，顯示美國民眾尿液中的嘉磷塞殘留濃度及陽性反應高於歐盟民眾。

澳洲學者茱蒂卡門（Judy Carman）等學者則是以豬隻進行餵食基因改造飼料實驗，將一百六十八隻豬隻分成兩組，實驗組餵食基因改造大豆和玉米混合成的飼料，對照組則為食用非基因改造飼料，結果顯示實驗組胃部發炎的比率相對較高。

從上述這些研究結論看來，我們實在不應該忽視嘉磷塞對人體健康可能會造成的危害風險。

7

吃了多年殘留嘉磷塞農藥的進口燕麥片該怎麼辦？

台灣衛生福利部食品藥物管理署抽查檢驗美國進口燕麥片，結果出現違法農藥嘉磷塞殘留，大家急忙拿去退貨，但已經吃了很多年，是不是應該擔心呢？燕麥又沒有基因改造，也使用農藥嘉磷塞嗎？

嘉磷塞由孟山都公司在一九七〇年代研發生產，比起一九九六年首支基因改造作物問世要早了二、三十年。年年春等以嘉磷塞為主成分的農藥，廣泛運用到各種農作物上，除了黃豆、玉米、棉花等基因改造作物，燕麥、米、漿果、柑橘等也常見，不過燕麥等作物目前並無基因改造品系獲得許可種植和上市。

我們先來看看台灣訂定的《農藥殘留容許量標準》，會發現二十一項作物類別中，並沒有燕麥，原因是台灣未種植燕麥，所以無設定農藥殘留容許值。

那麼為什麼台灣要檢驗燕麥產品裡的嘉磷塞呢？研判是二〇一六年年中，國際間對嘉磷塞的討論爭議越來越烈，美國民眾抗議聲浪和歐盟各國在嘉磷塞再次申

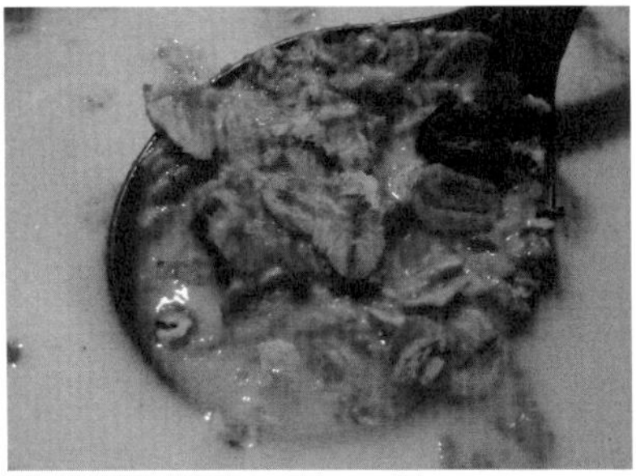

1

請許可議題上遲遲未能得到共識，食藥署注意到這個情況，因此啟動「燕麥產品抽驗計畫」，將市售三十六件燕麥片產品採樣檢驗農藥殘留量，結果共十件樣品驗出嘉磷塞。

此次燕麥產品中嘉磷塞檢出值介於 0.1 至 1.8 ppm，坦白說並不算太高，美國環保署與國際食品法典委員會（CODEX）的規定為 30ppm，歐盟與日本為 20 ppm，加拿大則為 15 ppm，但在台灣，無論多寡，只要檢出殘留即是違法。

事實上，台灣消費者暴露於嘉磷塞風險，長期來源且威脅性最大的，很有可能來自每天吃下肚的基因改造黃豆。

圖 1／校園午餐搞非基行動團隊提供

嘉磷塞殘留容許量標準

項次	國際普通名稱	普通名稱	作物類別	容許量 ppm	備註
1	Glyphosate	嘉磷塞	毛豆	0.2	殺草劑
2	Glyphosate	嘉磷塞	大豆（黃豆、黑豆）	10	殺草劑
3	Glyphosate	嘉磷塞	大漿果類	0.2	殺草劑
4	Glyphosate	嘉磷塞	小麥（含黑小麥）	5	殺草劑
5	Glyphosate	嘉磷塞	小漿果類	0.2	殺草劑
6	Glyphosate	嘉磷塞	玉米	1	殺草劑
7	Glyphosate	嘉磷塞	甘蔗類	0.1	殺草劑
8	Glyphosate	嘉磷塞	米類	0.1	殺草劑
9	Glyphosate	嘉磷塞	杏仁	1	殺草劑
10	Glyphosate	嘉磷塞	柑桔類	0.1	殺草劑
11	Glyphosate	嘉磷塞	核果類	0.2	殺草劑

項次	國際普通名稱	普通名稱	作物類別	容許量 ppm	備註
12	Glyphosate	嘉磷塞	茶類	0.1	殺草劑
13	Glyphosate	嘉磷塞	馬鈴薯	0.2	殺草劑
14	Glyphosate	嘉磷塞	梅	0.1	殺草劑
15	Glyphosate	嘉磷塞	梨果類	0.2	殺草劑
16	Glyphosate	嘉磷塞	甜椒	0.1	殺草劑
17	Glyphosate	嘉磷塞	蘆筍	0.5	殺草劑
18	Glyphosate	嘉磷塞	小扁豆（乾）	5	殺草劑
19	Glyphosate	嘉磷塞	其他乾豆類（小扁豆、葵花籽、豌豆、大豆除外）	2	殺草劑
20	Glyphosate	嘉磷塞	葵花籽	7	殺草劑
21	Glyphosate	嘉磷塞	豌豆（乾）	5	殺草劑

ⓘ 資料來源：食品藥物消費者知識服務網（2016 年 9 月 1 日）

黃豆的嘉磷塞殘留容許標準值為 10ppm，相較於毛豆 0.2 ppm 及稻米 0.1 ppm，相差五十至一百倍，也超過這次進口燕麥的檢測值。二〇一五年台灣總共進口約二百六十萬公噸的黃豆，其中非基因改造黃豆約為六萬公噸，台灣自產本土非基因改造黃豆僅約二千七百公噸，表示有九成七的黃豆是進口基因改造品項，具有抗嘉磷塞的特性，這也導致其農藥殘留量標準偏高問題。

面對嘉磷塞的風險，消費者或許可以選擇不吃進口燕麥產品，但幾乎無法避開生活中無所不在的黃豆製品。因此，民眾為了健康均衡吃燕麥片竟然一同把殘留除草劑吞進肚子而感到氣急敗壞之際，更應多多注意平常攝食的黃豆製品是否含有基因改造原料，盡量購買台灣本土或進口的非基因改造品項，以避免風險。

提醒一點，嘉磷塞廣泛使用於各種作物，並不僅限於基因改造作物。但具有抗嘉磷塞特性的基因改造作物，其農藥殘留風險比傳統非基因改造作物來的高。

其實就在食藥署檢驗美國進口燕麥片產品發現殘留除草劑嘉磷塞的前後時期，美國也發生一件值得持續關注的事。

紐約州、加州與伊利諾州的消費者團體聯合向百事公司（Pepsi Co Inc.）旗下的桂格提起訴訟，指稱桂格推出號稱「百分之百天然」的燕麥片產品中，居然含有人工化學合成除草劑嘉磷塞殘留，明顯有欺騙與誤導消費者之嫌。

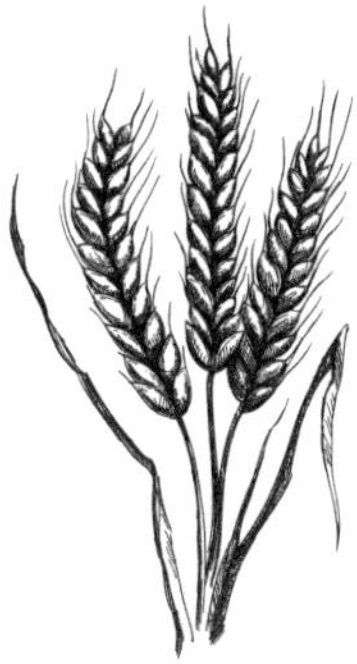

而桂格公司就此提出辯護，表明燕麥都須事先經過清洗程序，而且產品中的嘉磷塞含量遠比美國環保署規定的 30ppm 標準來得低上許多。以提告消費者拿出檢驗報告中的嘉磷塞殘留量為 1.18ppm 來說，僅是標準數值的百分之四。

無從得知台灣食品藥物管理署檢驗燕麥片的嘉磷塞殘留是否受到美國消費者提告官司的啟發，但顯然嘉磷塞陰影始終籠罩於日常飲食之上，拒絕基因改造作物與食品絕對是趨吉避凶的最好方式。

8

嘉磷塞的安全性問題，該相信誰？

世界衛生組織才剛將嘉磷塞列為2A級對人體有致癌風險的物質，怎麼歐洲食品安全局和聯合國糧農組織又分別公布報告說嘉磷塞沒有安全性的問題，到底該相信誰呢？

光看新聞標題或二手資料似乎使人丈二金剛摸不著頭腦，都是所謂的科學資料，到底孰對孰錯？不過仔細整理這三份報告就會發現，看來衝突的結論其實並未相互牴觸。

二〇一五年三月，世界衛生組織國際癌症研究署（IARC），首次公開發布，指出嘉磷塞「可能對人類致癌」將其列入2A級。

二〇一五年十一月，歐洲食品安全局（EFSA）卻公布一份與國際癌症研究署截然不同結論的評估報告，認為嘉磷塞並沒有致癌風險之虞。

二〇一六年五月，聯合國農糧組織與世界衛生組織共同組成的JMPR（FAO-

1
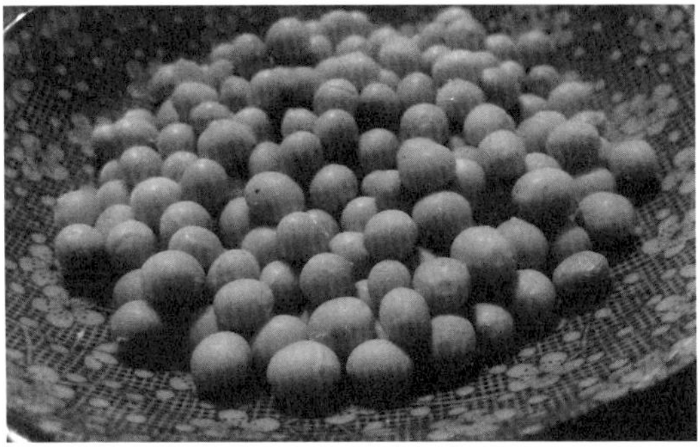

圖1／校園午餐搞非基行動團隊提供

WHO Meeting on Pesticide Residues）小組，也發表一份評估報告，表示嘉磷塞在一般飲食攝取情況下，不太可能對人類有致癌風險。

三個研究單位提出的結論不同，加上嘉磷塞於歐盟的授權將於同年六月底到期，讓嘉磷塞是否具有致癌風險，以及是否該禁用的爭議更加沸沸揚揚。

嘉磷塞於二〇〇二年首次獲得歐盟批准使用，批評者質疑，在其評估過程的參考依據多是來自仰賴農化企業所資助的研究，其中許多還是未發表的論文，審查時也僅只考慮嘉磷塞單獨存在的狀況，而未把如年年春等農藥產品中的輔劑等其他化學物質納入考量。民間團體與科學家指出，歐洲食品安全局報告也犯了相同的錯誤，採用太多來自於企業所提供尚未公開的研究結論，且避談如年年春產品中添加的輔助化學物質所造成的影響。

由聯合國農糧組織與世界衛生組織 JMPR 小組提出嘉磷塞評估報告，結論認為嘉磷塞在人類透過預期飲食攝取方式之下不太可能有致癌風險。這樣的聲明看似與國際癌症研究署結論相互牴觸，但當被問及對此衝突有何看法時，世界衛生組織表示這兩個調查結果並不矛盾，正可以互相補足。因為國際癌症研究署的結論是基於嘉磷塞是否有可能造成任何人類健康的危害，包含直接或間接地暴露、環境中或用品中殘留影響等；而 JMPR 工作小組則是僅就探討消費者透過飲食方式所接觸的嘉磷塞風險進行評估。

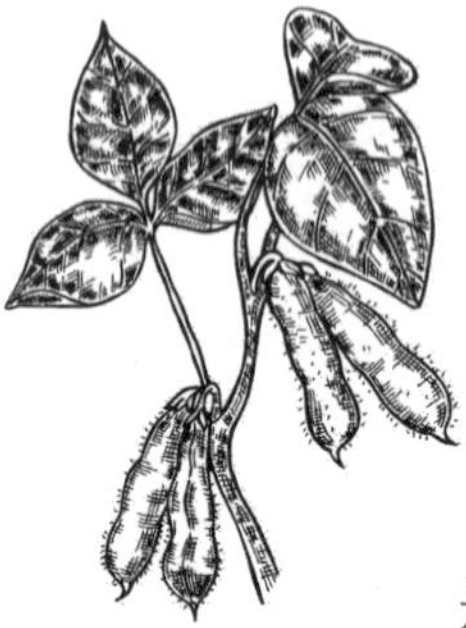

再仔細爬梳，企業與學術間利益衝突讓 JMPR 工作小組

的公正性遭到質疑。包括地球之友等許多民間團體指稱小組中的三位科學家布比斯（Alan Boobis）、莫瑞托（Angelo Moretto）與皮爾斯瑪（Aldert Piersma）和「國際生命科學學會（International Life Sciences Institute, ILSI）」關係密切，該學會的理監事會成員包含來自孟山都、先正達、杜邦與雀巢等跨國企業的高級主管。

這些複雜的學術報告，或許無法讓消費者馬上做出飲食採購決定。那麼另外的一個面向可以參考看看：在地球另外一端的國家阿根廷，是如何深受除草劑嘉磷塞之苦。

阿根廷是全球基因改造作物種植面積第三大國，因為普遍種植抗除草劑嘉磷塞的基因改造作物，長期噴灑大量農藥，環境生態飽受摧殘。阿根廷醫生進行農藥對健康影響的流行病學研究顯示，當地癌症、流產和畸形好發情況與嘉磷塞的大量使用可能有相當密切的關係。

一千二百萬名阿根廷人生活在黃豆種植區域，而這些基因改造黃豆田都必須噴灑嘉磷塞，如農業省分查科省（Chaco），從一九九七年至二〇〇八年期間黃豆種植面積增加七倍，嬰兒畸形比率足足上升一倍，通常人類和動物流產率約是百分之二，但在某些地方卻是介於百分之五和百分之六。從不同的研究中發現嘉磷塞和肺癌、乳腺癌和結腸癌的發生可能有相關性。阿根廷一個由三萬名專業醫生和醫療健康相關專業人士組成的組織FESPROSA，就依據獨立科學家所發表的科學證據，公開提出禁用嘉磷塞的訴求。

除了食物中殘留嘉磷塞外，近年在基因改造火線上的阿根廷還進行了一項棉製品調查，發現在衛生棉條、護墊，甚至棉質無菌敷料等用品中都發現嘉磷塞蹤跡。阿根廷國立拉普拉塔大學（University of La Plata）的跨領域研究團隊發表論文指出，從一般消費者日常生活通路的藥妝店和超市中所購得的含棉產品，如衛生棉、棉條、消毒紗布墊、棉花棒和化妝棉等個人及女性生理衛生用品，採樣樣品中有高達八成五產品測出含嘉磷塞成分。不少產品都標示為「已消毒」並適用於包覆或接觸傷口等用途，嘉磷塞是否經由直接接觸皮膚傷口或生理器官而更易進入血液循環、被人體吸收等問題，已經引發相關討論，仍有待進一步研究。

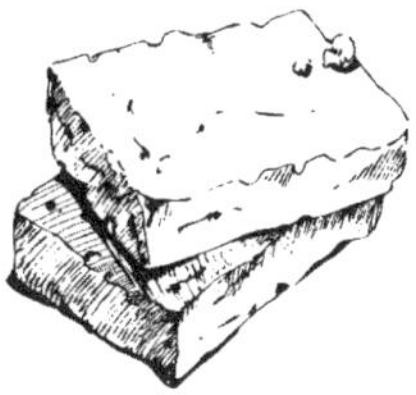

不過，最主要的問題還是阿根廷政府一直在保護基因改造作物和嘉磷塞相關產業，企圖淡化或隱藏這些地區居民遇到的健康問題。因為種植基因改造黃豆讓國家賺了很多錢，但是嘉磷塞造成的環境破壞與人民健康損傷情況越來越嚴重，這種由農業引起的健康醫療外部成本都未列入計算。

對於升斗小民如我輩者，糾結研究報告字裡含義或其背後隱藏的利益關係似乎難以通盤理解，倒不如回歸到每天所吃的食物本身，一顆黃豆一塊豆腐都深深影響幾萬公里外的環境，與在那塊土地上生活的人民。

9

避免買到基因改造食品，有沒有訣竅？

豆漿、豆皮、豆腐和許多加工食品中有基因改造原料成分，消費者選購時有沒有甚麼方式可以避免呢？

恐怕是沒有什麼特別的訣竅，目前消費者僅能依靠「標示」與「檢驗」等兩種方式來盡量避免基因改造食品。

不少人看過網路上沸沸揚揚瘋傳的說法，例如藉由黃豆的種臍顏色來辨別基改與否：「黑肚臍」就是基因改造黃豆，不過事實證明這是不可相信的謠言。黃豆的「肚臍」顏色不同乃因為品種的特性，無涉是否為基因改造。以台灣本土產的黃豆為例，深色種臍品種很多，但是台灣目前並不允許種植任何的基因改造作物，由此即可得知靠種臍顏色判斷是沒有根據的說法。

絕大多數的基因改造作物藉由轉殖外源基因來得到抵抗除草劑或殺蟲的效果，作物的大小、形狀與顏色等等物理外觀影響實在不大。

1
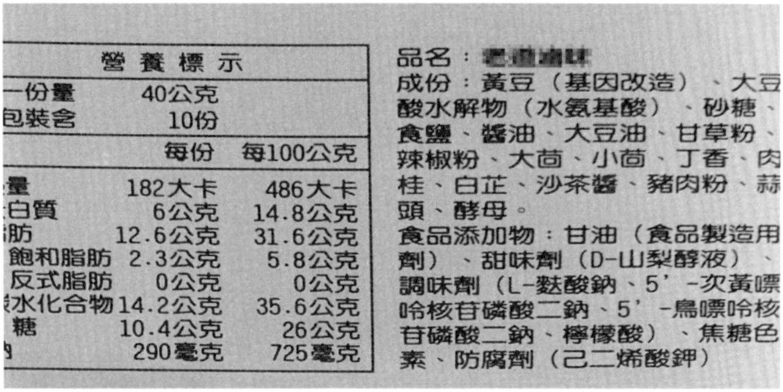

圖1／校園午餐搞非基行動團隊提供

一般人沒有辦法透過觀察外觀、品嘗、觸摸、聞嗅等方式來判定黃豆、玉米等農產品是否為基因改造作物，更何況是經過加工之後的各種食品形式。

這時能依靠的只有主管機關的標示政策。

目前台灣、中國、日本、韓國、馬來西亞、越南、泰國、印尼等六十四個國家訂有強制基因改造食品標示規範，這些國家的消費者可

1

過敏原資訊：本產品含有大豆、小麥。
本產品不含基因改造成分，
但加工原料中有基因改造大豆。
4 710685 443806

透過閱讀商品上的標籤看看是否標註「基因改造」、「GMO」等來分辨。

以台灣為例，無論包裝食品、散裝食品或是食品添加物，只要使用基因改造食品原料，就必須強制明確標示「基因改造」字樣。

基因改造食品與作物的安全性至今爭議不休，清楚標示基因改造成分可說是維護基本的消費者權益，也提供最簡易的選購取捨原則。

很遺憾的，研發種植基因改造作物的大國如美國與加拿大等，始終以「缺乏明確的科學證據證明基因改造作物有害人體」的理由，拒絕在食品包裝上標示基因改造成分。除此之外，食品大廠持續推銷「加註標籤造成民眾恐慌」、「商品成本上漲」、「家用開銷提高」等說法，花大錢聘僱遊說團體與公關公司，試圖阻止制定相關聯邦法律與各地公投立法。

二〇一六年之後，狀況開始產生變化。美國總統歐巴馬於七月公布聯邦層級的基因改造食品強制標示法令，顯示政策並非鐵板一塊，消費者的力量確實可以促發改變。當美國決定加入基因改造食品標示陣營之後，加拿大就成為了工業化國家中的唯一缺席者。

因此，加拿大最年輕的國會議員皮耶迪索（Pierre-Luc Dusseault）提出C-291法案，要求強制標示基因改造食品，該法案可望於二〇一六年冬天進入議會討論，並可能於隔年春天進行表決。加拿大最後一次出現類似法案要回溯到二〇〇八年，

圖1／校園午餐搞非基行動團隊提供

儘管長期以來加拿大消費者壓倒性多數支持基因改造食品應該標示，但該法案仍以一百零一票比一百五十六票遭到否決。

台灣近年經歷多次食安事件之後，消費者對於食品標示信心跌到谷底，大家都想知道自救、自保的方法。比起標示制度，更為精準的方式唯有透過實驗室檢驗一途。

依照台灣食品藥物管理署網站上的說明，基因改造食品的檢驗包括定性（Qualitative test）與定量檢驗（Quantitative test）兩種。簡單來說，定性就是檢測該份樣本中是否含有某種基因改造食品原料成分，而定量則是測量其成分的含量數值。

舉例來說，二〇一五年底，有媒體報導多家美食名店的非基因改造豆漿抽樣檢驗出含有基因改造食品原料成分，不過新北市衛生局回覆將再度抽驗定量檢測而未直接開罰。原因在於台灣訂立百分之三的非基因改造食品原料之非故意摻雜率，媒體報導的根據為初步抽測、採用定性檢驗的結果，雖然抽驗出「有」基因改造成分，但無法得知是否超過百分之三的閾值規定，需再次送到實驗室以定量檢測才能判定是否違反法規訂立的容許標準。

消費者不太可能為了一杯二十元或三十元的豆漿，自費支出數千元的定性檢驗，甚或數萬元的定量檢測費用，最終還是必須靠台灣主管機關加強基因改造食品原料進口源頭的管制與落實末端的稽核檢驗，才能確保基因改造食品標示制度的公信力。

除了上述兩項以科學證據和法規政策為基礎的辨別標準之外，重新拾回消費者與生產者之間的信任基礎，或許是可行的第三條路。先前說過，台灣這塊土地上生產的農產品都是非基因改造品項，而現在有越來越多的農夫市集以在地生產為號召，若消費者能信任販售食品的生產者，不啻為另一種信任驗證機制。

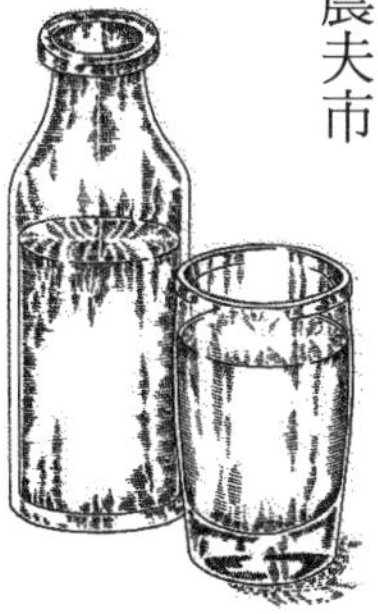

10

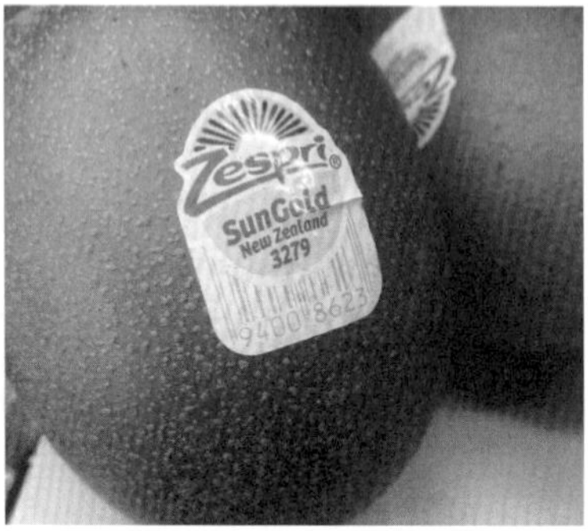

1

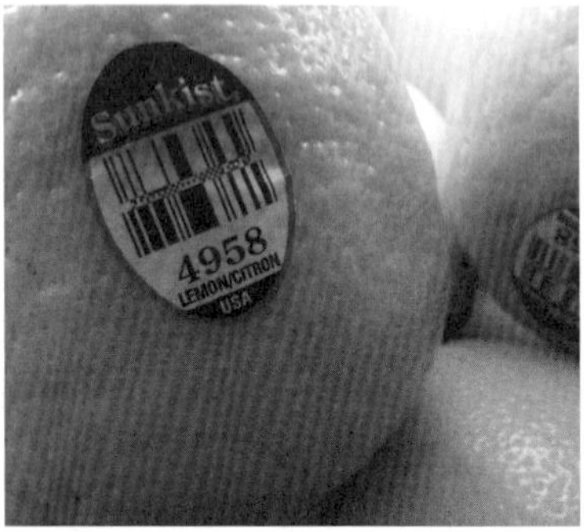

2

開頭8就是基因改造？

聽說看進口水果貼紙上的數字標籤，就可以判斷是否為基因改造，若以8開頭，表示經過基因改造，這是真的嗎？

錯！基因改造水果沒有辦法從標籤上的數字來分辨。

進口水果上頭貼的數字標籤稱為PLU碼（Price Look Up code），是在一九九〇年由美國的生鮮產品運銷協會（The Produce Marketing Association,

PMA）所創建，由四到五位數字組合成一組號碼，印製成防水小貼紙，可貼在新鮮產品上，快速地識別散裝食品。例如在貨架上有一箱散裝蘋果，透過果皮上PLU貼紙即可得知這些是採用傳統慣行農法的五爪蘋果、還是有機種植的富士蘋果，方便業者進退貨與庫存管理。

PLU碼編碼準則目前由國際食品標準聯合會（International Federation for Produce Standards, IFPS）來進行分配與規範，屬於業者自願參與的標示系統，並沒有法規強制力。四位數編碼均以「3」或「4」數字為開頭，代表為使用了化學農藥的慣行農法所生產，若採取有機農法種植生產的產品，前頭再加上「9」而成為五位數編碼。

那麼以數字「8」開頭編碼就是屬於基因改造品項的說法從何而來？

圖1、圖2／校園午餐搞非基行動團隊提供

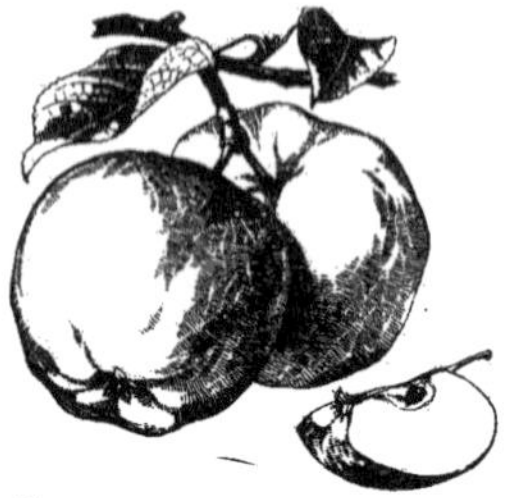

原來，國際食品標準聯合會曾規畫將「8」開頭的五位數編碼83000到84999等組合預留給基因改造水果使用。這樣的編碼原則流傳甚廣，導致消費者認為以開頭為「8」作為準則即可分辨基因改造水果產品。

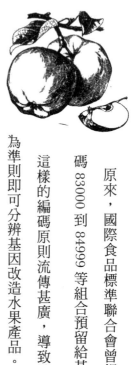

但根據IFPS在二〇一五年七月公布的新編碼指令中說明，由於目前沒有任何一個廠商採用「8」字頭的編碼標示基因改造產品，因此83000-84999將被挪給傳統慣行農產品使用，而原本「9」字頭的號碼依然用來標示有機生產。

簡單的說，在二〇一五年七月之前市面上並沒有出現任何以數字「8」開頭的PLU碼，不過更新辦法之後，消費者或許會在市場貨架上看見83000到84999號碼的產品，不用驚慌，這跟基因改造食物沒有任何關係，仍屬於一般農產品。

特別舉出這個流傳已久的謠言，澄清問題的來龍去脈，倒讓我們看見生鮮農產品的產銷眉角：由於PLU編碼系統為生產者和廠商自願參與，業者心知肚明消費者並不喜歡基因改造產品，所以自始自今從未利用「8」字頭的編碼做標示。另一方面，也說明有機產品佔現今銷售市場上一個頗為特殊的地位，因為如果消費者看到進口產品上「9」字開頭的五位數PLU編碼，對廠商所宣稱的有機來源普遍較有信心，這個編碼邏輯系統才能持續下去。

按照台灣目前進口的基因改造食品原料項目來看，僅開放黃豆、玉米、棉花、油菜與甜菜等五項，再加上原本就沒有任何廠商採用「8」字頭編碼，大家暫時無須過慮，但不能排除基因改造木瓜或蘋果未來也有叩關進口的一天。

與其花費心力擔心當前台灣市場上還不存在的基因改造水果，用新台幣多多支持在地的農產品，才是更為務實的做法。

11

醬油不含基改成分，但包裝上說「加工原料中有基因改造大豆」？

醬油包裝上出現「本產品不含基因改造成分，但加工原料中有基因改造大豆成分」字句，這一長串令人霧煞煞的中文，到底是什麼意思？

基因改造食品標示新制於二〇一六年起全面上路，其中有一項針對黃（大）豆油、醬油、玉米油、玉米澱粉、玉米糖漿、棉籽油、芥花油、甜菜糖與甜菜糖漿等共九項高層次加工品的新規定：若直接使用基因改造食品原料，雖然最終產品已不含轉殖基因片段或轉殖蛋白質，還是必須標示基因改造相關規定之字樣。

這項規定與歐盟、中國一樣，但飲食習慣相似的日本與韓國則沒有強制要求。

又「不含基因改造成分」、又「加工原料中有基因改造大豆」…看起來真傻眼，到底是什麼意思？

首先，從「加工原料中有基因改造大豆」文字說明得知，這瓶醬油原料包括基

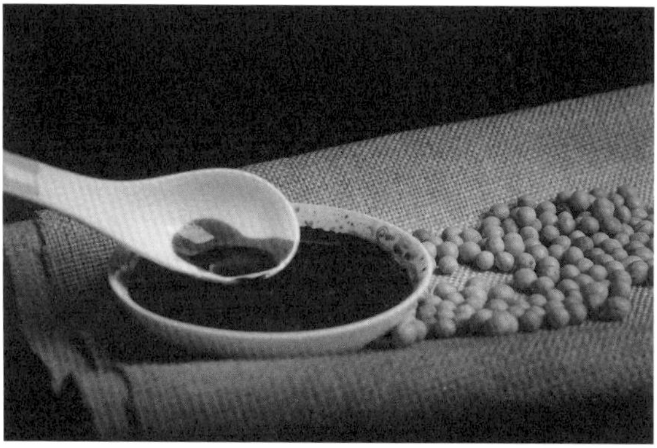

因改造黃豆，但是在醬油釀造的過程當中，轉殖基因片段或蛋白質已被破壞殆盡，因此在最終製成的醬油產品中，發現轉殖基因片段的可能性微乎其微，即使透過檢驗也很難得知，所以這瓶醬油裡可說已不含任何基因改造成分。

制定法規時，對於高層次加工品是否要加註說明曾有許多討論。食品業者與部分學者認為，諸如沙拉油、醬油等產品已幾乎不含轉殖基因片段或蛋白質，加註標示根本沒有意義。不過，也有專家指出，基因改造食品標示意義不僅僅在於產品本身的食用風險而已，原料來源產地、農法、製程等訊息，也屬於知情權的一個面向。

最後基於「追溯原則」、「原料資訊揭露」與「保障民眾知情權」的精神，主管機關食品藥物管理署同意加上說明文字，但範圍僅限上述提及的醬油、大豆油、玉米油等九項產品。

最近消費者發現，越來越多醬油業者標榜採用非基因改造黃豆為釀造原料，從過去強調「醍醐味」到現今以「非基因改造黃豆」為號召，可以看見消費意識的轉變過程，更為重視產品所使用的原料是否具有環境友善精神。

12

法律是否規定餐廳、店家應告知產品使用基因改造黃豆？

最近到美食街吃飯，看到餐廳店家特別作了一個立牌告知產品使用基因改造黃豆，法律有這樣特別的要求嗎？

其實是有的。

根據台灣基因改造食品標示新制規定，自二〇一六年起，任何具營業登記直接供應飲食的場所，如飯店、餐廳、美食街等地點，只要供應食品中含有基因改造食品原料，就應該標示「基因改造」或「含基因改造」字樣。

然而，基因改造原料出現在各式各樣的食品當中，每一項都適用嗎？

這答案就比較複雜了。需要標示的品項包括農產品型態的基因改造食品原料，如黃豆、玉米原粒、經過簡單切割、研磨之原料，如黃

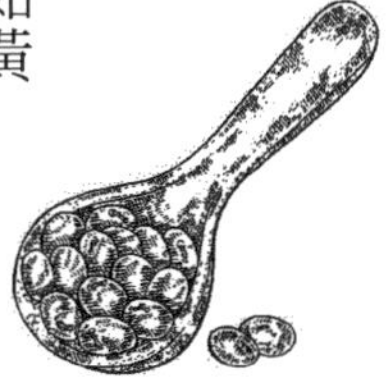

1

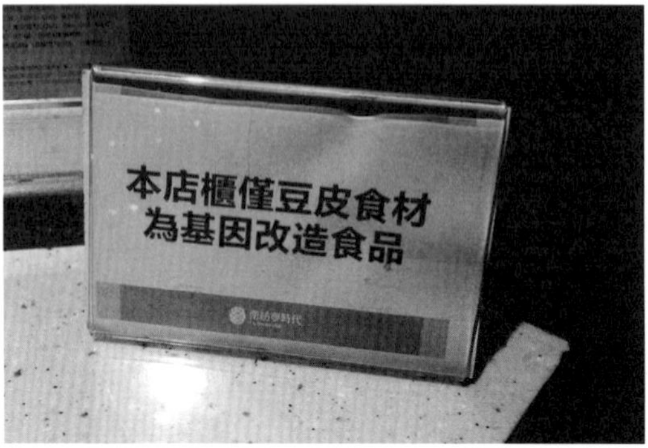

豆粉、玉米粉，以及豆漿、豆腐、豆花、豆乾、豆皮、以大豆蛋白製成的素肉產品等初級加工品。

值得注意的是，醬油、沙拉油、高果糖玉米糖漿、玉米澱粉、玉米油、棉籽油、芥花油、甜菜糖與甜菜糖漿等高層次加工品，或是沒有在法規中列入的大豆卵磷脂，並不用特別標示。

所以，照片中說明標示寫著「本店櫃僅豆皮食材為基因改造食品」，這樣才是符合台灣法規的要求。

日常生活中，最常看到的應該是標榜本店使用非基因改造黃豆或非基因改造玉米等字樣吧？

不同於基因改造食品的標示具有法規強制性，非基因改造食品標示採用自願性質，可以選擇標示或不標示，但大多數的業者為了回應消費者對於非基因改造食品的採購需求以及落實資訊公開精神，都會選擇加註說明。不過若是抽驗時發現，標示了非基因改造的品項，卻使用或摻雜基因改造原料，超過法定「非故意摻雜容許值百分之三」的話，會處以四萬元以上、四百萬元以下的罰緩。

圖1／校園午餐搞非基行動團隊提供

13

台灣學校每天供應兩百五十萬份的午餐，若是使用基因改造食品原料應該也要標示？

學校午餐的情況有些複雜。在說明之前，先提供一個簡單的答案：營養午餐裡不得使用基因改造黃豆所製成的豆製品，其他生鮮食材或初級加工製品如果來源是基因改造作物，也不能進入校園午餐裡。

不可使用基因改造食品，所以也不需要標示。

首先，學校午餐是教育部管轄的業務，基因改造食品標示則是由衛生福利部負責，因此校園事實上並不屬於新制所規範的供應飲食場所，自然也就無須特別標示。不過教育部在二〇一五年曾允諾，要在年底前完成校園食材登錄平台加註基因改造食品標示的工作。

但是二〇一五年十二月十四日立法院院會三讀修正通過學校衛生法部分條文之後，產生翻轉性的改變。

1

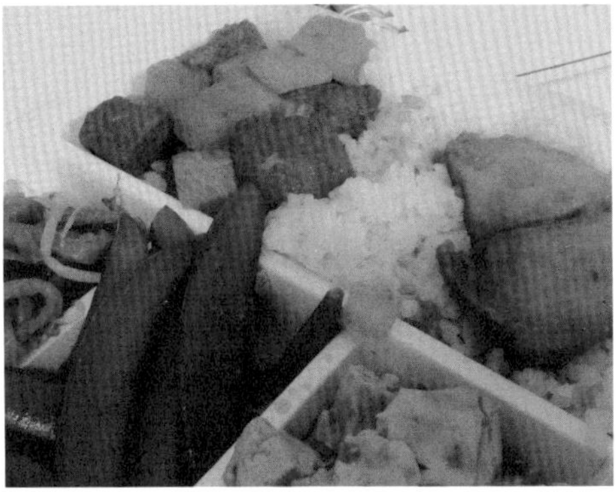

圖1／校園午餐搞非基行動團隊提供

學校衛生法中明訂學校供應膳食者，禁止使用含基因改造生鮮食材及其初級加工品，施行範圍擴及公私立各級學校與大學，而幼兒園因不屬學校衛生法管轄，故並未納入。新法從二〇一六年二月新學期開始實施，由於某些縣市學校與供餐廠商簽立一年合約，因此全國分階段施行，並於二〇一六年九月新學年起全面推行。這是自二〇一四年十月起，由全台北中南各地的幾

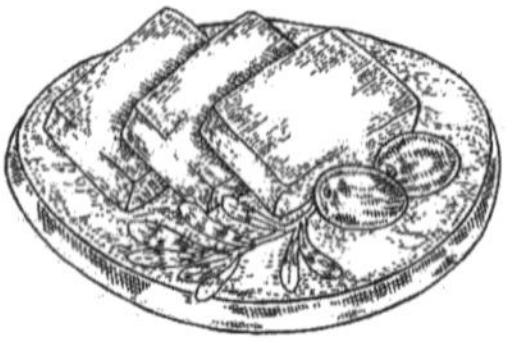

位志工組成獨立「校園午餐搞非基」行動團隊，在不動用任何組織經費、全由成員義務參與的情況下，發起「要求九合一地方公職選舉候選人簽署基改食材退出校園午餐承諾書」，歷經四百天所達成的階段性目標，也正式拉開台灣非基改校園午餐時代新頁。

因此，現階段的台灣學校午餐將不再允許使用基因改造食材，自然也就沒有標示的問題。

因為學校午餐中的一顆基因改造黃豆，意外凝聚眾多台灣各地的家長、消費者齊心投入，提出單一明確的訴求進而轉化成行動，加上立法委員的戮力問政修法，引發後續一連串各地縣市政府的午餐革新政策，改變之劇自是始料未及。

各地方政府作為不一，例如台中市政府農業局委由台中市農會推動非基因改造大豆契作計畫，希望提供為台中學校午餐食材之用。不過由於農會販售價格過高，再加上提供的是黃豆原豆而非豆製品，食材處理不便導致學校及廠商採購意願並不積極，第一波處理之後還有近六十公噸的黃豆儲存於冷凍庫之中，但市府已承諾將會盡快洽詢加工廠製作，供給學校午餐使用。

彰化縣與苗栗縣政府在此時廢除免費學校午餐的制度，彰化縣改由政府與家長各出一半費用，苗栗縣則是家長全額負擔。

新北市認為幼兒園雖不屬學校衛生法管轄範疇，但依縣市自治的精神，宣布新北市公立幼兒園也一同推行非基改學校午餐政策。

最新訊息是，行政院會針對學校午餐食材供應提出明確政策方向，自二〇一六年九月新學年起，學校午餐的生鮮農產品來源，由農委會擔起安全把關之責，並積極推動校園使用包含CAS、產銷履歷、有機、吉園圃標章蔬果與附有QR-code可溯源農產品等國產食材，同時決議二〇一七年起初步將推動六都學童每週可吃到一至兩餐有機食材，以校園午餐消費來支持本土生態友善農業的產業發展。

14

聽說美國把台灣校園禁用基因改造食材政策列為台美貿易的技術性障礙，真正的原因是什麼呢？

二〇一六年三月底，美國貿易代表署（USTR）提出「2016年各國貿易障礙評估報告」，報告書中將台灣「基因改造食材禁入校園餐點」與「基因改造食品標示制度」政策列入技術性貿易障礙，認為台灣這兩項政策將顯著衝擊美國黃豆出口。

台灣學童校園午餐究竟如何能成為台美貿易障礙？舉黃豆為例，關稅署統計資料中顯示，二〇一五年台灣總共進口五萬八千六百四十二公噸「非基因改造大豆」，來自美國就有二萬六千三百六十八公噸，佔百分之四十五，僅次於加拿大的百分之五十二。另外，「非基因改造大豆粉及細粒」總進口量為一萬三千一百四十二公噸，其中從美國進口三千零五十公噸，佔百分之二十三，次於印度百分之七十七。整體來說，由美國境內生產的非基因改造黃豆（包含粉與細

1

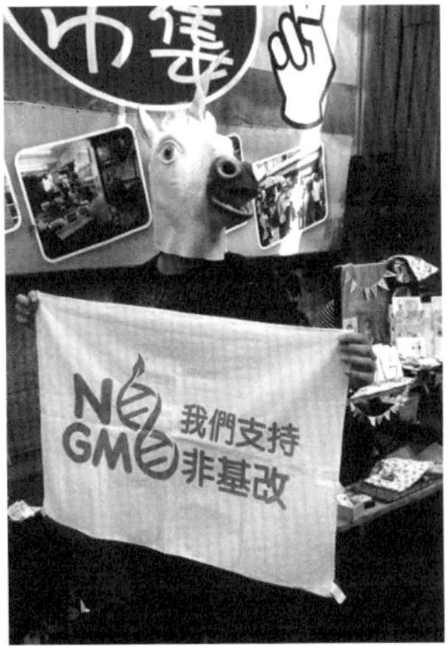

圖1／校園午餐搞非基行動團隊提供

粒）就占台灣進口非基因改造黃豆總量之四成。何以禁用基因改造轉而進口非基因改造黃豆會成為台美貿易障礙？

台灣長期仰賴進口基因改造黃豆，不僅做為飼料也提供為食品原料用途，目前政府基於與歐盟等地相同之食安「預警原則」，希望在學校午餐一餐的範圍，避免學童暴露於基因改造食品風險之中，竟然被定位為「衝擊台美貿易」，令人不解。

再者，報告中論及亞洲國家的基因改造議題，南韓與中國之重點在於核准與進口問題，日本與馬來西亞則未提及，相較於台灣，美方指出「基因改造食品標示」與「校園餐點禁用基因改造食材」兩項特定的具體政策是技術性障礙，讓人不禁懷疑是否是虛言恐嚇成分居多。又或者美方根本打從心底認為所謂的自由貿易，就是台灣消費者不該購買或沒資格選擇自己想要的產品？

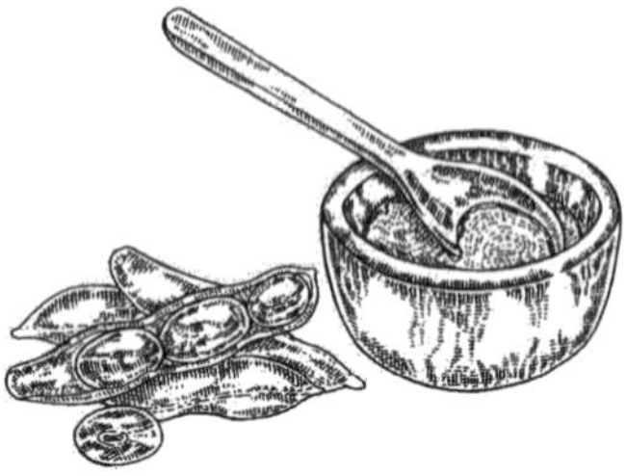

相當諷刺的是，美國佛蒙特州基因改造食品標示法規於二〇一六年七月上路，隨後歐巴馬總統簽署通過聯邦層級的基因改造食品強制標示法案。兩相對比，益發顯得美國貿易障礙評估報告的標準鴨霸無理。

當然另一項最可能的原因就是，台灣風起雲湧的反基因改造消費浪潮著實打到了美國政府支持農化企業的痛處。

二〇一三年，美國一位年輕母親譚咪卡那（Tami Canal）在臉書上發起「反孟山都大遊行（March Against Monsanto, MAM）」，作為表達對《加州第37號提案》

（California Proposition 37）失敗的不滿，該法案要求食品必須強制基改標示，但送交公投時功敗垂成。沒想到，這位素人媽媽在社群網站上倡議的行動竟獲得國際各地群起響應。當年五月二十五日有全球數百萬民眾走上街頭，抗議孟山都公司在生物剽竊、食安危害與環境污染方面的惡行。半年後再度舉辦第二次大規模遊行亦相當熱烈。

自此，每年五月第三個周六便成為MAM固定舉辦的日子。全球數百個城市的民眾自發舉辦倡議行動，並透過網站互相聲援。台灣自二〇一三年起就不曾缺席此項行動，而由民間團體組成的台灣無基改推動聯盟近年也串連北中南各地同步發聲。

15

美國終於要實行基因改造食品強制標示法？

民眾關切基因改造食品安全的心聲，美國政客和總統歐巴馬總統終於聽到且正面回應了？歐巴馬簽署基因改造食品強制標示法案，是不是代表食品業者願意揭露基因改造食品原料資訊，還給消費者基本的知情權利？

表面上看來如此，但事實並不然。

這幾年消費者意識高漲，要求食品原料透明化的公民知情權抗爭和行動持續不歇，常看到影視名流如葛妮絲派特洛（Gwyneth Paltrow）等頻頻出面呼籲重視基因改造食品標示的消費者權利。目前全球包括台灣有六十四個國家訂有強制基因改造食品標示制度，但主要的基因改造作物生產大國如美國、阿根廷與加拿大卻始終付之闕如。

在美國，孟山都、先正達與杜邦跨國農企業公司聯手可口可樂、雀巢等食品業者，每年花費數百萬美金遊說國會與聯邦主管機關，不僅阻止各州進行基因改造食品標示的公投，參議院和眾議院的國會議員接連提出二次阻止商品包裝上出現任何揭露基因改造食品原料標示的法案，被反對者稱為「拒絕美國人知情權法案（Deny Americans the Right to Know），簡稱黑暗法案（DARK Act）」，這兩次提案最終都遭到否決。

1

然而，當佛蒙特州州民在二〇一五年五月公投通過，成為美國第一個強制要求基因改造食品標示法的地區，且確定於二〇一六年七月一日上路時，上述情況逐漸發生微妙的變化。

食品集團如通用磨坊（General Mills）、瑪氏（Mars）與家樂氏（Kellogg's）眼見佛州強制基改標示期限在即，紛紛表示將全面揭露並標示產品中所含的基因改

圖1／校園午餐搞非基行動團隊提供

造原料成分，再加上之前已宣布支持法案的康寶公司（Campbell's），這些大型食品業者不只在佛州販售的食品包裝上標示基因改造成分，而是將行銷全國各州的產品統一納入辦理。

業者願意回應消費者需求，一家接一家公司的突破性宣示，在基因改造食品自主標示上似乎有風行草偃的趨勢。但接下來的發展卻並非這麼一回事，以中文諺語「道高一尺、魔高一丈」來形容，倒也頗為貼切。

參議院農業委員會主席派特羅伯茲（Pat Roberts）於二〇一六年六月下旬再度提出一個全國性基因改造食品標示新法案，被反對陣營戲稱為「第三部黑暗法案」。此版本規定基因改造食品標籤可以用文字、圖片、二維條碼（QR code）或網址等形式呈現，看似屈服消費者的力量，實則採取繞道而行的巧妙迴避方式。

當時，參議院先以六十三票比三十票通過，接著眾議院也以三百零六票比一百一十七票取得同意，最後由歐巴馬總統

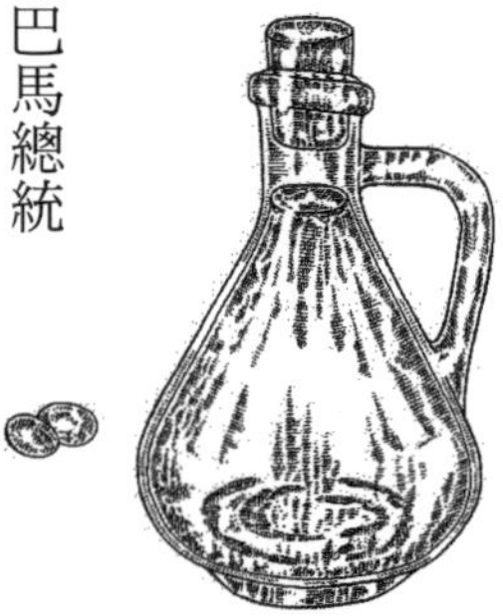

進行最終簽署後公告施行。美國農業部有兩年的時間可以擬定標示制度細節，其中包括界定基因改造食品的範圍。

長期關心消費者權益的民間團體指出，簡單清楚的標示圖案才能讓民眾購物時能快速瀏覽閱讀並理解食品中所含成分，進而做出明智的決定。用掃描二維條碼、電話號碼或網站連結等方式取代標籤圖示，對一般消費者來說太過困難，因為他們必須先擁有一台智慧型手機、所在區域還必須隨時能連上網路，更何況消費者採購時不可能每拿一樣食物就掃描一次條碼確認，反而增加消費者在選擇上的困難度。

說白了，名義上是服膺知情權利、公開揭露產品資訊，但實際上則是迂迴設計以隱匿資訊。

由於已通過之「第三部黑暗法案」為聯邦層級法案，法律位階凌駕於佛蒙特州甫開始實施的基因改造食品標示法規，其他包括阿拉斯加州、康乃迪克州和緬因州正在研擬限制較為嚴格的法規也被迫暫停。

在黨內選舉時，敗給希拉蕊柯林頓的美國民主黨總統候選人參議員桑德斯（Bernie Sanders）對此法案則表明反對立場。他指出，絕大多數美國人贊成基因改造食品標示制度，政府要保障的是普羅大眾最基本的食物知情權，而非以孟山都和其他跨國食品大廠的利益為準則。

至於極有可能入主白宮成為美國首任女性總統的希拉蕊，其積極向農企公司靠攏的立場，被反對基因改造陣營的組織質疑甚久，認為她若當選，也將一如往常的致力發展基因改造的生物科技產業、維護既得利益結構。

16

孟山都之外，難道沒有其他的跨國農企業投入基因改造科技？

這幾年各國民眾發起遊行，上街頭抗議「孟山都」公司的惡行，反對基因改造作物並且要求基因改造食品標示等等，但是，生產基因改造種子的當然不是只有孟山都公司，只是因為它位居基因改造種子企業龍頭，形象十分鮮明。

孟山都於一九〇一年成立，總部位在美國密蘇里州，以其基因改造技術與產品成

1

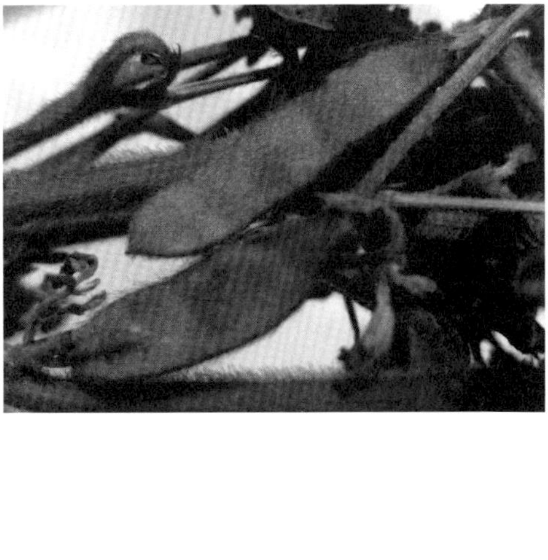

圖1／校園午餐搞非基行動團隊提供

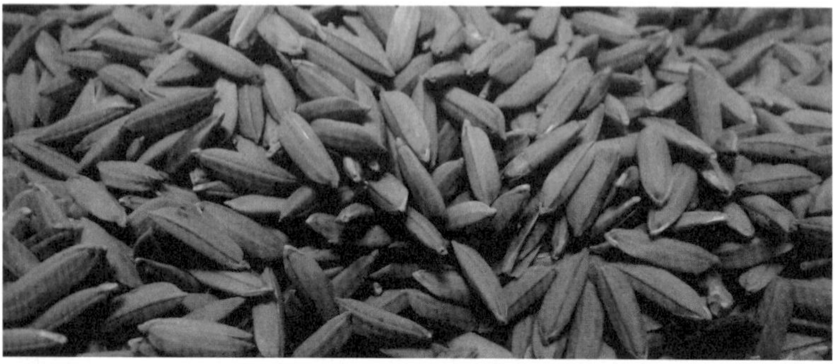

1

為知名跨國農企業公司。著名產品有DDT、橙劑（Agent Orange）、多氯聯苯（PCBs）、阿斯巴甜（Aspartame）、除草劑年年春與抗年年春的基因改造作物等等。

孟山都公司在全球各地設有分公司，大中華區的據點設在香港，以「香港商孟山都遠東股份有限公司」為名，朝中國和台灣等地開疆拓土。很多人也許不知道，孟山都公司在台灣登記三處辦公室地址，以「香港商孟山都遠東股份有限公司台灣分公司」身分申請基因改造食品原料的進口許可，至今總共有十一筆黃豆、二十筆玉米、八筆棉花、二筆油菜與一筆甜菜，共計四十二項基因改造食品原料核准輸台。

孟山都公司英文官網上只有關於台灣的地址電話等，沒有香港分支的選項，但中國區的網站資料倒是不少。

從官網介紹看來，孟山都公司在中國的產品分為兩大區塊，分別是與中資合作的「中種國際種子公司」來銷售推廣玉米，以及蔬菜種子事業部旗下的聖尼斯（Seminis）及德澳特（De Ruiter）兩個品牌。我們尚未從網路現有資料中爬梳出中國孟山都與台灣孟山都的關係，但可看到在其公司產品介紹的蔬菜種子項目中，有兩款甜玉米種子明白寫出目標市場為臺灣。

圖1／校園午餐搞非基行動團隊提供

利用生物科技技術對作物種子進行基因工程，進而掌握全球糧食生產，坐收衍生龐大利益這種好康的事，怎麼可能只由孟山都公司一家獨享？

全球近九成的基因改造種子市場掌握在六大跨國農企業手上，除了為人熟知的孟山都之外，其餘五家為瑞士先正達、德國巴斯夫、拜耳和美國杜邦與陶氏化學公司。

二〇一五年至二〇一六年間，跨國種子與農藥產業大廠頻頻吹起合併風。

二〇一五年底，陶氏化學與杜邦宣布雙方一千三百億美元的合併計畫，預計再拆成農業、材料科學與特殊產品等三個獨立部門分別上市。其中農業部門就包含原本雙方的基因改造種子與農藥等等專利產品。

二〇一六年二月，中國化工宣布將以四百三十億美元併購瑞士先正達公司。當今全球各地出現越來越多反對中國投資的聲浪，此項聲明隨即受到國際各界矚目。八月，美國國家安全監管機構外國投資委員會（CFIUS）批准此案，因為跨國企業先正達公司有近四分之一的銷售額來自北美，而該委員會有權阻止任何可能對國家安全造成的威脅。

這項併購案對中國來說，最重要的意義或許不在於金額的大小，而是藉由收購先正達取得該公司種子、農藥知識和基因改造技術的專利權，以解決國內糧食、飼料供需問題。一旦日後合併完成，這將成為中國有史以來最大的海外收購案件。不過該項交易仍然面臨著來自歐盟的潛在障礙，後續有待觀察。

二〇一六年五月，化學和製藥巨頭德國拜耳公司提出每股一百二十二美元或總價六百二十億美元的現金報價，意圖向孟山都「提親」收購，但孟山都董事會對此金額不甚滿意，表示不排除與另一家德國農企業巴斯夫重啟合併談判，不過另有消息指出拜耳可能會展開惡意收購行動。九月，拜耳宣布併購金額提高至六百六十億美元，終於等到孟山都同意點頭，開啟這場堪稱本世紀最大規模的農企業合併案的序幕。評論者指出，未來這筆

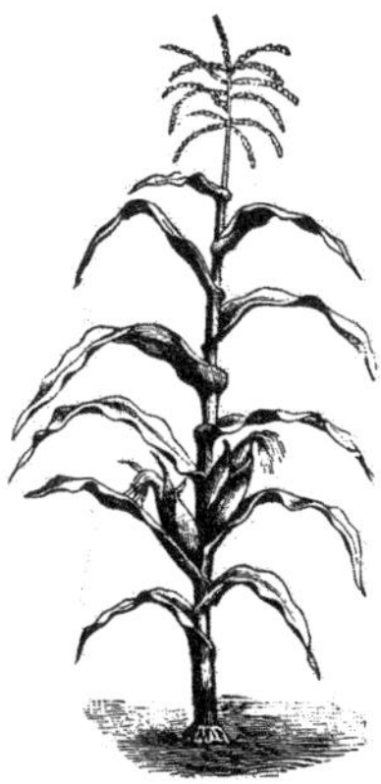

巨型合併計畫成功的基準在於要順利解決歐洲與美國文化衝擊，並須妥善處理雙邊政府的監管審查以及消弭反壟斷的爭議。

如果現有的杜邦陶氏、先正達中國化工「聯姻」情勢已定，加上孟山都與拜耳合併，全球將出現三大商業種子巨頭，合計將掌握全球百分之六十五的農藥與百分之六十一的商業種子銷售量。

短短一年間，跨國農企業的合併風潮迭起，益發凸顯基因改造作物對未來全球糧食安全影響至為巨大，想要解決伴隨而來的農藥濫用、種子專利權寡占、糧食自主權爭奪、生物多樣性破壞與傳統文化崩解等問題，勢必將面臨更為嚴峻的考驗。

17

孟山都公司高層主管曾經來對台政策遊說，是真的嗎？

有人批評台灣人根本搞不清楚孟山都是甚麼公司、做甚麼事、在台灣有沒有分支…幹嘛跟著外國團體舉辦反孟山都大遊行？事實上，孟山都在台灣有相當的影響力，甚至其高層主管還曾到台灣企圖進行政策遊說工作。

二〇一四年四月，台灣國際生命科學會（ILSI Taiwan）舉辦會員大會暨國際研討會，

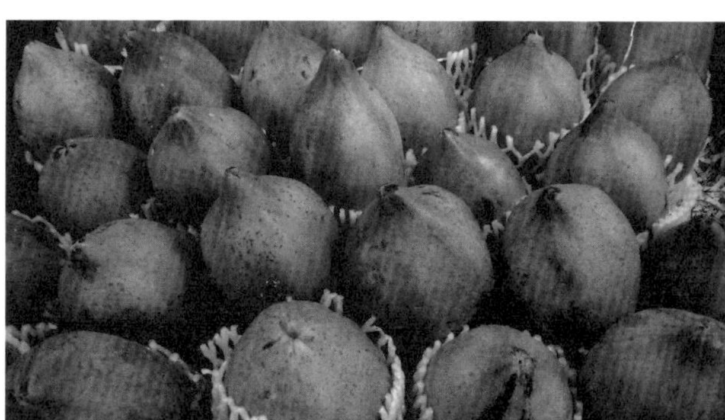

圖1／校園午餐搞非基行動團隊提供

孟山都全球法規副總裁傑瑞耶利（Jerry Hjelle）以當時 ILSI 全球總會會長身分來台發表演說，同時前往拜會衛生福利部。

彼時台灣《食品安全衛生管理法》甫修正通過，食品藥物管理署正與專家學者、食品業者及民間團體密集研議基因改造食品管理與標示規範，孟山都公司高階主管剛好選擇此刻來台並拜會主管機關，不免讓人好奇真正的動機。之後，衛生福利部也邀請包含台灣國際生命科學會等多個團體舉辦「基改食品管理規範修訂說明會」與「食品標示新措施法規說明會」等活動。

台灣國際生命科學會是國際生命科學會全球的第十六個分會，目前有四十五個團體會員與十七名個人會員，包括台灣杜邦有限公司、台灣拜耳有限公司與香港商孟山都遠東股份有限公司台灣分公司都是該組織會員。看看全球各分支的會員和主要經費贊助者名單上，除了孟山都、拜耳、杜邦之外，六大農化企業的巴斯夫、陶氏化學和先正達也名列其中。歷年來總會理事會名單中也一直有六大農企與其他食品產業巨擘，如可口可樂公司等代表參與。

1
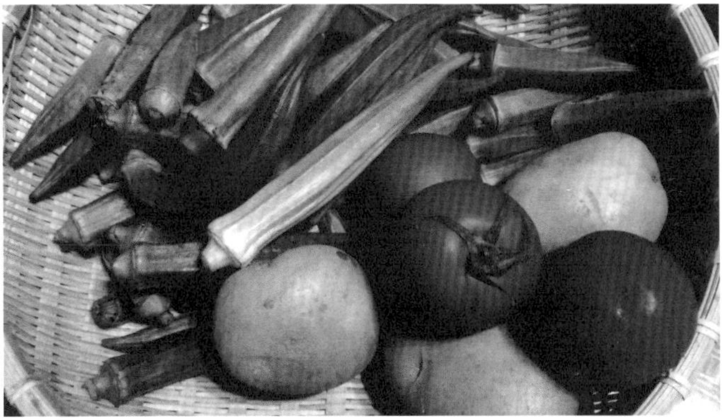

圖1／校園午餐搞非基行動團隊提供

官方網站上簡介寫著：「本會為一非營利的全球性組織，其使命為結合產業界、學術界及政府的資源，對營養、食品安全、毒理學、風險評估及環境等議題進行研究，尋求解決方法，並宣導正確相關科學資訊及與國際調合，以增進民眾營養和健康、確保食品和環境的安全。」

此外，在台灣還有另一個不為人熟知的民間組織——作物永續發展協會台灣分會（Crop Life Taiwan），近年來多次主辦或協辦基因改造作物與食品議題相關的科學講座活動。在其官方網站上寫著：「作物永續發展協會傾力支持維護植物科技產業各種產品的安全性，並敦促業者以負責任的態度運用這些產品，以提供消費者一個安全、多樣化、健康且經濟實惠的飲食供給。」而台灣分會的主要使命為「秉持分享資訊的精神與台灣各界溝通，進而促成作物保護與農業生技產品於產業鏈的監管機制，以實現永續農業的共同目標。」

在網站上，我們並未找到台灣分會的會員名單，但從加註的 Crop Life China、Crop Life International、Crop Life Asia 與 GMO Answers 等組織中可看到其會員資料。例如在中國，Crop Life 稱為「植保（中國）協會」，官網上標明由以下跨國公司組成，包含德國拜耳、德國巴斯夫、瑞士先正達、美國杜邦、美國陶氏益農、美國孟山都……等共十二家公司。

Crop Life International 和 Crop Life Asia 會員名單上共列有八家公司，其中也包括先前曾提及的孟山都以及先正達、拜耳、巴斯夫、杜邦與陶氏等六大農企跨國公司。

再看看 GMO Answers 這個網站，可讓一般民眾提出關於糧食和基因改造生物的

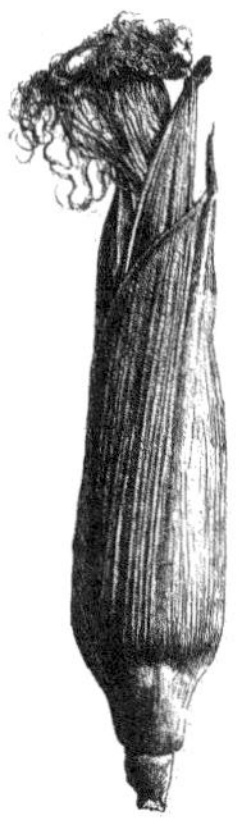

問題，再由目前線上三百餘位獨立與企業所屬的專家群們提供回覆，希望讓消費者能更為理解生物科技技術。絲毫不令人意外的，這個網站也是受到來自孟山都、先正達、拜耳、巴斯夫與杜邦等企業贊助。

日前民間團體「美國知情權」才對加州大學戴維斯分校提起訴訟，要求他們必須滿足消費者的公開要求，提供基因改造食品與農藥研究工作成果，以及揭露大學與農企業公司之間的合作關係。他們向美國加州大學戴維斯分校提交十七項公共記錄的申請，但僅僅獲得其中一項約七百頁的文件回覆，牽涉到農藥產業的資訊則完全付之闕如。

跨國農企業公司本來就有權利持續透過廣告、政治遊說或學術管道，試圖消弭一般民眾對基因改造作物與食品的疑慮。但不可諱言，學術單位、科學家與贊助企業間的利益並未充分揭露，加上資訊嚴重不透明，只會讓人心生疑竇，懷疑基因改造作物與食品背後到底隱藏多少不可告人的秘密。

18

台灣不允許種植基因改造作物，但聽說最近傳出基因改造黃豆及玉米污染本土農作物的疑慮，這是怎麼一回事？

二〇一六年十月初，獨立媒體《上下游新聞市集》刊登系列調查報導，揭露台灣進口基因改造玉米與黃豆在運輸過程中沿途掉落，原來做為榨油或飼料用途的種子在路邊竟然生根發芽；追查此事件時還意外發現，農會曾在農民繳交的硬質玉米中，發現基因改造成分，卻未向外公布，到底是本土種植受到污染還是有意混摻基因改造玉米冒充國產作物，至今真相尚未明瞭。

消息披露後，引發一陣嘩然：對基因改造作物與食品心存疑慮的消費者來說，至今未允許種植任何基因改造作物的台灣，「在地生產等於非基因改造」印象深植人心，也據此標準來選購非基因改造食材，倘若主管機關未能緊守防線，對於目前正值起步的本土雜糧復興不啻是一項嚴重打擊。

臺灣大學農藝系榮譽教授郭華仁針對此事亦特別為文提醒，玉米花粉飄散距離較長，本土玉米遭受路旁自生基因改造玉米汙染的可能性不是沒有，特別是有留種習慣的台灣農民，在自家田中採種，應盡可能避開運輸範圍一公里距離內的作物，倘若不慎保留到受汙染的種子，就有可能真的讓基因改造玉米「落地生根」，貽禍不小；比起玉米，黃豆花粉傳播距離短上許多，風險相對較小，但要留意的是被當成綠肥的基因改造黃豆。

基因改造作物所引起的污染事件，當然並非台灣獨有。二〇一〇年阿肯色大學、北達科他州立大學、加州州立大學和美國環保署科學家聯合出版的研究報告就指出，北達科他州有八成野生油菜驗出抗除草劑基因；而從二〇一三年開始，美國境內陸續發現未經核准種植的孟山都抗年年春基因改造小麥，十年前未通過審核早應該銷毀的品種怎麼會重出江湖？原因至今成謎。

更重要的是，汙染並非僅只單純牽涉影響農作物品種選擇或生態環境面向，還有可能因此對簿公堂。

一九九八年，有「孟山都警察」之稱的稽查員在加拿大農民施梅哲的田裡發現該公司的基因改造油菜，該公司要求他繳納種子專利權費用，施梅哲拒絕，就遭孟山都控告侵權；二〇一〇年，澳大利亞農民馬許因有機油菜田遭受鄰居種植的基因改造作物汙染，害他的有機認證被撤銷，只好一狀告上法院要求賠償。這兩起事件在纏訟多年之後，田地遭受轉殖基因汙染的那一方農民都被判定敗訴。

從個別例子雖然不能推演成通則，但多少意味著，此類事件發生後，農企業公司能根據法律反過來控告被汙染的農民侵犯專利權，成功率還非常高。

媒體估計，自一九九七年至二〇一〇年間，孟山都就以這個理由，指控農民未獲得許可擅自使用屬於孟山都公司專利權的種子，在北美地區發生上百起的孟山都和農民之間的專利權官司。那麼，自家地裡發生了基因污染的台灣生產者，是否可能面對這樣的指控？會不會剛好給了美國傾銷自家基因改造作物到台灣的漏洞和機會？

二〇一六年三月，美國貿易代表署（USTR）才把「基因改造食品標示制度」與「校園禁用基改食材」兩項政策列入台美雙方技術性貿易障礙。同年十月於美國華府召開的第十屆台美「貿易暨投資架構協定（TIFA）」會議，基因改造食品和美國牛肉進口管制事宜自然成為討論重點。這起基因改造作物汙染事件有沒有可能成為美國追打的重點、動搖台灣政府在基因改造政策上的立場，後續值得關注。

針對前朝沉疴，全面執政的新政府打出「十倍查驗」的口號，希望捍衛食品安全的決心能讓民眾有感。然而，檢驗雖然有其必要，但建立從進口、運輸到食用等環節完整管制規範並嚴格執行才是根本。另一方面，面對台灣無基改農區可能出現破窗缺口的事實，主管機關責無旁貸地須盡速全面清查在地農作物汙染情況，並公開調查結果，才能讓重拾消費者對在地非基因改造食材的信心。

基因改造作物的爭議持續延燒二十年，癥結點並非僅關乎是否對人體健康產生傷害，還牽涉環境汙染、生物多樣性、種子專利權、糧食主權、土地正義與國際外交等層面，更讓基因改造作物陷入複雜難解的局面。這次進口飼料油料基因改造玉米大豆「落地生根」造成的風波，恐怕也只是外交角力、小國政府管理和跨國企業布局間盤根錯節關係裡冰山的一角而已。

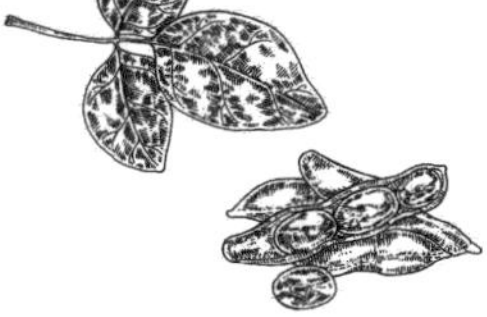

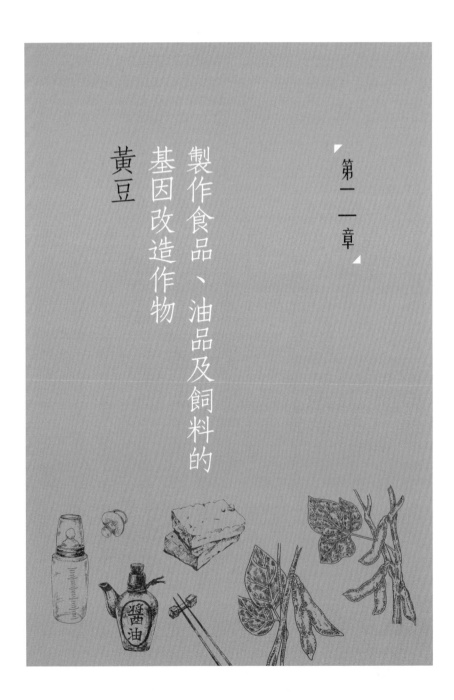

第二章

製作食品、油品及飼料的基因改造作物黃豆

這天很熱，滿頭大汗在廚房進行多工任務，趁著磨娘精小傢伙喝足吃飽玩夠終於攤平睡著，估計約有一個半小時的安靜空檔，可以同時準備晚餐和寶寶的副食品，如果順利，說不定還能坐下來喘口氣。

寶寶出生後，要給寶寶最好的，當媽媽的努力餵母奶，月子裡乖乖按照傳統規矩吃喝禁忌，月子後猛灌湯湯水水只多不少，婆家娘家和自家裡三個月出現的黃豆花生燉豬腳、鮮魚湯、中藥湯、西式發奶茶、大豆卵磷脂、黑麥汁、溫熱豆漿、桂圓紅棗…出現得比這一輩子加起來看到過的都多。或許是體質、或許新手媽媽太緊張、也可能睡不好有影響，初期母奶追得實在不順利，於是嬰兒配方奶也搭配著餵，減少一些哺乳的壓力。周圍有些過來人親友也來安慰：細水長流的親子餵哺時光，慢慢來。

很仔細的挑寶寶配方奶粉，畢竟這是孩子一出生除了母奶以外的主要營養來源。在網路上做了很多功課，比廠商品牌、比生產國、比成分、比功效、比價格，有時可能還要比比贈品，配方奶粉的成分表列出來，多到讓人眼花撩亂。除了配方奶以外，孩子滿五個月以後，大人們也被各式各樣的副食品包圍得密不透風，三不五時還接到廣告宣傳著可以把挑食孩子落後的生長曲線追回來的營養補充品，周遭過多育嬰資訊和產品，讓人不禁懷疑當年外婆到底是怎麼把媽媽和一串阿姨舅舅給養大的？

腦中流轉著這些育嬰點滴，手也沒停著，拿出早上買到的新鮮毛豆洗淨分成兩份，一份要蒸熟了壓成泥做寶寶副食品，另一份打算和玉米粒、豆乾丁、絞肉拌炒當晚餐，簡單用醬油調味再嗆點米酒就是道很下飯的家常菜。

大豆的起源有許多說法，但原產自東亞的證據相當充分，甚至有考古資料出土，指證歷歷黃河流域聚落裡飲食黃豆的生活方式，早在西元五千年前便已成形。

詩經《豳風七月》裡寫道：「六月食鬱及薁，七月烹葵及菽（ㄕㄨˊ）。」，以長篇幅描寫中下階級百姓按著時令的勞動生活，六月裡採摘鬱李和野葡萄果實，七月把葵菜和菽煮來吃；《荀子天論》中提到甘於清苦度日與粗簡飲食的君子操守

1
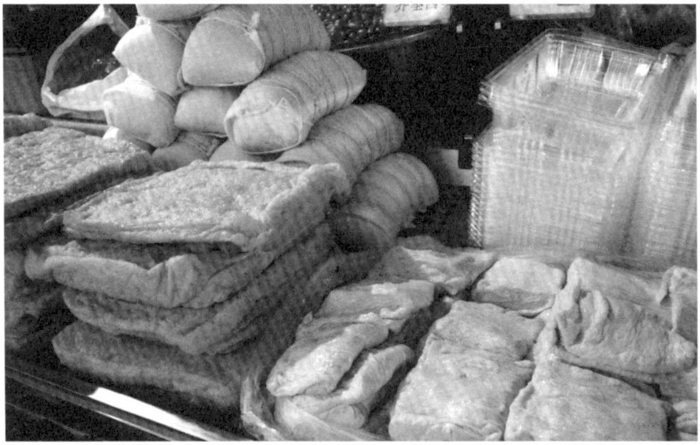

圖1／校園午餐搞非基行動團隊提供

則說：「君子啜菽飲水，非愚也，是節然也。」這裡的「菽」，正是五穀之一的大豆，成為清貧庶民農人的日常食物，當時得將生豆熬煮成粥才好消化吸收。

千年之後，明朝《本草綱目》裡的大豆色彩繽紛、用途多樣：「大豆有黑、白、黃、褐、青、斑數色：黑者名烏豆，可入藥，及充食，作豉；黃者可作腐，榨油，造醬；餘但可作腐及炒食而已。皆以夏至前後下種，苗高三、四尺，葉團有尖，秋開小白花成叢，結莢長寸餘，經霜乃枯。」

悠遠的歷史長河，讓大豆及其加工產品隨著文化和族群遷移，流轉散布到亞洲各地。光是印歐語系裡的 soy、soya 或 soja 等稱呼大豆的源起，可能就因此而產生了不同說法，有認為是中文「菽」西傳之後的音譯；或推論跟以黃豆為原料的「醬油」日文發音 shoyu 有關。

大豆家族裡最為人知的就是種子種皮呈黃色的黃豆；其次為黑豆，顧名思義有著黑色種皮、綠色種皮為青皮豆、褐色種皮為茶豆；毛豆則是七、八分熟帶著青綠色的鮮莢果，豆莢上還留有明顯細毛，故以「毛豆」名之，到了日本就稱為「枝豆」。

在亞洲，黃豆營養價值和飲食文化傳統有著互為表裡的緊密關係，可說是用途最廣、用量最大的豆類食品，更是現代人念茲在茲的植物性蛋白質、不飽和脂肪酸、卵磷脂及大豆異黃酮等健康保健來源。從農業生產與生態來看，大豆最為人稱道的「固氮」特性，可提高土壤肥力，原因是與大豆共生的根瘤菌能將空氣中的氮素固定下來，日後植株分解回饋氮素到土壤中，提供下一批種植的作物養分。在不同水土環境裡的農民，常將大豆與稻米、小麥、玉米、牧草等輪作。

今日大豆堪稱全球最重要作物之一。原因倒不是從東亞傳出來的豆腐、豆漿、醬油、味噌等飲食文化習慣，而是落腳到美洲大陸廣袤土地上，開發出榨油與飼料等用途，以極為低廉的種植生產成本，成為美國等地種植量僅次玉米的作物。

依據美國農業部的統計預測，二〇一六年／一七年度，全球黃豆產量約為三億三千多萬噸，較前一年成長了百分之五點五八，多數用在榨取油脂和禽畜飼料。前五大黃豆生產國為美國（一億一千四百萬噸）、巴西（一億噸）、阿根廷（五千七百萬噸）、中國（一千二百多萬噸）、印度（九百多萬噸）和巴拉圭（九百多萬噸）。其中美國、巴西及阿根廷為主要出口國，中國產量主要滿足自身內需。而在進口國方面，近年來以中國、歐盟、墨西哥和日本等國為主。

聯合國糧食及農業組織（UN Food and Agriculture Organization, FAO）對黃豆的定

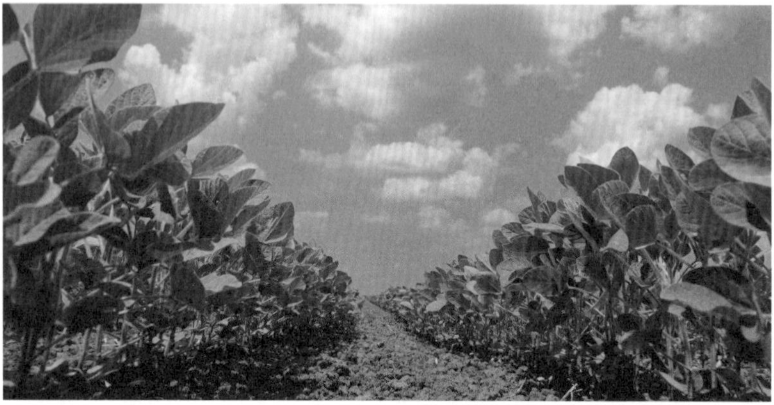

義分類並非我們以為的穀物，而是依其主要用途視作油籽（Oilseed）。但在美國與我國國家標準中，黃豆分級的標準判斷跟是否為基因改造品系、農藥殘留多寡、蛋白質與油脂含量皆無關，而是依其重量、破碎粒、損害粒和夾雜物等原則來分成四級。若判定為第三、四級，則不可供作人類食用，僅能用做油料與飼料；至於一、二級，則需符合重量較重、外觀完整和夾雜物少等標準，可製成豆腐、豆漿、納豆、醬油、味噌、豆芽等食品。

1

基因改造黃豆

基因改造黃豆在一九九六年美國開放商業化種植許可之後，短短二十年間席捲全球，根據國際農業生物技術應用推廣協會（ISAAA）公布的報告，全球基因改造作物種植面積約為一億七千九百萬公頃，而其中光是黃豆一項就有九千二百萬公頃，比率為百分之五十一。

若以全球黃豆種植面積一億一千一百萬公頃來看，基因改造品項的比率更高達百分之八十三。種植國家有美國、巴西、阿根廷、加拿大、巴拉圭、南非、烏拉圭、玻利維亞、墨西哥、智利與哥斯大黎加等共十一個國家。

全球第一支獲得商業種植販售許可的基因改造大豆是孟山都所研發的 GTS 40-3-2 品項，對除草劑嘉磷塞具有耐受性，至今仍是包括台灣、中國、日本、韓國、美國與加拿大等二十七個國家地區合法進口的食品與飼料作物。

在基因改造作物的研發中，基因槍、電穿孔、微注射和化學藥劑的轉殖系統都曾出現，目前以農桿菌的轉殖技術最普遍。

現今基因改造黃豆核准的品系共有三十四項，仍在商業市場上活絡流通的有十八項，多為具有抗除草劑特性的產品。亦有抗除草劑、抗蟲及含其他功能混和的品系。其中相當有爭議的即是此類特性的作物，例如孟山都公司曾推出一個產品——混合型耐嘉磷塞和耐固殺草的基因改造玉米 NK603xT25，由於這兩種農藥的安全性越來越受到質疑，在歐洲對這支基因改造玉米反對意見過大，申請許可時困難重重，且當歐盟執委會終於通過進口供食用與飼料用之後，不久即遭到歐洲議會翻盤，要求執委會撤銷核准這個品種的許可。

無獨有偶的，跨國農化企業陶氏（Dow）公司搶食基因改造作物市場大餅的企圖心展現在他們 Enlist Duo 系列的新產品上，開發了可以同時耐受嘉磷塞與 2,4-D 這兩種農藥的基因改造黃豆、玉米。學者批評除草劑 2,4-D 是越戰時美軍摧毀北越密林的高毒性落葉劑「橘劑」的主成分，對人體和環境負面影響都很大，現在陶氏公司推出同時對兩種高爭議農藥有耐受性的新基因改造種子，這些除草劑使用量

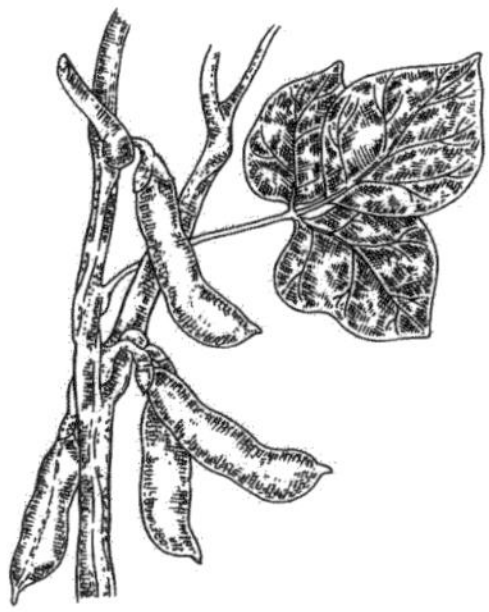

必然增加，也將導致生態環境、地下水與食物直接與間接受到變本加厲的污染。

罔顧上述抨擊與考量，Enlist Duo 仍獲得某些地區的許可。令人訝異的是，陶氏還推出更「強大」的基因改造黃豆產品——DAS-68416-4xMON-89788-1，融合該公司 Enlist Duo 系列抗固殺草和 2,4-D 與孟山都公司耐受嘉磷塞的三項特性，於二〇一四年起取得墨西哥、南韓與台灣等三個國家的食品、飼料原料進口許可。

2

基因改造黃豆的農藥風險

最具有知名度與代表性的基因改造作物，非孟山都研發抗除草劑嘉磷塞的基因改造黃豆莫屬。伴隨而來的除草劑濫用、環境污染、人體健康風險與公平正義等議題，更屢屢成為關切基因改造科技正反方陣營攻防焦點。

二〇一六年二月，科學家查爾斯本布魯克（Charles Benbrook）發表一篇關於美國與全球除草劑嘉磷塞使用量趨勢的研究論文，結果顯示從一九七五年開始，以十年為一個單位，嘉磷塞的全球使用量從一億三千萬、三億八千七百萬、十九億九百萬到六十一億三千三百萬公斤，使用量不僅持續攀升，而且速率越來越驚人。

本布魯克的報告亦指出，從二〇一〇年到二〇一二年，全球嘉磷塞使用量從五億七千八百萬、六億一千六百萬一路上升到六億四千八百萬，其中使用於基因改造黃豆的數量依序為二億二千三百萬、二億三千九百萬至二億六千五百萬公斤，所佔比例竟高達四成，遠多過於基因改造玉米的百分之十一、基因改造油菜的百

1974-2014 年全球除草劑嘉磷塞使用量

ⓘ 資料來源：Benbrook（2016）《Trends in glyphosate herbicide use in the United States and globally》

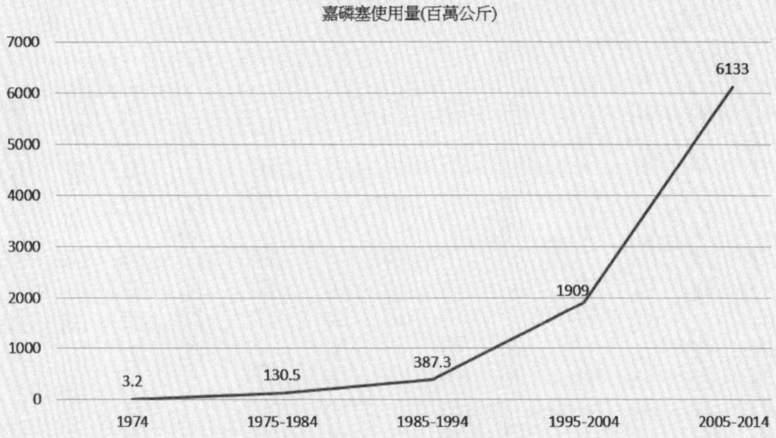

ⓘ 製圖：校園午餐搞非基

分之二・八與基因改造棉花的百分之一・五。

半年之後，二〇一六年九月，美國維吉尼亞大學科學家公布一份長達十四年的研究報告，從一九九八年至二〇一一年針對五千多位種植大豆與五千多位耕種玉米的農民進行調查，發現美國普遍種植帶有抗除草劑特性的基因改造物作物，因而出現能抵抗除草劑的雜草且其抗性日益增強，這種狀況使得農民必須再增加除草劑的施用量，最後帶來嚴重的環境破壞。至今，美國黃豆已有超過八成是基因改造品項，多數被轉殖入抗嘉磷塞的基因，比起種植非基因改造黃豆，除草劑使用量多了百分之二十八，嚴重危及生物多樣性，並加劇水和空氣污染等環境問題。

從近期兩個國際新聞來看看，基因改造作物如何影響我們的日常飲食生活。

二〇一五年美國家長公民組織公布一項研究計畫結果，檢測結果顯示某家公司出品的幼兒營養補充品，在二十個樣本中有六件發現農藥嘉磷塞殘留，殘留量超過 75 ppb。在兒科加護病房中，經常將這款產品提供給無法吞嚥食物或重症孩童，作為部分補充或全部的營養來源。

為了孩子的成長發育，家長們在選購配方奶粉或營養補充品時常會多方比較，如果更仔細的檢視成分標示，可看到大豆油、大豆卵磷脂、大豆蛋白分離物、玉米油、玉米糖漿、修飾澱粉、麥芽糊精和芥花油等原料。由於美國生產製造的幼兒營養品中含有基因改造黃豆和基因改造玉米提煉的果糖，而種植基因改造黃豆、玉米或採收前為了乾燥葉片而施灑的農藥年年春，是導致產品中驗出有嘉磷塞殘留的原因。

同年五月，美國一家嬰幼兒乳品公司宣布旗下最受歡迎產品系列將提供「非基改成分」產品供家長選購。該公司官網上寫道，這支嬰兒配方奶粉是全美首支且唯一一款由嬰幼兒乳品大廠所推出的非基改標示配方奶產品，成分來源皆為非基改作物，與該公司同系列的其他配方奶成分、來源不同。換句話說，至今美國大廠牌配方奶粉中仍充斥基因改造成分。

因為母乳不足、身體健康、工作環境等種種因素而難以全母乳哺育，退而求其次選擇嬰兒配方奶，這是一些母親的不得不然。有些孩子無法攝取均衡飲食，甚至因罹病而需要靠管灌營養補充品攝取營養，則是令人心疼的不得不然。

回到台灣，由於目前法令並不禁止在嬰幼兒配方奶或幼兒營養補充品中使用基因改造成分，且上述大豆、玉米的高層次加工品就算是基因改造來源，作為成分原料之一，在該產品外包裝無須標示，因此廠商不可能自主管理、自動標示基因改造成分，以致於一般家長和民眾並無從得知小寶貝們喝的配方奶或營養補充品當中，是否含有來源不明的基因改造成分。

嬰幼兒食品的風險管控規格理當遠遠高於成人，無論是為民眾健康把關的政府或從嬰幼兒食品市場中獲利的業者皆責無旁貸。在台灣相關規範尚未改善的現階段，在商品包裝上至少應確實標示，一一臚列奶粉內含的基因改造成分，以保障消費者家長的知情權和選擇權。而消費者挑選配方奶粉時，也務須詳閱標示內容，有任何疑慮即向廠商或主管單位食品藥物管理署反應詢問。

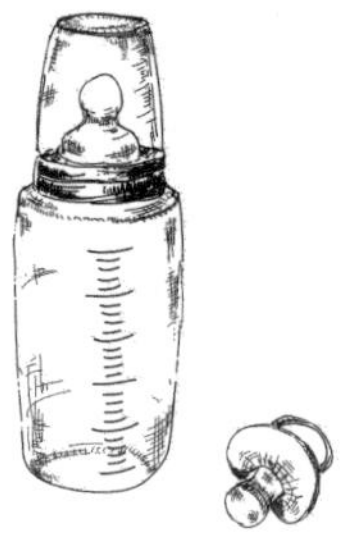

3

台灣現況

台灣國產黃豆全為非基因改造品項，但二千多公噸的產量只占全年黃豆消耗量的千分之一，可說黃豆幾乎都是由國外進口，其中基因改造黃豆的比例約為百分之九十七點二，台灣更是全世界少數幾個直接食用大量基因改造黃豆的國家，舉凡豆漿、豆腐、豆干、豆皮與大豆蛋白製成的素肉製品都可能見到其蹤跡。另外一個與我們有類似情況國家為印尼，該國有七成黃豆進口量來自美國，多為基因改造品項，普遍使用於製作庶民美食天貝（tempeh）和豆腐。

在東亞地區，大豆書寫刻劃了常民飲食生活裡極為重要的篇章，除了煮熟的毛豆、黃豆入菜；許多素食人口不得一日或缺的豆漿、豆腐、豆皮等初級加工產品；烹飪常用的醬油、蠔油、味噌、豆豉等食材，更是各種料理中調味提味的要角。

然而，民眾可能並未意識到台灣本土黃豆生產量少得驚人，問起一般消費者，國內黃豆自給率的數字，絕大多數回答不出來、也無法想像，在這兩三年來鼓勵農民復耕的政策推動之下，總算站上千分之一的供給量。國人食用豆製品原料來源依舊倚靠美國、巴西、巴拉圭與阿根廷等地進口主要用途為榨油和飼料的基因改造黃豆，對照中日韓等國供人食用者以非基因改造食品級黃豆原料為主，且日本土自產自給率較高等情況，台灣的消費者憂心營養成分較差、農藥殘留更多、基因改造食品致敏性未有定論以及連帶的健康風險等，其來有自。

目前台灣核准進口作為食品原料的基因改造黃豆共有二十四筆，主要為具有抗除草劑特性的品項。

根據行政院農業委員會統計資訊顯示，二〇一三年黃豆總進口量為二百一十三萬公噸，但由於一直以來主管機關都未將基因改造與非基改品項分流管制，無從得知兩者間的正確比例，據估計有超過九成都是基因改造黃豆；不過在立法委員、公民團體與行政機關的共同努力之下，從二〇一四年十一月一日起，基因改造與非基因改造黃豆及玉米進口產品總算開始分流，並可據此獲得較準確的資料。

衛生福利部審核通過之基因改造食品原料——黃豆

項次	產品類型	品名	申請者	核准日期	有效期限
1	單一品系	耐嘉磷塞基因改造黃豆	香港商孟山都遠東股份有限公司台灣分公司	2002/7/22	2017/7/22
2	單一品系	耐固殺草基因改造黃豆	台灣拜耳股份有限公司	2007/5/1	2017/5/1
3	單一品系	第2代高產量耐嘉磷塞基因改造黃豆	香港商孟山都遠東股份有限公司台灣分公司	2007/12/28	2017/12/28
4	單一品系	高油酸基因改造黃豆	台灣杜邦股份有限公司	2010/7/23	2020/7/23
5	單一品系	耐固殺草基因改造黃豆	台灣拜耳股份有限公司	2010/8/31	2020/8/31
6	單一品系	抗蟲基因改造黃豆	香港商孟山都遠東股份有限公司台灣分公司	2011/7/6	2021/7/6
7	單一品系	低飽和脂肪及高油酸基因改造黃豆	香港商孟山都遠東股份有限公司台灣分公司	2013/2/8	2018/2/8
8	單一品系	耐汰克草基因改造黃豆	香港商孟山都遠東股份有限公司台灣分公司	2013/4/2	2018/4/2
9	單一品系	耐二氮雜戊烯除草劑基因改造黃豆	台灣巴斯夫股份有限公司	2013/4/16	2018/4/16
10	單一品系	十八碳四烯酸基因改造黃豆	香港商孟山都遠東股份有限公司台灣分公司	2013/12/16	2018/12/16
11	單一品系	耐除草劑基因改造黃豆	台灣道禮股份有限公司	2013/12/16	2018/12/16

項次	產品類型	品名	申請者	核准日期	有效期限
12	單一品系	耐嘉磷塞及異噁唑草酮基因改造黃豆	香港商孟山都遠東股份有限公司台灣分公司	2013/12/24	2018/12/24
13	單一品系	耐除草劑基因改造黃豆	台灣拜耳股份有限公司	2014/3/28	2019/3/28
14	單一品系	耐除草劑基因改造黃豆	香港商孟山都遠東股份有限公司台灣分公司	2014/9/4	2019/9/4
15	單一品系	抗蟲基因改造黃豆	台灣杜邦股份有限公司	2015/5/5	2020/5/5
16	單一品系	抗蟲基因改造黃豆	台灣拜耳股份有限公司	2016/1/29	2021/1/29
17	混合品系	混合型基因改造黃豆	香港商孟山都遠東股份有限公司台灣分公司	2012/6/11	2017/6/11
18	混合品系	混合型抗蟲暨耐嘉磷塞基因改造黃豆	香港商孟山都遠東股份有限公司台灣分公司	2012/9/24	2017/9/24
19	混合品系	混合型低飽和脂肪及高油酸暨耐嘉磷塞基因改造黃豆	香港商孟山都遠東股份有限公司台灣分公司	2014/9/4	2019/9/4
20	混合品系	混合型耐汰克草暨耐嘉磷塞基因改造黃豆	台灣巴斯夫股份有限公司	2014/9/24	2019/9/24
21	混合品系	混合型基因改造黃豆	香港商孟山都遠東股份有限公司台灣分公司	2015/2/26	2020/2/26

項次	產品類型	品名	申請者	核准日期	有效期限
22	混合品系	混合型十八碳四烯酸暨耐嘉磷塞基因改造黃豆	香港商孟山都遠東股份有限公司台灣分公司	2015/6/26	2020/6/26
23	混合品系	混合型基因改造黃豆	台灣拜耳股份有限公司	2016/5/13	2021/5/13
24	混合品系	混合型基因改造黃豆	台灣道禮股份有限公司	2016/7/12	2021/7/12

ⓘ 資料來源：衛生福利部（查詢日期：2016 年 9 月 3 日）

以二〇一五年完整年度來看，透過財政部關稅署統計資料庫查詢該年黃豆總進口量為二百六十八萬九千公噸，進口基因改造黃豆為二百六十一萬八千公噸，主要來源為美國、巴西、巴拉圭與阿根廷。非基因改造黃豆為七萬一千公噸，多從美國、加拿大與印度進口。

反觀台灣本土黃豆種植面積在一九六〇年代曾高達到六萬公頃，但歷經美國政策性傾銷大豆玉米、政府推動農地休耕等衝擊影響，一路下滑到僅剩百來公頃的規模。近年來，農委會農糧署鼓勵休耕農地復耕轉作本土非基因改造黃豆，收穫規模從二〇一三年四百六十九公頃、二〇一四年的六百六十八公頃，一路來到二〇一五年有一千六百四十七公頃的面積，收穫數量更從八百七十九公噸、一千一百七十三公噸，持續攀升至二千七百二十四公噸，產量在三年內增加三倍。

與國外進口大豆擺在一起看，國內產量僅僅只有千分之一的供給量，也與國人直接食用的二十多萬公噸需求量相

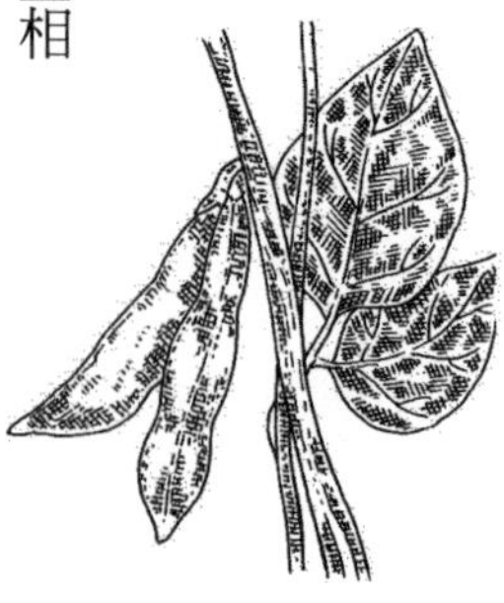

距甚遠，但在國內食用豆類市場已有顯著成長，總算是個起步。

將本土栽種產量和進口非基因改造大豆的數量加總起來，這兩年國內非基因改造大豆較之於所有黃豆的總量比重，從百分之一進步到百分之二．七六。雖然看似比例很低，不過實際上由於台灣進口黃豆有九成拿去做飼料，一成提供食品原料，所以食品原料中非基因改造黃豆的比例約占百分之二十七。

再以二〇一六年一至七月的資料呈現，基因改造大豆進口量是一百三十一萬四千七百八十噸，較二〇一五年同期的一百四十二萬八千噸下滑。相對的，非基因改造大豆進口則有上揚趨勢，從四萬二千萬噸成長到五萬二千公噸。

從以上數字可見，無論是本土種植的黃豆或國外進口的非基因改造大豆，整體消費者需求還在擴張。

台灣農委會自二〇一三年起推動「調整耕作制度活化農地計畫」，鼓勵農地復耕進口替代或具出口潛力作物；例如農田每年可休耕一期，另一期由地主自行復

2015 年台灣黃豆消費量

品項	國家	進口量（公噸）	百分比
基因改造黃豆	美國	1,474,862	54.78%
	巴西	1,099,321	40.83%
	巴拉圭	30,560	1.14%
	阿根廷	12,716	0.47%
	其他	610	0.02%
	總計	2,618,069	97.24%
非基因改造黃豆	加拿大	30,674	1.14%
	美國	29,418	1.09%
	印度	10,228	0.38%
	其他	1,464	0.05%
	台灣（自產）	2,724	0.10%
	總計	74,508	2.76%

1. 基因改造大豆包含「其他基因改造大豆，不論是否破碎」與「基因改造大豆（黃豆）粉及細粒」。
2. 非基改大豆包含「其他非基因改造大豆，不論是否破碎」與「非基因改造大豆（黃豆）粉及細粒」與台灣國產非基改大豆。

ⓘ 資料來源：關稅署統計資料庫（查詢日期：2016 年 9 月 3 日）

耕或租給他人耕作大豆、小麥、玉米、牧草等作物，可依作物種類每期作每公頃補貼一萬五千至四萬五千元，農友收益較休耕實質所得優渥。

調整耕作制度活化農地中「契作進口替代作物」包括有硬質玉米、大豆、短期經濟林（六年）、牧草、青割玉米、原料甘蔗、小麥、釀酒高粱、飼料甘藷等項目。「契作外銷潛力」則包括毛豆、胡蘿蔔、結球萵苣等作物。

其中毛豆與大豆能見度和重要性非常顯著，近年「種回來」的本土大豆面積與數量增加，跟民間團體倡議、消費者意識覺醒、農民投入復耕和中央地方相關政策配套等都有連動關係。

不過，急遽氣候變遷所造成的影響也正在台灣上演，二〇一六年九月強烈颱風梅姬重創國內農業，雲嘉南等地秋作才剛播下的毛豆、黃豆、黑豆，時值開花期，雨水過多就已經讓人擔心，更何況颱風肆虐後倒伏泡水，植株發黑、結莢率低，眼看農民心血「去了了」，有「毛豆先生」美譽的高雄農改場旗南分場長周國隆

台灣黃豆進口量查詢教學

查詢步驟

1 前往財政部關稅署統計資料庫查詢系統
https://portal.sw.nat.gov.tw/APGA/GA03

2 選擇查詢年份及貨品檢索

3 選擇進口國家、幣別與品項排序

4 檢視結果，右上角可點選匯出至 excel 檔案

憂心忡忡，很擔心二〇一七年所需大豆種子供應不足，倘若雲嘉南毛豆收成慘淡，種子惟靠高屏地區生產，毛豆外銷契作面積和銷量影響將損失慘重。

回顧二〇一六年春作遇到大雨和半世紀以來首見的寒害，秋作雲嘉南又遭颱風大雨可能全軍覆沒，本土大豆毛豆復耕希望才起就逢「歹年冬」，左支右絀的窘況在颱風大雨下雪中一一現形，凸顯政府在育種計畫和雜糧復耕上長期規劃、穩定發展的支持力道並不夠。

從產品端來看，農委會亦宣示二〇一六年底，要推動醬油、豆腐、豆漿等使用國產非基改黃豆製品的認證系統，並使用 CAS 標章。在食安風暴之後，民眾對基因改造和非基因改造產品由業者標示的可信度普遍質疑情況下，認證和標章制度的建立，似乎有其必要性，後續如何發展，值得關注。

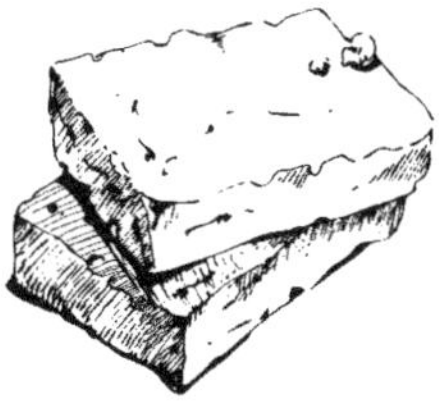

4

豆腐、豆漿、豆乾、豆皮、豆花

所有黃豆加工食品中，豆漿、豆腐具有營養豐富、好消化、易吸收且取得方便的種種優點，在我們生活中的重要性不言可喻。

走一遭菜市場或超市，各式各樣豆類製品任君選擇，光是豆腐就有適合涼拌的嫩豆腐、煎煮悶燒常用的老豆腐、火鍋料理不可或缺的凍豆腐，另外加入雞蛋芝麻紅麴等不同原料，為豆腐增添不同的養分和風味。

傳說中，豆腐乃是前漢淮南王劉安的發明。看過《本草綱目》的描寫，方才知道古人早就把各色豆子簡單加工成美味庶民美食：「凡黑豆、黃豆及白豆、泥豆、豌豆、綠豆之類，皆可為之。水浸，磑碎。濾去渣，煎成。以滷汁或山礬葉或酸漿醋淀，就釜收之。」明朝姚可成編纂《食物本草》更寫道豆腐的療癒效果：「凡人初到地方，水土不服，先食豆腐，則漸漸調妥。」

傳統豆漿的做法流傳甚久：將黃豆放入一定比例水中磨榨成豆漿並煮沸，要製豆腐則需接著「點鹵」的步驟，使用鹽滷裡的氯化鎂或石膏中硫酸鈣以凝固豆漿的蛋白質與脂肪，放入模板、沉澱下來後加壓去除多餘水分，便成為豆腐。

強調傳統風味的做法使用石膏或鹽滷均各有考量，包括製程、價格和營養價值略有差異。而現代大量生產的盒裝豆腐多使用葡萄糖酸內脂、氯化鎂等凝固劑。

此外，在加熱豆漿時，為避免燒焦和煮沸時黃豆中皂苷形成泡沫溢出，為了作業方便，業者可能添加消泡劑，必須符合國家規範標準。台灣在二〇一四年曾爆發不肖廠商製作銷售的豆製品中發現二甲基黃的事件，就是加工豆製品時作為消泡劑使用的乳化劑，其中含有不得食用的工業染劑二甲基黃。更糟糕的無良作法還有違法添加防腐劑苯酸或過氧化氫用以殺菌漂白，才不易酸敗、延長保存期或者漂白美化賣相…對食用者健康造成危害。

由於消費者對食品安全和基因改造的了解漸增，廠商迎合民眾喜好與需求提供更多非基因改造的產品選擇。以市面上可購得的盒裝、瓶裝的豆漿、豆腐而言，目前以非基因改造黃豆製成的產品相對增多，但非基因改造的豆皮、豆包、豆乾普及率就不如豆漿與豆腐了。

無論是包裝食品或散裝食品，如果採用基因改造黃豆製成，則必須按照規範予以標示；在餐廳、小吃攤等場所提供的豆腐、豆漿、豆皮、豆包等，近兩年基因改造食品標示新制全面實施之後，也應該清楚標示。在採購時，消費者務須注意食品包裝、標籤或菜單上的「基因改造」、「含基改」等字樣。

1

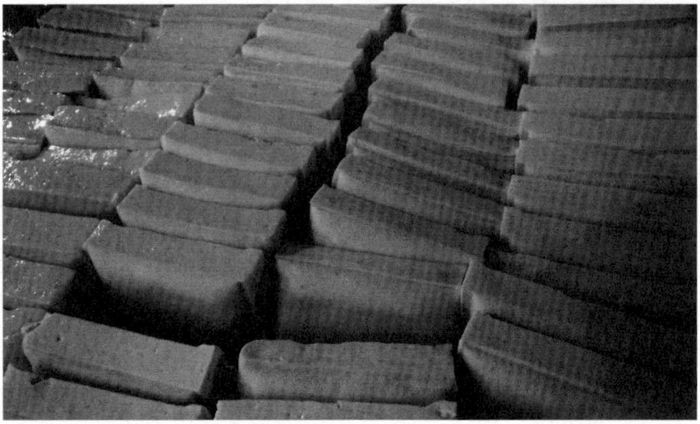

圖1／校園午餐搞非基行動團隊提供

5

醬油、味噌、豆豉

柴米油鹽醬醋茶，持家當家過日子的開門七件事中，「醬」—醬油在飲食生活中十分重要。古人摸索出貯藏黃豆與鹽所發生的神秘轉化，用現在的語言來解釋就是酵素、乳酸菌會在一定時間內，將大豆變成風味獨特的調味聖品。

黃豆的營養價值對人體有益，但生黃豆中含有胰蛋白酶的抑制劑，食用後將抑制人體胰蛋白酶活性，胃腸受到刺激，可能會腹脹、腹瀉，所以豆漿一定要煮熟才能喝；而生大豆裡的植酸易與金屬螯合，影響我們腸道對金屬離子的吸收，例如阻礙鐵質吸收。前人發現鹽漬發酵方式，不但去除了對人體有害的物質，還能增加黃豆香味並便於保存。

醬油、味噌、豆豉和亞洲其他各地類似的大豆發酵食品，似乎就像廣告影像文字裡傳達的訊息：點點滴滴蘊藏了許多奧秘，顆顆粒粒的學問著實大矣。但耐人尋味的是，近來醬油、味噌的廣宣訴求，看不到甚麼「醍醐味」、「袂太甜袂太鹹」、「媽媽的味道」了，反倒不約而同鎖定同一個目標，主打醬油都是非基因改造黃豆釀製！

基因改造作物何時進入台灣？台灣醬油、味噌、豆豉何時悄悄轉換成基因改造黃豆作物當原料？至今還沒有個清楚的答案。但可以確定的是，二〇一四年之後，幾家市佔率高的大公司，漸漸嗅到市場風向，規劃著將旗下許多品牌的製造原料換成非基因改造黃豆了。味噌的情況也很類似，本來非基因改造的品項算落在少數高價位的區塊，目前不分平價高價，泰半商品包裝上都標明著「使用非基因改造黃豆製造」，已經變成市場主流。

台灣的食品標示要求使用基因改造黃豆為原料的醬油等產品，必須加註「本醬油產品為基因改造黃豆加工製成，但本產品已不再含基因改造成分」之說明。

市售醬油價格差異頗鉅，數倍價差者也常見，主要受到釀造原料來源和製作過程成本等影響所致，大豆原料來源是否為基因改造黃豆，在成本方面的比重應該沒有想像中那麼大。

採用固態釀造「天然發酵」的醬油原料是整粒完整的黑豆、黃豆，製程耗時六個月，品質較佳價格較貴；液態釀造則是利用進口脫脂黃豆片或黃豆粉加鹽水、麴菌進行發酵，製作時間有長至三個月、短到一周不等；最廉價的化學醬油就利用鹽酸水解脫脂黃豆粉的植物性蛋白，僅一周內即可完工，撇開另行添加的甜味劑、鮮味劑和焦糖色素不論，鹽酸水解的過程中和微量殘

1

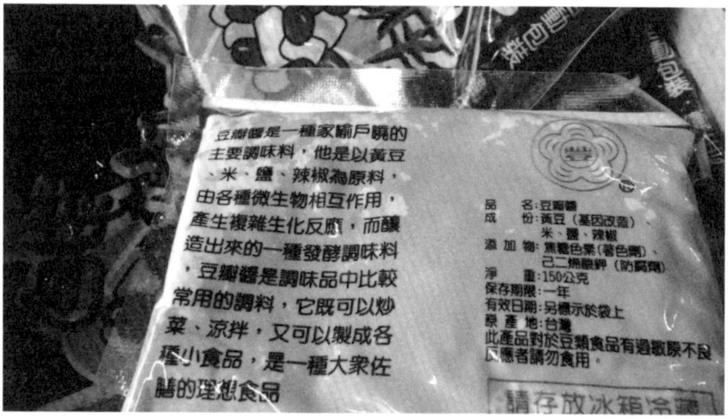

圖1／校園午餐搞非基行動團隊提供

四種醬油分類（預計 2017 年 7 月實施）

ⓘ 資料來源參考：衛生福利部食品藥物管理署／表格製作：校園午餐搞非基

品名	主要原料	製造方式	製造需時
釀造醬油	黃豆、脫脂大豆、豆粕、豆粉、黑豆或添加小麥、米等穀類	麴菌釀造	120 日 ~180 日
速成醬油	脫脂大豆（豆粕、豆粉）	以酸或酵素水解植物性蛋白質所得之胺基酸液，添加醬油醪、生醬油等再經發酵及熟成	30 日 ~60 日
水解醬油	脫脂大豆（豆粕、豆粉）	以酸或酵素水解植物性蛋白質所得之胺基酸液，未經發酵製成	5 日 ~7 日
混合（調合）醬油	脫脂大豆（豆粕、豆粉	混合上述所定之醬油產品，並按比例標示	

留黃豆脂肪作用所產生的「單氯丙二醇」，經動物實驗為致癌危險物質，對人體食用風險還有爭議，但食藥署對其最高含量有所規範。

雖然都叫做醬油，天然發酵和鹽酸水解的製造程序可是大不相同，標榜著純釀造，卻因主管單位並未明確定義，消費者很容易混淆。食藥署已公布研議將不同製造方法的醬油予以正名，預計在二〇一七年七月以後，消費者在市面上看到的醬油將標示區分成「釀造醬油」、「速成醬油」、「混合醬油」和「水解醬油」。有趣的是，首次公布的草案中，食藥署原本打算將未經發酵的產品標示為「胺基酸液」，根本不允許冠以醬油的名稱，引起一陣譁然，後來因故作罷。

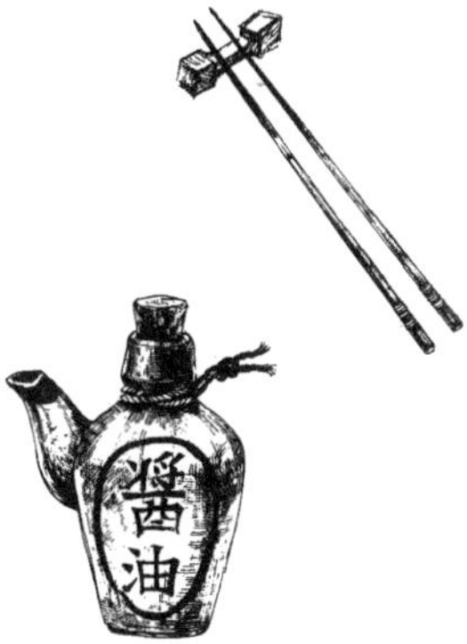

6

大豆油

日常生活中看不到但可說無處不在的黃豆加工製品首推大豆油，常以沙拉油之名為人熟知，是廉價方便的食用油品來源。一九七〇年代以來，美國黃豆榨油技術日趨成熟，將美國產大豆與大豆沙拉油產業迅速的行銷到全世界。自從一九九七年基因改造黃豆由孟山都公司推出市場後，至今沙拉油主要製成原料已幾乎全面改為基因改造黃豆了。

大豆沙拉油屬於高層次加工品，以台灣、歐盟等地為例，若使用基因改造食品原料，雖然最終產品內容已經驗不出來轉殖基因片段或轉殖蛋白質，但仍應標示，這是由於基因改造的爭議日漸獲得重視，規範廠商應該盡可能揭露產品中使用到基因改造作物來源，落實消費者知情權的保障。

在台灣，高層次加工品如大豆油、醬油、玉米油、玉米澱粉、玉米糖漿、棉籽油、芥花油、甜菜糖、甜菜糖漿等產品中以基因改造大豆、玉米、棉花、油菜和甜菜為原料，則應加註標示如：

・「基因改造」、「含基因改造」或「使用基因改造○○」

・「本產品為基因改造○○加工製成，但已不含基因改造成分」或「本產品加工原料中有基因改造○○，但已不含有基因改造成分」。

・「本產品不含基因改造成分，但為基因改造○○加工製成」或「本產品不含基因改造成分，但加工原料中有基因改造○○」。

黃豆中約有二成的油，經過脫皮、破碎、壓片等過程，用溶劑把豆片裡面的油脂混和液萃取出來，其餘的部分稱為豆粕，豆粕再經處理過可作為黃豆粉、飼料、釀造醬油的原料。大豆油脂混和液需蒸餾脫除溶劑以取得深棕色的原油，又稱為雜油，再經脫膠、脫酸、脫色、脫臭等精製手續，便製成市面上的大豆沙拉油。

此外，氫化人造奶油（margarine）也常使用大豆沙拉油為原料，透過氫化程序將植物油的脂肪結構改變，除了提高熔點、另有不易變質、方便貯存和增加食品的酥脆口感等優點，但伴隨著不完全氫化過程，部份的脂肪酸結構變成反式結構，產生「反式脂肪」這種副產品，一般認為可能對人體健康有負面影響而多所詬病，因此不少專家呼籲應少用反式脂肪，從二〇〇三年起，丹麥、瑞士、美國紐約市、加州等地嚴格規範或禁止食品中加入人工反式脂肪；亞洲地區如韓國、台灣等地則要求食品包裝上應有所標示。

值得注意的是，食藥署採樣油品檢測報告中指出，在國內販售的大豆沙拉油雖未氫化僅精煉製程，但市售樣品中皆檢出含有反式脂肪；另學者研究大豆油的反式脂肪生成與烹調溫度相關性顯示，室溫常溫中含量較低，隨著油炸溫度增加，大豆油反式脂肪生成量大增，且產生二種以上的反式脂肪，因此消費者以大豆沙拉油烹調時，涼拌、水炒、中火炒等方式較為適宜，儘量避免油炸大火煎炒；而夜市、攤販、小吃等商家多半使用大豆沙拉油，高溫加熱之後產生反式脂肪的問題不應輕忽。

大豆加工流程圖

ⓘ 資料來源：大統益股份有限公司、中聯油脂股份有限公司／製圖：校園午餐搞非基行動團隊

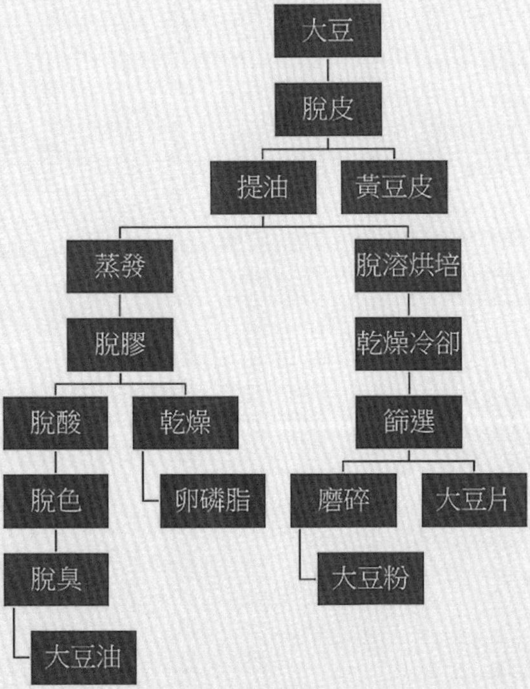

7

大豆卵磷脂

卵磷脂（Lecithin）一詞指的是含磷的脂類，在蛋黃、肝臟、大豆、花生、棉籽與油菜籽等食品中含量較多。

卵磷脂本身具有「乳化劑」功能，例如，自製沙拉醬時要用到雞蛋，因為原料中的橄欖油等油脂與水必須靠雞蛋中的卵磷脂發揮界面活性劑功能，讓油水充分混合。

許多加工食品中都可發現大豆卵磷脂的蹤跡，除了上述沙拉醬之外，還有常見的麵包、奶粉、人造奶油或口香糖。目前商業化的卵磷脂產品以大豆卵磷脂為大宗，其次是來自蛋黃的動物性卵磷脂，另外也有從油菜、棉籽與葵花籽等油料種籽提煉的卵磷脂，但數量較少。

事實上像大豆卵磷脂這種高層次加工品，最終成分已經幾乎不含基因轉殖片段，因此是否需要強制標示或視之為基因改造食品原料，也有來自各方不同的見解。

在台灣新修訂的基因改造食品標示制度中，要求包含大豆油、醬油、玉米油等高層次加工品，加註「最終產品已不含基因改造成分，但加工原料是以基因改造原料製成」說明字樣，而大豆卵磷脂並未納入規範之中，因此我們無法從食品標示中得知是否採用基因改造大豆為原料。不過近年來由於消費者對於基因改造作物的疑慮日增，市面上也出現許多標榜以非基因改造黃豆為原料的大豆卵磷脂商品，或於註明食品中添加的大豆卵磷脂是採用非基因改造原料，這些都是屬於業者自願性的標示，並非來自法規的要求。

1

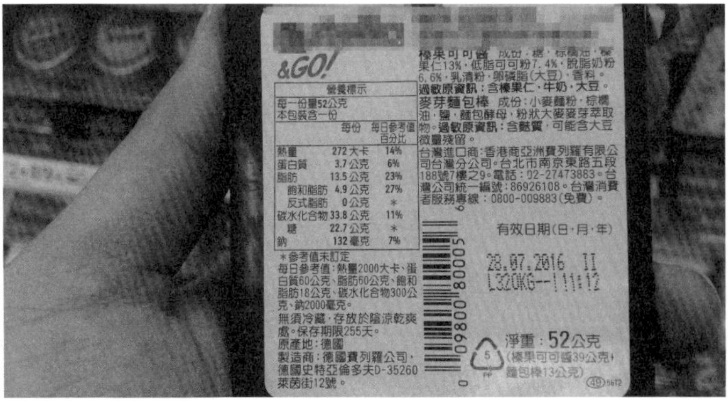

圖1／校園午餐搞非基行動團隊提供

8

大豆油墨

大豆油不僅可以吃，還能拿來當成印刷的油墨？

長久以來，傳統印刷油墨以石油為原料，不過當一九七〇年代石油危機爆發，美國報業協會董事們要求技術人員研發可以替代石油的印刷原料。經測試過上千種的植物油配方之後，發現大豆油是非常適合的替代選項。

它是人類的食用油，安全性較佳，而且價格相對便宜。於是，技術人員將大豆油、顏料、樹脂和蠟混合，大豆油墨產品就此問世。比起傳統油墨，普遍認為它較為環保且揮發性有機化合物（VOCs）較少，因此近年來許多業者都會強調產品使用環保大豆油墨，常用於書籍、繪本與連鎖速食店文宣摺頁。

台灣的公部門單位如環保署等，特別要求印版品必須使用黃豆油墨或環保標章植物性油墨，紙張也應該取得永續森林管理（FSC）、環保標章或第二類環境保護產品等環保驗證。雖然大豆油墨宣稱較為環保，但目前全球大豆油的主要原料來

1

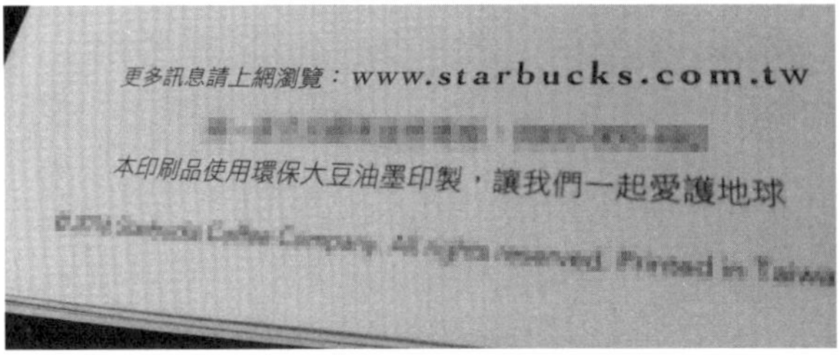
更多訊息請上網瀏覽：www.starbucks.com.tw
本印刷品使用環保大豆油墨印製，讓我們一起愛護地球

圖1／校園午餐搞非基行動團隊提供

自基因改造黃豆，而這種大規模種植的方式，不僅以廣大的土地栽種單一作物，還要搭配施灑大量的除草劑，對生態環境造成相當大的威脅。

美國黃豆協會訂有大豆油墨標章，根據油墨的型態有不同的大豆油含量規定，必須要在百分之六至百分之四十之間。這也表示，即使如黑色新聞油墨有四成大豆油含量，其餘百分之六十還是必須添加顏料、樹脂或油墨等其他材料，顏料多來自礦物，而樹脂可能來自於石油，所以大豆油墨中仍有部分石油產物，並非完全取代了石化產品。

民眾亦須注意上述添加物不可食用，因此裝盛食物時，應該盡量避免直接接觸到大豆油墨。

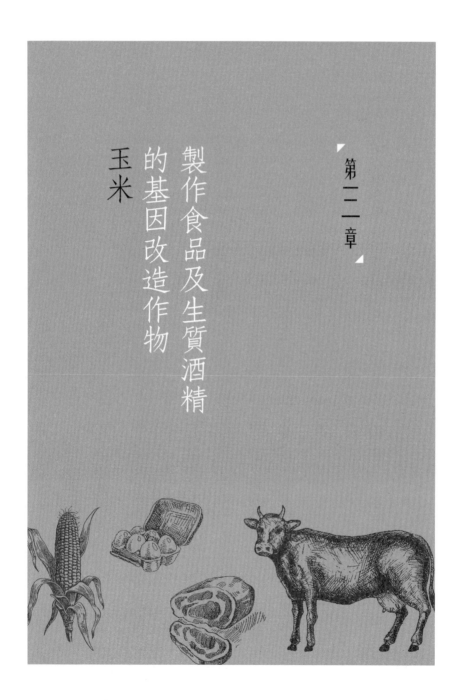

第二一章

製作食品及生質酒精的基因改造作物玉米

完成校隊既定的跑步訓練，揹著書包滿身大汗急急忙忙走在熱氣蒸騰的柏油路上，快步疾行朝向每天下課同學們都會聚在一起哈拉、打屁與聊八卦的便利商店，放學後這個小小空間裡擠滿學生，這裡已是回家前或上補習班空檔的「補給站」，一想到店裡舒服的冷氣，原本疲累的雙腳瞬間有了活力。

二話不說的直往冰櫃前進，挑了一罐六百西西的可樂和洋芋片，轉身走回櫃台用悠遊卡付了錢，選張靠窗椅子放了書包，咕嚕咕嚕地灌下半瓶汽水。呼！從喉嚨竄上腦門的冰涼感很暢快，熟悉的甜味和刺激的氣泡跟打出來的嗝一起回到嘴裡，彷彿有種終於從酷熱地獄中回到人世的感覺。

一面吃著洋芋片一面滑著手機打量著幾隻戰鬥力最強的神奇寶貝，想著：等會去買給家中毛小孩飼料的路上，有經過道館的話再去對戰看看。

拎著裝有洋芋片和可樂的塑膠袋離開便利商店，不遠的巷口傳來烤玉米香味，吃一根也不錯，畢竟今天是周末，放縱一下應該可以被原諒的吧。

玉米，日常生活中四處可見的食物，同時也是全球總產量最高、最多國家種植的作物。

富含醣類、蛋白質、胡蘿蔔素、葉黃素、玉米黃質、磷、鎂、鉀、鋅、維他命A、B、E等營養成分，玉米除供人類食用和禽畜飼料，亦可製造食用油、食品加工原料、製造工業原料和釀酒成分等，更研發出生質能源的用途，佔全球經濟作物中極為重要的地位。

玉米超越稻米與小麥，躍居今日全球總產量第一的糧食作物，美國、中國、巴西、阿根廷等國為主要種植區域。近年來種植玉米面積約在一億八千萬公頃左右，總產量達九億七千多噸，占全球糧食總量的三成以上，上述四個國家就生產了全球七成的玉米，其中比重最大的是飼料用，達玉米總產量六成之多。

除了中國自產自銷以外，種出這麼多玉米的美國、阿根廷和巴西等生產國也是玉米出口大國，近年全球玉米進出口貿易量約在一億萬噸上下。依美國農業部海外

1
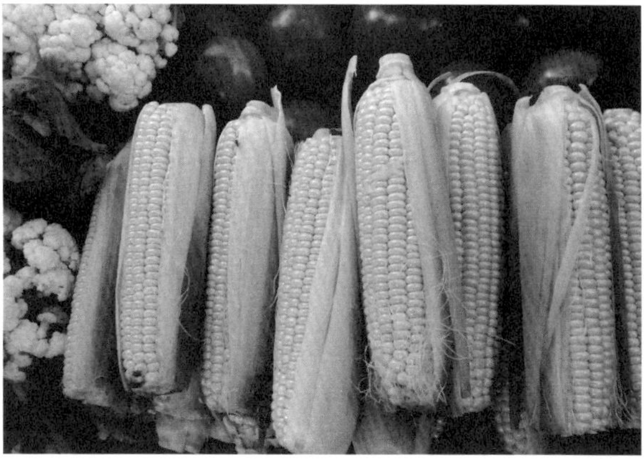

圖1／校園午餐搞非基行動團隊提供

農業服務局預估，二〇一六年年全球玉米貿易量為一億三千萬公噸。

玉米自給率低於百分之一的日本則為全球最大的進口國，年進口量約一千五百至一千六百萬噸，六成五用於飼料。墨西哥、韓國年進口量也相當可觀分踞第二名和第三名，日韓進口玉米的主要來源是美國。歐洲從美洲進口玉米用途亦在飼料供應，因應進口小麥的消長，有時歐盟玉米進口量激增至一千多萬噸，但一般約在六百萬噸以下。

根據美國農業部統計，二〇一六年該國玉米種植面積增至九千三百六十萬公頃，為一九四四年來的第三高。

Maize 是玉米的英文名稱，在其他歐洲語言中拼法略有差異但讀音十分類似，都是從西班牙文 mahiz 一字發展而來。現在北美世界裡常用 corn 來稱呼玉米，但其字原意為穀粒、穀物的通稱，由於英國人由歐洲移民到玉米原產地美洲大陸時，從當地原住民農耕食用的日常生活中方初識玉米，一時無以名之，便套用組合稱為 Indian corn，日後簡化為 corn，並在各品種前冠上描述特性的形容，如 sweet corn（甜玉米）、flint corn（硬質玉米）、dent corn（馬齒玉米）等等。

起源於中美洲的玉米，從考古遺址中出土的資料研判，可能早在萬年之前已經是中美洲原住民農業生活裡的一員，一般將現今的墨西哥南部地區視為玉米種植的起源地，時至今日，該地區普遍種植的玉米種類多達四十種，包括黃、白、紅、青、紫、黑、雙色、雜色斑斕等數百項為人所馴化的品種。然而起源品種、馴化過程至今眾說紛紜，但可以肯定的一點是，現在我們所熟悉穗粒突起、飽滿碩大的樣貌與野生祖先的長相絕對大不相同。

哥倫布的航海探險，串聯了廣袤的美洲「新」大陸和古老的歐洲，在此之後，玉米引進歐洲及其他地區栽培，發展出形形色色適合當地風土與飲食習慣的品種與烹製方法，更成為便宜營養快速的牲畜飼料來源。如果說玉米是以美國為主體的資本主義實踐全球化、徹底改變人類生活的作物也並不誇張。

就以墨西哥為例，玉米不僅是每日餐食中絕對少不了的主角，和當地農民、原住民的生計習習相關；甚至連歲時祭儀都和玉米種植收穫貯藏的節奏緊緊扣連，以及各種建築物和工藝品中玉米主題反覆出現……，這株看似平凡簡單的禾本科植物，長在墨西哥等地民眾的自我認同、文化建構和社群連結之上，盤根錯節。但全球化資本主義席捲常民生活的浪潮一波一波，沖刷洗淡歷史也改寫農耕飲食故事。當美國、加拿大和墨西哥簽訂了全球自由貿易協定的濫觴—北美自由貿易協定以後，受到美國政府全力支持的美國玉米產業，挾其肥料、農機、運輸和銀行貸款的補助措施，種植成本大為降低，相較之下，無論是生產規模、農耕技術或補貼政策均不如強鄰美國的墨西哥玉米生產和小農們就只能接受被擊潰的命運了。隨後的演變很難堪，這個玉米種植的發祥國度，竟然成為全球第二大進口國，每年必須從美國進口大量玉米因應國內需求。

1

玉米

不同地區對玉米的稱呼天差地遠，中文使用地區裡經常被喚作玉蜀黍、番麥、包穀等，從這些常見的名稱當中可看出其特色所在：色澤光滑如美玉、由外地傳入而非東亞地區原生種植物、屬於穀類雜糧之一、穗軸被許多穗粒種子環繞，外皮層層包覆……等型態。

對今日全球化浪潮裡的亞洲來說，日韓分據世界玉米進口的第一、第三大國，中國在種植生產面積方面也僅次美國高踞第二，這一株藏在綠色苞葉裡金黃或糯白的果實影響很大。

事實上，最早在古籍中名喚「玉麥」、「番麥」或「西天麥」的玉米，十六世紀方傳入中國等地。明朝嘉靖三十四年（西元一五五五年）成書的《鞏縣志》當中的「玉麥」，可能是目前最早描寫記載玉米的中文字紀錄；其後在《大理府志》、《平涼府志》、《留青日札》等文獻中出現了「番麥」、「西天麥」、「御麥」

等名稱。

田藝蘅《留青日札》裡描繪了這一外來嬌客的身影特色：

御麥出于西番，舊名番麥。以其曾經進御，故曰御麥。稈葉類稷，花類稻穗。其苞如拳而長。其鬚如紅絨，其粒如芡實，大而瑩白。花開于頂，實結于節。真異穀也，吾鄉得此種，多有種之者，吾鄉以麥為一熟。古稱小麥忌戌，大麥忌子，皆忌水也，故吳鄉低田不可種。

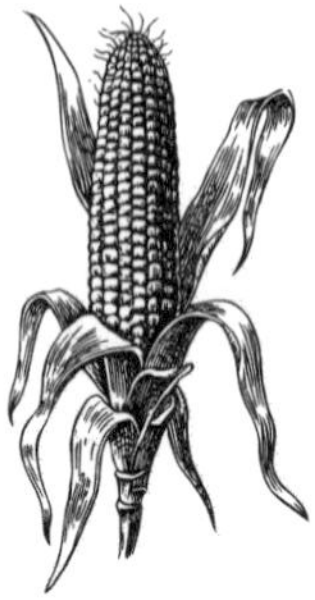

徐光啟的《農政全書》中首見稱之為「玉米」。

清代初葉，有謂隨漢人移民或稱荷蘭人引進到台灣，玉米正式進入台灣人的飲食生活，也載入《台灣府誌》之中：「番麥，狀如黍，實如石榴子，一葉一穟；一穟數百粒。」

臺灣第一本縣志《諸羅縣志》裡提到的「番黍」則是「似黍而低，心吐花如稻，結實葉內，熟則色黃。一莖百餘粒如石榴子大，環繞莖外，煨食，頗香美，此非麥屬，姑名之耳。」

一般消費者聽到玉米、玉蜀黍、番麥等馬上想到的是直接煮、烤、烘、炒的鮮食玉米。然而，現代人的生活中，種類繁多的玉米用途相當廣泛，早已超越直接食用目的。幾乎每天接觸、經常吃下肚但可能並未認識的玉米製品以玉米澱粉、玉米糖漿和飼料等間接形式充斥在我們的生活裡。

歸納起來，全球生產的大多數玉米是進到禽畜養殖的飼料供應鏈當中，再轉化成肉、乳、蛋等成為人的食物。

以玉米的用途分類

一．飼料玉米：養殖業和寵物飼料使用。

二．青割玉米：整株連同莖葉穗軸採收，可直接飼餵，亦可切碎經乳酸發酵製作青貯飼料，做為畜牧養殖芻料使用。

三．鮮食玉米、加工罐頭和冷凍玉米粒：常見有甜玉米、糯玉米及白玉米等品種。

四．加工玉米：多為硬質玉米，加工製作粗玉米粉、玉米澱粉、酒精和糖漿。

五．爆裂種玉米：做爆米花食用。

六．觀賞用玉米：由於色彩型態美觀獨特，可作為擺飾、造景之用。

2015 年美國種植玉米特性

ⓘ 資料來源：美國農業部

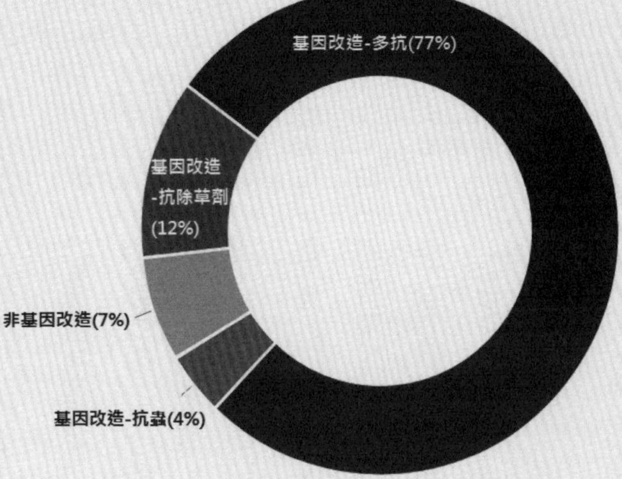

2

基因改造玉米

可追溯至萬年以前的玉米種植歷史，在一九九六年發生巨大變化，當年，由孟山都公司申請的抗除草劑嘉磷塞玉米、抗蟲Bt玉米獲得美國農業部的商業種植許可，隔年首批基因改造玉米就在美國與加拿大生產上市了。

短短二十年間，多項基因改造玉米品系的種植面積就從不到一成而擴張至全國百分之九十三的規模，非基因改造玉米只佔百分之七。

目前全球曾通過核可的基因改造玉米共有一百四十八項品系，以轉殖特性來說，其中最重要的是一百二十六項抗除草劑和一百一十九項抗蟲特性兩種佔絕大多數，其他包括改變品質十二項、克服非生物逆境（如抗旱）四項、抗病一項和控制授粉機制六項。由於許多品系囊括兩種以上特性，例如同時具有抗除草劑嘉磷塞和有Bt毒蛋白抗蟲特性等；且亦有經申請核可後但未曾或已經不再上市的項目。從以上資料亦可看出，關於大力推展生物科技的農化公司所宣傳耐寒、耐霜、耐旱、提高產量等基因改造優勢，玉米方面也僅只有二〇一三年孟山都公司所推出的一項名為Drought Gard產品及二〇一五年在美加紐澳通過審核的一支以提高產量為標的品項而已。

從國際農業生物技術應用推廣協會（ISAAA）的年度報告可知，與其他基因改造作物相比，玉米種植面積僅次於黃豆，約佔全球基因改造作物種植面積的百分之三十。二〇一五年全球玉米種植總面積約一億八千五百萬公頃，基因改造品項

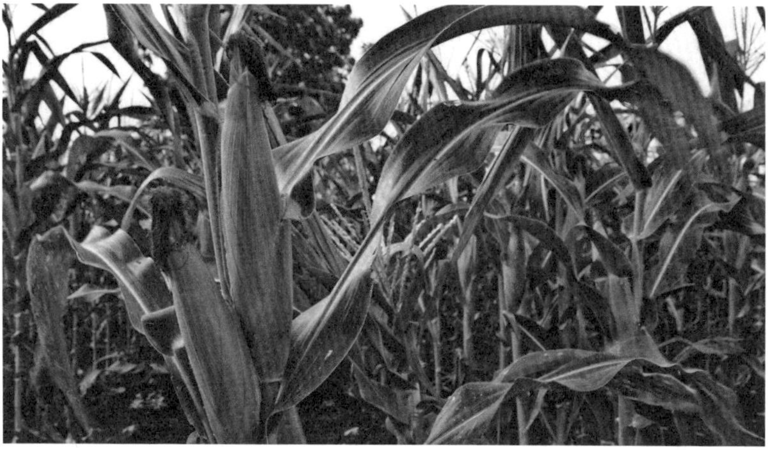

為五千三百萬公頃，比率為百分之二十九。種植國家有美國、巴西、阿根廷、加拿大、巴拉圭、南非、烏拉圭、菲律賓、西班牙、哥倫比亞、宏都拉斯、智利、葡萄牙、越南、捷克、斯洛伐克和羅馬尼亞等共十七個國家。

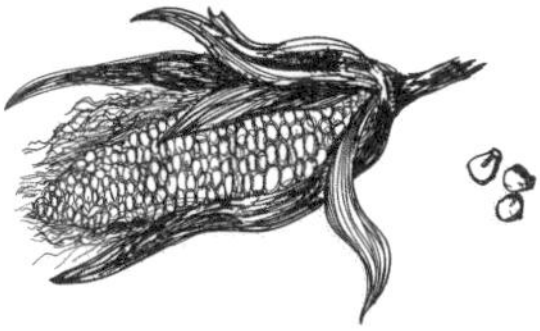

3

餵飽世界的謊言

如果說最常被消費者團體拿來當成箭靶的連鎖速食店是麥當勞，那麼換成連鎖咖啡店就非星巴克莫屬了。

二〇一四年倡議組織 GMO Inside，發起「要求星巴克提供有機牛奶」連署行動，認為身為全球最普遍與知名的咖啡品牌，星巴克應該發揮自身強大的社會影響力，承諾提供更為環境友善及社會關懷的產品。

星巴克在全球六十幾個國家中擁有近二萬個據點，近年回應消費者需求率先提供無 rBGH 生長激素的乳品及美國農業部認證的有機豆奶。因此，該組織認為全面使用來自食用非基因改造飼料牛隻的有機牛乳製品，支持一個更為永續的未來，應是星巴克責無旁貸的使命。

乳製品不是轉殖入外源基因的基因改造產品，與基因改造技術相關的是生長於集中型動物飼育場的乳牛，牠們不再吃牧草，大規模種植且價格便宜的基因改造玉米、黃豆與棉籽粕成為日常的糧食。

美國種植的玉米有九成屬於基因改造品項，種植時所噴灑的殺蟲劑類尼古丁農藥，被認為可能是導致蜜蜂消失的原因之一。民間團體「蜜蜂知情夥伴（The Bee Informed Partnership）」公布一份與美國農業部合作的調查結果顯示，從二〇一五年四月至二〇一六年四月這一整年間，美國蜜蜂約減少百分之四十四。

日前，「美國知情權（U.S. Right to Know）」組織透過資訊公開法，取得美國食品藥物管理局蜂蜜檢測結果的文件，發現其中竟然殘留除草劑嘉磷塞，某些樣本殘留值高達 107 ppb，而歐盟容許的上限僅為 50 ppb。由於目前美國並沒有針對蜂蜜制定嘉磷塞殘留量標準，因此一旦檢驗出，不論數值多寡都是違法的。

長久以來，擁護基因改造科技的學者專家、團體組織與政府部門，夸夸其談唯有基因改作物能餵飽世界，反對基因改造食品的人都是反科技盧德份子，寧願讓第三世界國家的貧困群眾挨餓受苦，也要滿足自己文青式的浪漫主義。

實情真是如此嗎？估計美國生產的基因改造玉米，百分之四十的拿來做成生質燃料、百分之三十七當成動物飼料、百分之十二提供工業用途，而剩下而百分之十一變成超市貨架上琳琅滿目的加工製品。這哪裡是在餵飽世界呢？

是的，我們有些人吃的是基因改造作物飼料餵養的動物。但是，當餵飽世界成為主要訴求，需要釐清的重點不在於如何滿足持續增加的人口，而是要讓遭受社會、政治與經濟因素打擊壓迫無法維生的底層人群，能獲得最低限度存活下來的食物資源。殘酷的事實告訴我們，地球無法承受每個人無止盡享用在資源密集型態下生產的肉類製品，更慘的是，因為供給過剩而產生的糧食浪費，又再進一步空耗土地上的資源。

食用這些來自工業化畜牧方式的肉品，本質上就是一個極為浪費能源的過程。大片廣闊的土地種植基因改造玉米，生產出來大量又便宜的玉米拿來餵養牛隻，再轉換成肉品販售給消費者，生產過程中每一個階段大概會浪費百分之九十的能源。人們直接吃玉米，看來才是最為經濟的方法。

在墨西哥，玉米是當地人的主食，一般民眾每天約要吃掉一磅左右的玉米，但現在當地傳統玉米作物遭受到基因改造玉米的嚴重威脅。墨西哥全國八十二位知名主廚，發起成立「墨西哥主廚聯盟」，表達他們的憂心。

主廚們認為，人有權選擇食物來源，墨西哥的許多傳統玉米品種和豐富多樣風味料理是值得自豪的文化，身為具有影響力的廚師，應該要站出來讓更多人明白發生了什麼事，共同捍衛自己在地的食物，抵抗跨國農企業的侵門踏戶。

夏威夷也面臨同樣困境。很少人知道以浪漫氣息和優美風景聞名的天堂樂園夏威夷，也是各家種子公司設置基因改造作物實驗田之處，美國大陸境內種植的基因改造玉米，有九成的種子源出於此。可以想見基因改造作物田間試驗所噴灑的各種農藥，將會影響居民的健康。不過，農企業公司總是宣稱農藥安全無虞，而且拒絕透露使用何種農藥，以及所使用的劑量。對於基因改造作物與

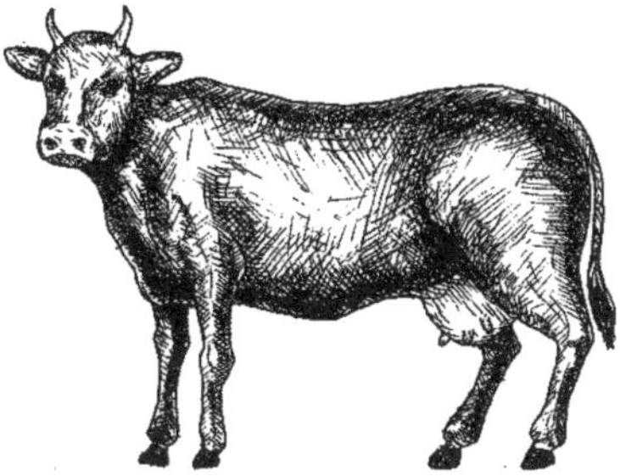

配套使用農藥的黑箱疑慮，在地居民毫無置喙餘地。

食物，不僅僅維繫人類的生命，更重要的是能體現不同地區的社會特性，成為文化的重要表徵。當我們喝著星巴克咖啡，吃著麥當勞牛肉漢堡時，這些在全球各地味道均一食品背後所支撐的工業化體系，絕大部分建立在便宜的基因改造玉米和黃豆等糧食作物身上，而這樣廉價的原物料，實際上是來自忽略掠奪土地、汙染水源、不當補貼等外部成本下的結果。

美國孟山都、德國拜耳、瑞士先正達、德國巴斯夫、美國杜邦與美國陶氏化學等跨國農企業掌握全球九成的基因改造種子，隨著二〇一六年一波波的農企業合併潮，未來將出現杜邦－陶氏化學、中國化工－先正達、拜耳－孟山都等超大型托拉斯農企業，消費者的食物主權更將加搖搖欲墜。

2008 年至 2015 年台灣玉米及黃豆的進口量（公噸）

ⓘ 資料來源：行政院農委會

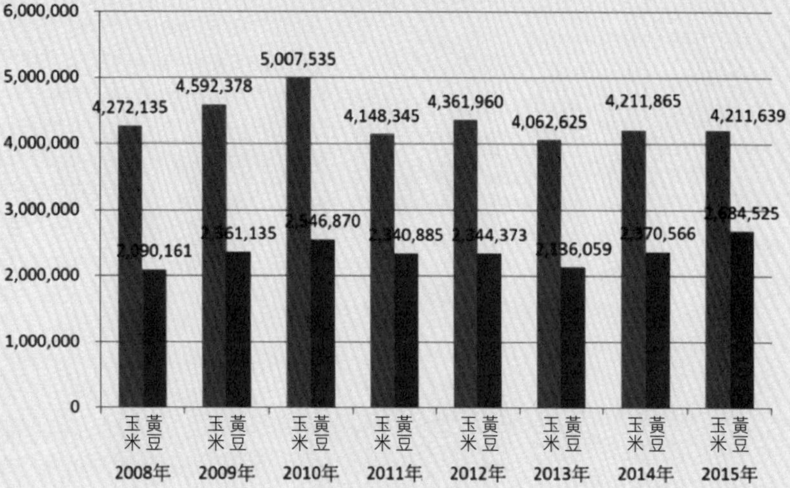

4

台灣現況

在台灣，玉米絕大多數倚靠進口，國產玉米自給率不到百分之一。二〇一四年和二〇一五年進口量都為四百二十一萬公噸，其中九成九以上是來自巴西、美國、烏克蘭等地生產的基因改造玉米。

截至二〇一六年九月，台灣核准六十四種基因改造玉米進口作為食品原料。

近年來農委會推動農地活化，除供人食用的甜玉米等栽種面積超過一萬公頃；作飼料和食品加工或提煉玉米澱粉的硬質玉米在農業政策上已列為主要進口替代作物，種植面積逐年成長。二〇一六年生產目標面積為一萬兩千公頃、預估產量七萬多公噸，青割玉米的生產目標面積為九千公頃、目標產量四十萬公噸，主產地在雲嘉南一帶，為當地十分重要的雜糧作物。

大量進口的硬質玉米經過不同型態的加工手續，化身成我們現今食物鏈當中形形色色的食品或用品：例如磨成粗玉米粉，是製作點心零食和釀酒的原料；浸泡、去除胚芽、磨碎、分離等程序之後取得玉米澱粉，由於價格便宜，廣泛應用在食品加工上；將玉米澱粉溶液加入酵素水解，可以轉化成麥芽糖、葡萄糖、果醣及高果糖糖漿等甜味劑。

衛生福利部審核通過之基因改造食品原料——玉米

項次	產品類型	品名	申請者	核准日期	有效期限
1	單一品系	抗除草劑固殺草基因改造玉米 Liberty Link	台灣拜耳股份有限公司	2002/8/16	2017/8/16
2	單一品系	抗蟲基因改造玉米	香港商孟山都遠東股份有限公司台灣分公司	2002/10/15	2017/10/15
3	單一品系	耐嘉磷塞基因改造玉米	香港商孟山都遠東股份有限公司台灣分公司	2003/4/11	2018/4/11
4	單一品系	抗蟲及耐固殺草基因改造玉米	台灣杜邦股份有限公司	2003/11/17	2018/11/17
5	單一品系	抗蟲及耐固殺草基因改造玉米	台灣先正達股份有限公司	2004/6/2	2018/6/2
6	單一品系	抗蟲及耐固殺草基因改造玉米	台灣先正達股份有限公司	2004/6/2	2018/6/2
7	單一品系	抗蟲及耐固殺草基因改造玉米	台灣杜邦股份有限公司	2005/12/21	2020/12/21
8	單一品系	抗根蟲及耐嘉磷塞基因改造玉米	香港商孟山都遠東股份有限公司台灣分公司	2006/3/20	2021/3/20
9	單一品系	抗蟲基因改造玉米	台灣先正達股份有限公司	2007/10/22	2017/10/22
10	單一品系	耐嘉磷塞基因改造玉米	台灣先正達股份有限公司	2008/7/23	2018/7/23
11	單一品系	抗蟲基因改造玉米	香港商孟山都遠東股份有限公司台灣分公司	2008/7/25	2018/7/25

項次	產品類型	品名	申請者	核准日期	有效期限
12	單一品系	抗蟲 基因改造玉米	台灣先正達 股份有限公司	2009/4/20	2019/4/20
13	單一品系	阿法澱粉酶 基因改造玉米	台灣先正達 股份有限公司	2010/7/26	2020/7/26
14	單一品系	耐旱 基因改造玉米	香港商孟山都 遠東股份有限 公司台灣分公司	2011/11/3	2021/11/3
15	單一品系	抗除草劑 基因改造玉米	台灣道禮 股份有限公司	2011/11/7	2021/11/7
16	單一品系	製種用組織選 擇性耐嘉磷塞 基因改造玉米	香港商孟山都 遠東股份有限 公司台灣分公司	2012/10/24	2017/10/24
17	單一品系	抗蟲 基因改造玉米	台灣先正達 股份有限公司	2012/12/17	2017/12/17
18	單一品系	抗玉米螟蟲及 玉米根蟲暨 耐 固殺草除草劑 之玉米品系 DP-ØØ4114-3	台灣杜邦 股份有限公司	2014/6/27	2019/6/27
19	單一品系	抗根蟲及 耐嘉磷塞 基因改造玉米	香港商孟山都 遠東股份有限 公司台灣分公司	2015/8/17	2020/8/17
20	混合品系	混合型抗蟲暨 耐嘉磷塞 基因改造玉米	香港商孟山都 遠東股份有限 公司台灣分公司	2009/2/17	2019/2/17
21	混合品系	混合型抗蟲暨 耐嘉磷塞 基因改造玉米	香港商孟山都 遠東股份有限 公司台灣分公司	2009/2/17	2019/2/17

項次	產品類型	品名	申請者	核准日期	有效期限
22	混合品系	混合型抗蟲暨耐嘉磷塞基因改造玉米	香港商孟山都遠東股份有限公司台灣分公司	2009/2/17	2019/2/17
23	混合品系	混合型抗蟲暨耐嘉磷塞基因改造玉米	香港商孟山都遠東股份有限公司台灣分公司	2009/2/17	2019/2/17
24	混合品系	混合型基因改造玉米	台灣先正達股份有限公司	2009/8/3	2019/8/3
25	混合品系	混合型基因改造玉米	台灣先正達股份有限公司	2009/8/3	2019/8/3
26	混合品系	混合型基因改造玉米	台灣先正達股份有限公司	2009/8/3	2019/8/3
27	混合品系	混合型基因改造玉米	台灣先正達股份有限公司	2009/8/3	2019/8/3
28	混合品系	混合型抗蟲暨耐嘉磷塞及耐固殺草基因改造玉米	香港商孟山都遠東股份有限公司台灣分公司	2009/10/12	2019/10/12
29	混合品系	混合型基因改造玉米	台灣杜邦股份有限公司	2009/12/2	2019/12/2
30	混合品系	混合型基因改造玉米	台灣杜邦股份有限公司	2009/12/15	2019/12/15
31	混合品系	混合型基因改造玉米	台灣杜邦股份有限公司	2009/12/15	2019/12/15
32	混合品系	混合型基因改造玉米	台灣杜邦股份有限公司	2011/1/3	2021/1/3

項次	產品類型	品名	申請者	核准日期	有效期限
33	混合品系	混合型 基因改造玉米	台灣先正達 股份有限公司	2011/5/30	2021/5/30
34	混合品系	混合型 基因改造玉米	台灣杜邦 股份有限公司	2011/5/30	2021/5/30
35	混合品系	混合型 基因改造玉米	台灣杜邦 股份有限公司	2011/5/30	2021/5/30
36	混合品系	混合型耐嘉磷塞 暨耐固殺草 基因改造玉米	香港商孟山都 遠東股份有限 公司台灣分公司	2011/5/30	2021/5/30
37	混合品系	混合型 基因改造玉米	台灣先正達 股份有限公司	2011/5/30	2021/5/30
38	混合品系	混合型 基因改造玉米	台灣道禮 股份有限公司	2011/8/22	2021/8/22
39	混合品系	混合型 基因改造玉米	台灣先正達 股份有限公司	2011/9/5	2021/9/5
40	混合品系	混合型 基因改造玉米	台灣先正達 股份有限公司	2011/10/14	2021/10/14
41	混合品系	混合型 基因改造玉米	台灣杜邦 股份有限公司	2011/12/1	2016/12/1
42	混合品系	混合型耐旱暨 抗蟲及 耐嘉磷塞 基因改造玉米	香港商孟山都 遠東股份有限 公司台灣分公司	2012/7/27	2017/7/27
43	混合品系	混合型耐旱暨 抗蟲及 耐嘉磷塞 基因改造玉米	香港商孟山都 遠東股份有限 公司台灣分公司	2012/7/27	2017/7/27

項次	產品類型	品名	申請者	核准日期	有效期限
44	混合品系	混合型 基因改造玉米	台灣先正達 股份有限公司	2012/7/27	2017/7/27
45	混合品系	混合型 基因改造玉米	台灣杜邦 股份有限公司	2012/7/27	2017/7/27
46	混合品系	混合型耐旱暨 耐嘉磷塞 基因改造玉米	香港商孟山都 遠東股份有限 公司台灣分公司	2012/7/27	2017/7/27
47	混合品系	混合型 基因改造玉米	台灣杜邦 股份有限公司	2013/5/2	2018/5/2
48	混合品系	混合型 基因改造玉米	台灣先正達 股份有限公司	2013/9/10	2018/9/10
49	混合品系	混合型 基因改造玉米	台灣先正達 股份有限公司	2013/10/15	2018/10/15
50	混合品系	混合型 基因改造玉米	台灣道禮 股份有限公司	2013/10/29	2018/10/29
51	混合品系	混合型抗蟲暨 耐嘉磷塞 基因改造玉米	香港商孟山都 遠東股份有限 公司台灣分公司	2014/1/14	2019/1/14
52	混合品系	混合型抗蟲暨 耐嘉磷塞 基因改造玉米	香港商孟山都 遠東股份有限 公司台灣分公司	2014/1/14	2019/1/14
53	混合品系	混合型抗蟲暨 耐嘉磷塞 基因改造棉花	香港商孟山都 遠東股份有限 公司台灣分公司	2016/1/21	2021/1/21
54	混合品系	混合型抗蟲暨 耐嘉磷塞及 耐固殺草 基因改造玉米	香港商孟山都 遠東股份有限 公司台灣分公司	2014/5/7	2019/5/7

項次	產品類型	品名	申請者	核准日期	有效期限
55	混合品系	混合型 基因改造玉米 DAS-Ø15Ø7- 1xMON- ØØ81Ø-6xSYN- IR6Ø4-5xMON- ØØ6Ø3-6	台灣杜邦 股份有限公司	2014/9/2	2019/9/2
56	混合品系	混合型 基因改造玉米 DAS-Ø15Ø7-1 x MON-ØØ81Ø-6	台灣杜邦 股份有限公司	2014/11/20	2019/11/20
57	混合品系	混合型基因改造 玉米	台灣先正達 股份有限公司	2014/11/21	2019/11/21
58	混合品系	混合型基因改造 玉米	台灣道禮 股份有限公司	2015/1/20	2020/1/20
59	混合品系	混合型基因改 造玉米	台灣杜邦 股份有限公司	2015/1/20	2020/1/20
60	混合品系	混合型基因改 造玉米	台灣先正達 股份有限公司	2015/3/4	2020/3/4
61	混合品系	混合型 基因改造玉米	台灣先正達股份 有限公司	2015/5/5	2020/5/5
62	混合品系	混合型 基因改造玉米	台灣杜邦股份有 限公司	2015/8/3	2020/8/3
63	混合品系	混合型 基因改造玉米	香港商孟山都 遠東股份有限 公司台灣分公司	2016/5/5	2021/5/5
64	混合品系	混合型 基因改造玉米	台灣先正達股份 有限公司	2016/6/8	2021/6/8

ⓘ 資料來源：衛生福利部（查詢日期：2016 年 9 月 3 日）

5

玉米油

玉米油脂成分存在於玉米粒的胚芽當中，小小的胚芽約佔玉米粒的百分之八，而其中油佔了一半，以此為原料經過精製而成玉米油。

篩選清理後的玉米放入浸漬桶中，浸泡熱水一兩天，玉米含水量增加，顆粒也變大成一倍，粗略研磨將胚芽鬆動分離，洗掉澱粉麩質後，繼而乾燥，便可以用高壓高熱等方式提煉出玉米油。

經過這些過程手續，產品之中已經不存在基因改造的蛋白質，但依據我國基因改造標示精神，如果原料是基因改造玉米，則此玉米油或稱玉米胚芽油的產品瓶身包裝上仍需將原料揭露。

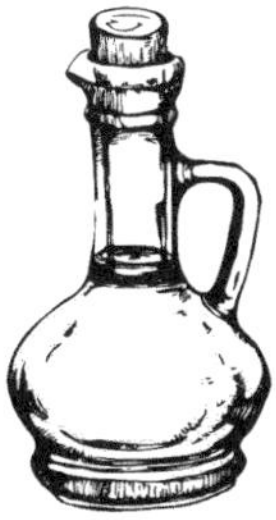

6

高果糖玉米糖漿

堪稱加工食品中最常見的添加物成分之一，舉凡飲料、餅乾、糖果、麵包、冰淇淋、沙拉醬、醬油，甚至奶粉等產品都含有玉米糖漿，成分標示上有時候也寫成高果糖糖漿。

高果糖玉米糖漿（High-fructose corn syrup, HFCS）是一種混合葡萄糖和果糖的甜味劑，在一九七〇年代中研發成功之後隨即上市販售。主要原理是藉由葡萄糖異構酶的異構作用，將玉米澱粉的一部分葡萄糖轉換

1

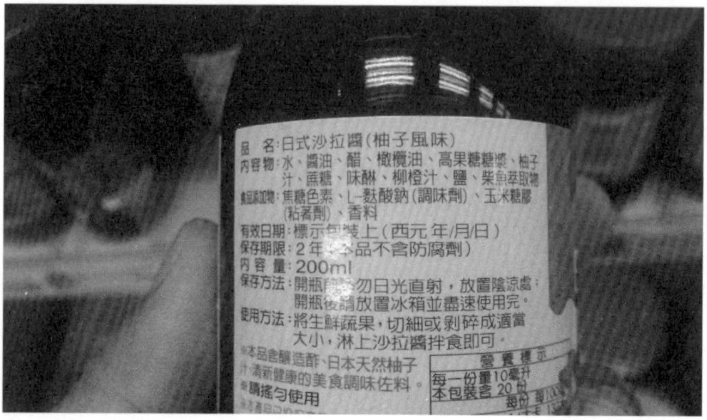

成果糖，一般常見的是多用於碳酸飲料的 HFCS 55 號，表示該款高果糖玉米糖漿含有百分之五十五果糖與百分之四十五的葡萄糖。

高果糖玉米糖漿上市之後，由於液體型態在使用時較為方便，加上原料便宜，逐漸取代甘蔗製成的糖，成為加工食品的新寵兒。這種市場上的優勢並非完全來自玉米本身，更多是緣於國際政治、經濟貿易與食品業者政治遊說各方角力的結果。像美國針對自家國內生產的玉米提供經費補貼，對進口的蔗糖課以較高的關稅，一來一往之間的原物料成本差距，高果糖玉米糖漿自然就成為賺取高額產品利潤的首選。

上述情況在美國於一九九六年允許種植基因改造玉米之後，達到頂峰。

基因改造玉米是全球第二大基因改造作物，約占全部種植面積的百分之三十，

圖1／校園午餐搞非基行動團隊提供

目前美國有超過九成以上的玉米屬於基因改造品項，其中最有名的當屬轉殖入蘇力菌（Bt）產生殺蟲毒蛋白基因的Bt玉米，宣稱因為玉米可自體產生殺蟲毒蛋白，蟲吃了玉米之後會死去，因此可減少殺蟲劑的使用量，不過實際應用上，卻出現超級害蟲與疑似造成蜜蜂消失的嚴重後果。

另外，也有同時具有殺蟲與抗除草劑嘉磷塞功能的基因改造玉米，像是台灣於二〇一五年核准進口的孟山都MON-87411-9單一品系玉米，就同時擁有抗根蟲及耐嘉磷塞特性。日前，歐洲食品安全局（EFSA）基因改造生物小組中的一名專家成員，質疑先正達研發之複合性狀基因改造玉米Bt11 x 59122 x MIR604 x 1507 x GA21的安全性，這款玉米中包含有五種不同基因改造生物性狀。

這些基因改造玉米體內的Bt毒蛋白或殘留的嘉磷塞，都有可能隨著食品進入人體，進而影響健康。

除了使用基因改造玉米的爭議之外，高果糖玉米糖漿對人體健康的危害不容忽視。現代人日常生活多以外食為主，下課與下班時段的便利商店總是擠滿學生與上班族，隨著高果糖玉米糖漿的廣泛使用，人們吃下高熱量低營養素食物的機會也隨之大增，會不自覺的從加工食品中攝取太多的糖類，這種所謂「空熱量食物」正是造成肥胖、營養失調和糖尿病等現代文明病的元凶之一。舉例來說，一罐六百毫升的可樂，含糖量高達六十公克，約莫等於十二包隨身糖包，喝一罐就超過世界衛生組織建議一天五十公克的上限。

1

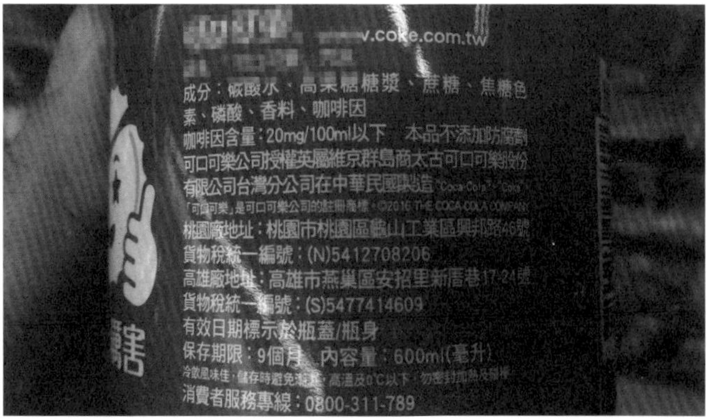
v.coke.com.tw
成分：碳酸水、高果糖糖漿、蔗糖、焦糖色素、磷酸、香料、咖啡因
咖啡因含量：20mg/100ml以下　本品不添加防腐劑
可口可樂公司授權英屬維京群島商太古可口可樂股份有限公司台灣分公司在中華民國製造
桃園廠地址：桃園市桃園區龜山工業區興邦路46號
貨物稅統一編號：(N)5412708206
高雄廠地址：高雄市燕巢區安招里新厝巷17-24號
貨物稅統一編號：(S)5477414609
有效日期標示於瓶蓋/瓶身
保存期限：9個月　內容量：600ml(毫升)
消費者服務專線：0800-311-789

圖1／校園午餐搞非基行動團隊提供

1
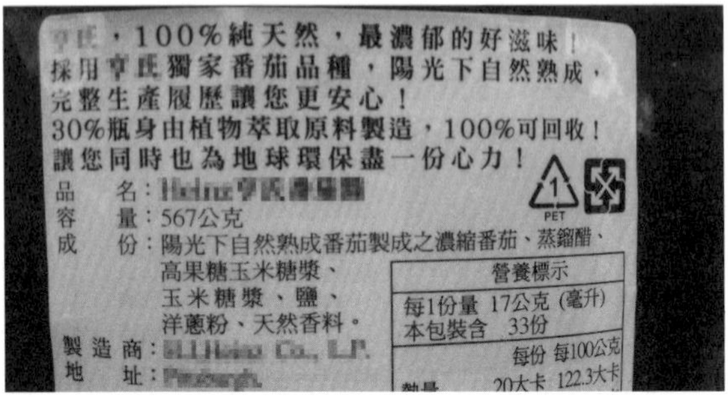

食品業者的推波助瀾，拉升高果糖玉米糖漿的消費量。以最受歡迎的可樂品牌來說，原料中除了碳酸水之外，第二多的就是高果糖玉米糖漿，有人開玩笑地稱其為玉米糖水，似乎也不為過。可樂汽水等碳酸飲料的銷售策略就是，既然原料如此便宜，與其一小瓶一小瓶的販售，何不直接推出大包裝產品？抓緊一般消費者喜歡便宜又大碗的心態，鼓勵上門客人多付一點小錢，就能獲得雙倍的份量。二〇〇四年有一部討論速食飲食生活的美國紀錄片——《麥胖報告（Super Size Me）》，拍攝導演摩根史柏路克（Morgan Spurlock）親身實驗三十天只吃麥當勞食物的情況，片中反覆出現店員詢問顧客：「要不要加五元升級成特大杯？」的畫面，英文片名「Super Size（超大）」除了指涉跨國連鎖速食產業的鋪天蓋地，也直指食品工業、速食產業中加量、加量、再加量的問題。

美國曾有研究指出，用高果糖玉米糖漿來取代蔗糖，應該會減少蔗糖的消耗量，但實際上竟然沒有。這是否正代表民眾吃下跟以前一樣數量的蔗糖，外加高果糖玉米糖漿！

台灣街道上幾乎每走幾步路就有一間的手搖飲料店，有些業者開始選擇回歸原本的蔗糖，以標榜揚棄高果糖玉米糖漿為銷售訴求。

圖1／校園午餐搞非基行動團隊提供

7

無所不在的玉米澱粉

加工食品中幾乎處處可發現黃豆和玉米的身影，在包裝食品上，只要看看成分表，玉米澱粉、玉米糖漿、大豆粉和大豆卵磷脂等出現的可能性非常高。其中，各種食品用粉類中最常見的就是玉米澱粉了，來源以國外進口的基因改造玉米為大多數，然而消費者對此了解卻很少。

譬如幾年前爆發的食安醜聞「米粉沒有米」，消費者團體和媒體追查出來，一直以為由在來米粉所製成的米粉，其實含米量極低、甚至根本沒有米，主要原料是廉價玉米澱粉。消息一出，長期以為米製品好消化、但吃了米粉卻發生脹氣與腸胃不適的民眾，終於發現自己的不舒服來自澱粉含量高的玉米。爆發此一風暴，讓消費者對食品安全更加不信任，法令還因此規範包裝米粉的嚴格定義，非用百分之百米製作的成品，不得任意冠上「米粉」二字，必須稱為「炊粉、水粉」以正視聽。

有趣的是，街頭巷尾的米粉湯、米粉炒等小吃，用的雖然是米含量少的「炊粉」產品，倒也沒有老闆真的改名、改菜單為炊粉湯、炊粉炒，消費者就自個兒心裡有數吧！

那麼，來看看各種品牌名為炊粉的產品成分表。有些還蠻單純的：玉米澱粉、米、水；有些玉米澱粉、小麥澱粉的份量比米多不說，並加上增稠劑、黏稠劑、乳化劑來達到成品的穩定性與Q彈口感：玉米澱粉、小麥澱粉、米、水、增稠劑（羧甲基纖維素納）、多丙烯酸鈉、脂肪酸甘油酯、多磷酸鈉、偏磷酸鈉、焦磷酸鈉、磷酸二氫鈉，成分標示起來長長一串化學名稱。

以炊粉裡的玉米澱粉為例，由於玉米澱粉屬於高層次加工製品，按照食藥署的管理辦法說明，玉米澱粉已經過萃取及純化等加工流程，無論來自傳統玉米或基因改造玉米，在食品中基本結構及功能是一樣的，因此不需要標示來源是基因改造玉米。不過，我們可以合理推測，使用非基因改造玉米所製造的玉米澱粉應會自主標示作為宣傳，沒有任何標示的，來源為基因改造玉米的可能性非常高。

在早餐店、速食店喝杯杏仁茶、點一份蘿蔔糕、雞塊、奶油糖漿鬆餅，一般人不會去細細追究它的成份，更何況，就算你想查也查不到。但在這些食品中也少不了基因改造玉米澱粉來助陣。

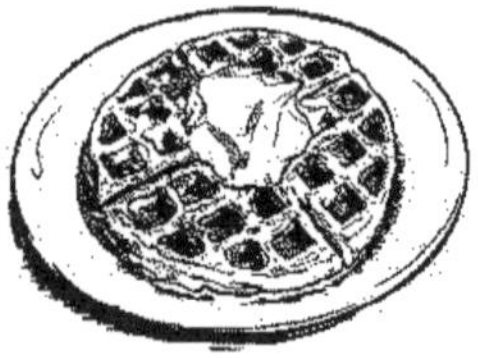

直擊知名品牌的杏仁粉、杏仁霜等沖泡飲品成分表，發現按照含量多寡排列，首先是糖和玉米澱粉，接下來才有奶粉、米、杏仁、杏仁油（香料）等原料。

常聽到爆料說知名速食店裡招牌商品炸雞塊裡雞肉分量太少，但是除非業者揭露成分比例，消費者很難完全掌握這些資訊。調查市售包裝雞塊產品所標示出來的主要成份，雖無法得知各原料比例，倒是能看到基因改造玉米在現今畜牧產業中的重要地位，先不說雞飼料裡有大量基因改造玉米，連雞塊裹粉都是基因改造玉米粉再加上化製澱粉、膨脹劑、品質改良劑、調味劑、調味料、色素等組成。

以蘿蔔糕來說，除了在來米、蘿蔔等要角，玉米澱粉緊隨其後扮演戲分不輕的最佳配角。

市售鬆餅和我們在家用簡單原料製作出來的口感差異頗大，速食店或現成鬆餅粉裡有麵粉、糖粉、奶油粉、玉米澱粉以外，還加上泡打粉、各種品質改良劑、著色劑和玉米糖膠等配方，自製的麵糊配方除了無各種添加劑，玉米澱粉也不需要，成分當然單純多了。此外，參考知名連鎖速食業龍頭在他們美國官網上公布的鬆餅糖漿成分，包括：玉米糖漿、糖、水、人造楓糖香料、山梨酸鉀（防腐

1

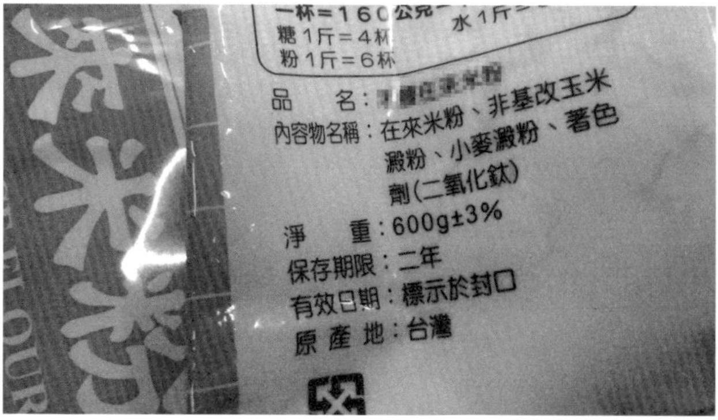

圖1／校園午餐搞非基行動團隊提供

劑）、焦糖色素。其中玉米糖漿來源即是玉米澱粉酵素水解之後的產物。

幾波食安風暴迭起，自己採買烹調上菜似乎是把飲食自主權利拿回來的不二法門，坊間也應運而生各種強調 DIY 方便小確幸的產品，例如想簡單做個碗粿、芋頭糕、米苔目、腸粉，採購烹調真食物，避開添加物、修飾澱粉和基因改造玉米澱粉的風險，使用市售的包裝在來米粉就可以了吧？很遺憾的，坊間不少大廠牌所出售的小包裝粉類，例如某大廠牌的水磨在來粉，裡面成分除了在來米粉外，還混和了玉米澱粉、小麥澱粉與馬鈴薯澱粉！

只要和加工食品沾上邊，基因改造玉米澱粉就是藏在原料中民眾難以擺脫的公開秘密，根據我國法令，也無須標示來源是否為進口基因改造玉米，消費者只有靠細察產品成分和多多了解食品製程等方式來選擇了。

8 基因改造食品風暴波及毛小孩

為了照顧愛犬寵貓，飼主對毛小孩飼料的選擇往往花上很多心思。

記得小時候，家裡的喵喵、乖寶、小白或莉莉，吃的和我們差不多，至於是人類餐桌剩菜或跟大家平起平坐的分享，差別多半取決於受寵程度和當日備餐份量。曾幾何時，小花小黑們的食物來源都變成有品牌、有包裝的飼料，拿人類的飲食型態嬗遞來比擬，牠們也變成大量攝取、甚至全部吃「加工食品」的消費者了。事實上，許多跨國食品工業集團同時涉足人類加工食品和寵物飼料的生產製造供應，加工食品裡大量使用各種添加物和基因改造作物的情況，寵物飼料中自然不遑多讓。

舉例來說，為了保存運輸販賣，飼料中也要添加化學物質，修飾掩蓋掉原來食材不佳口感與難聞氣味、延緩食品腐壞酸敗過程、將水份、油份、醬汁和固體填充物黏合起來成為看起來好吃的形狀……。

無論從人類食品或動物飼料來看，全球食品工業的發展趨勢都朝向同一個方向：黃豆和玉米，這兩大基因改造作物可說無所不在。

原因不在於黃豆玉米提供了人類、禽畜或毛小孩很需要的營養成分，而是因為這兩項作物非常便宜，可大為降低原物料成本。試想，在自然環境中，黃豆與玉米根本是某些動物碰也不會碰一下的「異物」，例如牛原來是吃草的，小學生都知道牛有四個胃，青草和乾草在瘤胃、蜂巢胃、重瓣胃與皺胃中巧妙的進行反芻、發酵、吸收和消化等作用。但現在牛和豬羊雞鴨魚等動物以黃豆玉米、難以想像的屠宰廢棄物和副產品和各種添加物所混和成的飼料做主食，一旦發生問題，再用風險未定或爭議很大的藥物、生長促進劑等來解決。用於牛隻和豬隻的瘦肉精就是最典型的範例之一。

二〇一六年九月應邀赴台演講的德國倡議食品安全的非政府組織 Food Watch 副主任沃夫斯密德（Matthias Wolfschmidt）先生在訪談中提到，基因改造供人食用的食品標示上，歐盟的規範與執行可算相當全面，目前民間團體倡議，希望能將乳肉蛋等來源禽畜飼料中的基因改造成分也予以標示。如一瓶牛奶、一盒雞蛋、一片豬肉等食材上應標示牛雞豬等飼料中含有基因改造作物成分，以提供消費者自主選擇的機會。

回到毛小孩的食品，台灣糧食作物的自給率很低，飼料如果不是在國外製造包裝後進口，在國內製作的原料也絕大多數仰賴進口，包括黃豆、玉米、骨粉和肉類等。

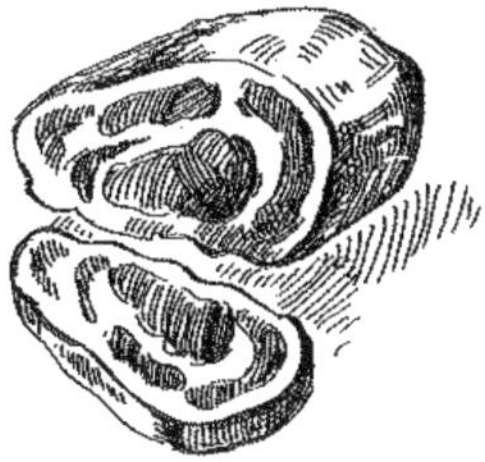

放在寵物飼料裡面的黃豆玉米不需要標示是否為基因改造，但合理推測：由於非基因改造黃豆玉米進價較高且獲得民眾普遍認可，如果在飼料中採用非基因改造作物，製造廠商應會自主標示以提高產品價值感，但目前特別強調毛小孩食品採用非基因改造的品項非常稀少，幾乎都是以基因改造黃豆玉米為原料。

我們隨機調查了幾款常見品牌飼料的成分，不論是狗狗或貓貓的食品中，玉米、玉米澱粉、玉米麩、玉米糖漿、大豆粉、大豆粕、大豆油、分離大豆蛋白等都看得到，甚至有些產品成分前兩項就是玉米、大豆粉或穀類（玉米、米、小麥）、玉米麩蛋白粉等，依照產品成分標示的邏輯，必須按照原料含量的順序由高到低，排在第一、二順位的，即為這項食品中使用量最多前兩名。可見，不少毛小孩每天也吃下許多來源以基因改造作物為主的食品啊！

狗狗飼料成分範例一

玉米、大豆粉、禽肉副產品、米糠、禽肉脂肪、礦物質及維生素、米、木薯粉、食用色素（二氧化鈦、食用藍色二號、食用紅色六號）、羊肉粉、抗氧化劑（BHA、BHT）。

狗狗飼料成分範例二

脫水禽肉、米、動物脂肪、分離大豆蛋白、玉米、甜菜漿、水解動物蛋白、礦物質、魚油、大豆油、果寡糖、脂肪酸鹽、水解酵母（甘露寡糖）、蛋粉。

貓貓飼料成分範例一

穀類（玉米、米、小麥）、玉米麩蛋白粉、禽肉及禽肉副產品、膳食纖維、大豆產品（大豆粕、大豆）、棕櫚硬脂、海洋魚類、小麥麵粉、大豆油、礦物質、碘鹽、維生素、食用色素、牛磺酸、蛋胺酸、防腐劑、香料。

貓貓飼料成分範例二

脫水禽肉、米、玉米、麥麩、動物脂肪、玉米麩、水解動物蛋白、礦物質、蛋粉、魚油、酵母、大豆油、果寡糖、水解酵母。

9

生物可分解性塑膠（PLA）

PLA，正式的說法是聚乳酸（Polylactic Acid），多從玉米、木薯、甘蔗等原料經過發酵、脫水與純化之後獲得，和傳統塑膠相比較易於裂解，普遍使用製作蛋盒、杯蓋、垃圾袋等等，上市初期獲得許多消費者與政策的支持。

近年來許多標榜環保天然的商品，多會強調原料來自天然玉米，並不會傷害環境。然而，關於PLA產品的成分來源、資源回收技術及對環境的影響，開始出現許多不同的批判聲音。

1

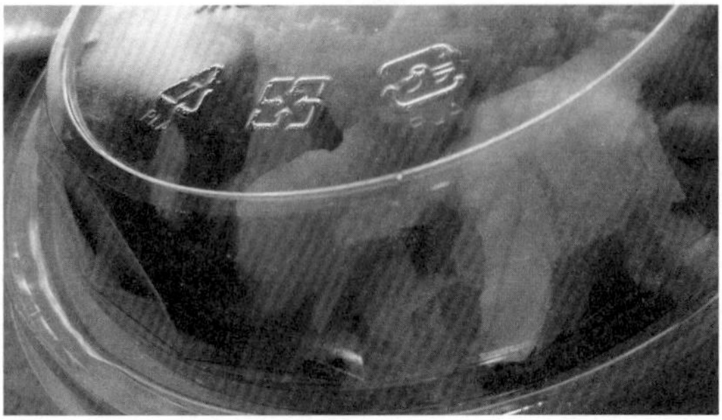

2

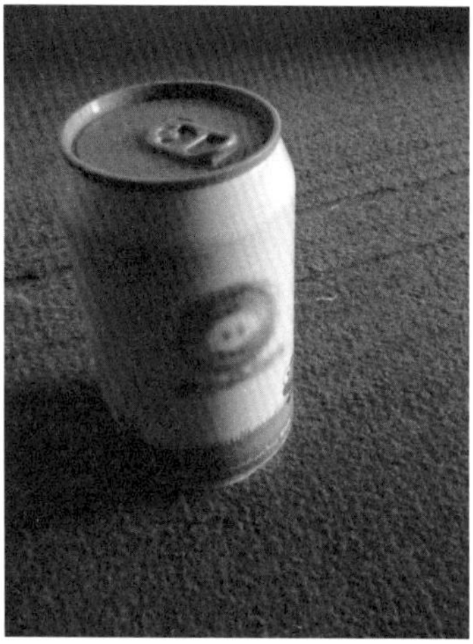

首先，由於數量多與價格便宜，若是使用玉米為材料，業者多會採用基因改造玉米。不過種植基因改造作物所帶來的除草劑濫用、環境不正義與健康風險等跨領域議題至今仍爭論不休，為解決塑膠帶來的環境汙染問題而大量使用基因改造作物，反而衍生出另一種更具爭議的糧食生產與環境倫理的困境。

圖1、圖2／校園午餐搞非基行動團隊提供

因此，全美國最大有機優酪乳業Stonyfield，在二〇一一年便提出一項產品計畫，將盛裝優格的PLA容器改為非基改玉米原料，以回應他們對基因改造作物態度及有機環保的企業目標。

再者，幾乎所有PLA產品都表示百分之一百生物分解，其實這個目標則需要在特定的環境、溫度與時間等條件配合下才能達到，並不是如消費者所想像的，就地掩埋或是任意拋

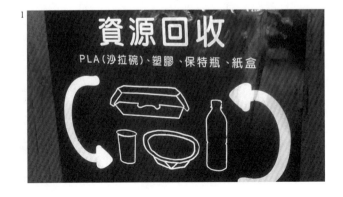

1

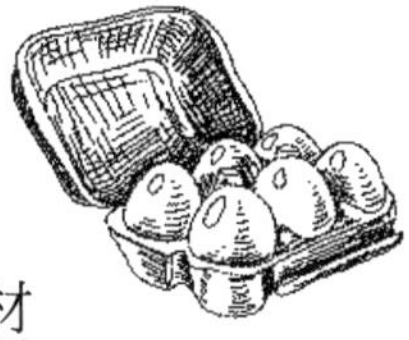

圖1／校園午餐搞非基行動團隊提供

棄都能消失於土壤之中。

還有，環保署針對生質塑膠有特別規定。生質塑膠容器商品的塑膠材質回收辨識碼為「7號」，代表是其他類（others），但是下方需註明材質的英文名稱 PLA。實際上 PLA 產品若與其他類的膠塑一同回收，會降低塑膠回收再製的效率與品質，造成回收的原料無法使用。現在有越來越多商家陸續停止使用 PLA 產品。

與其糾結生物可分解性塑膠的特性、材質與來源，或許我們最該思考的一件事是，開始停用塑膠製品。

10

生質酒精

若說推廣基因改造作物是為了要解決全球糧食缺乏困局，那麼美國種植的基因改造玉米，有高達四成被拿來做為提煉「生質酒精」之用，又是怎麼一回事呢？

所謂的生質酒精，簡單來說是將玉米或甘蔗這樣的生物質（biomass）轉化成乙醇燃料，希望能降低人類對石油的依賴，也期盼可以減緩全球暖化的速度。

然而，這樣的看法似乎並未揭露生質酒精背後的隱藏成本。

首先，以美國為例，當前生質酒精的主要原料是來自大規模種植的基因改造玉米，需要搭配大型的農機械、化學肥料與農藥，更重要的是，這些都還是需要石油才能成功運作。種植時過量施用的肥料和農藥，經由土壤流入水體，更會造成生態危機。二〇〇七年，美國中西部玉米田施肥過度，氮和磷流入密西西比河，就造成水域藻類優養化的問題。種植玉米所使用的肥料增加土壤含氮（nitrogen）量，導致土壤釋放出更多氮氧化合物（N_2O），從事該研究的學者們認為氮氧化

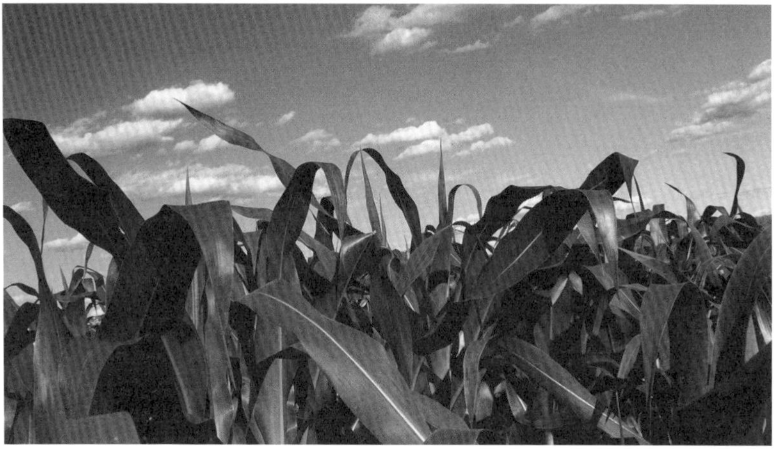

合物對溫室效應的衝擊，有可能抵銷甚至強過生質酒精的二氧化碳減量效益。更有研究指出，在製造玉米酒精時，工廠排放出許多氮氧化物、硫氧化物、一氧化碳、汞、懸浮微粒和二氧化碳等。

一般認為，玉米酒精等生質燃料最大的優勢在於減少對石油的依賴和對環境友善的特性，例如可以達到溫室氣體減量等目標。然而，評估生質燃料溫室氣體減量的評估主要須綜合考量作物耕作、技術轉換與副產品用途等影響層面，各國學者對當前生質燃料的溫室氣體減量效益和環境影響尚未有定論，多數研究雖肯定其具有減量效益，但值得注意的是，原料或燃料來源不同可導致溫室氣體減量效果相去甚遠，例如巴西甘蔗酒精效果最佳，而穀物酒精成效最差。以進一步爬梳生質燃料的副產品去向為例，有學者指出，若副產品作為動物飼料使用時，玉米酒精相對於汽油可以降低百分之十三的溫室氣體排放量；但當副產品不用於替代飼料時，玉米酒精的溫室氣體減量效益則減少或歸零。整體而論，相較於生質柴油的效果，玉米酒精的溫室氣體減量成效較差。

再者，使用玉米提煉生質燃料，被批評是食品工業和政府聯手打造的商業模式，政府對進口的甘蔗酒精（主要來自巴西）課以較高的關稅，對內則補貼種植玉米的農民與生質燃料業者。

如此一來，保障的是誰的利益呢？顯然就是像孟山都、杜邦與陶氏化學等這些掌握基因改造作物專利權的農企業公司，研發出基因改造玉米和配套使用的農藥肥料而大賺其錢，完全不用擔心人類和牲畜消化不了產量越來越多的玉米，因為過剩的玉米會變成所謂的環保生質燃料、環保可分解性塑膠，或進入食品加工鍊，成為高果糖玉米糖漿、玉米澱粉、麥芽糊精等食品添加物。

生質燃料的業者不斷地宣傳玉米轉化成乙醇有多高的效率，卻刻意忽略了一個最根本的問題：前端的作物如玉米等生產量是否因為錯誤的政策早已供過於求？生質燃料這個高舉環境保護大旗的點子，是否只是為了創造出另一個企業寡佔高額利潤新興市場的機會？評估生質能源的發展，不只必須考慮溫室氣體與農業經濟的問題，包含能源安全、環境生態影響、國際政經角力等層面，皆足以牽一髮而動全身，必須通盤研究考量。

再檢視「研發種植推廣基因改造作物的目的是用來解決全球糧食問題」這個常見的話術，不難發現一個事實：從高果糖玉米糖漿、動物飼料到生質酒精，看來都跟這個目標沒什麼關係。

第四章

製作油品及棉質用品的基因改造作物

棉花

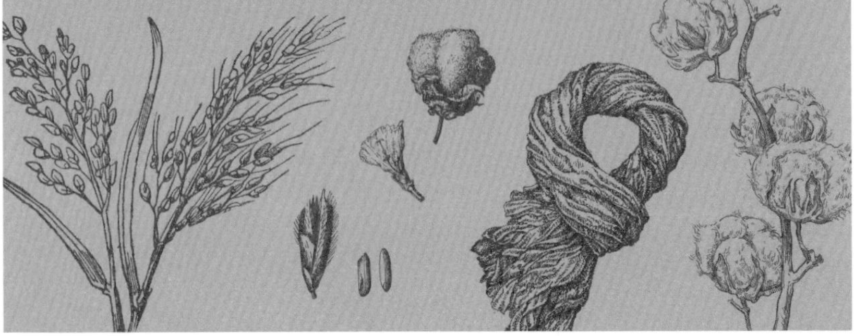

盛暑，連清晨醒來都會被自己熟睡時的滿身大汗給嚇一跳，聽說人在睡眠期間大約會流出一杯汗，高溫炎熱的夜晚這杯子是否變成了特大杯呢！就算是用上了強調吸汗力強、透氣度高的床單枕套，身上汗濕的黏膩感跟仍舊渴睡的想望一樣揮之不去。

從蓮蓬頭衝出的清水洗掉了燠熱，步出浴室，用毛巾擦乾頭髮，將濕漉漉的雙腳用力在棉質腳踏墊上踩踩踏踏。一邊拿起棉花棒把耳朵裡殘留的水滴給吸乾，一邊用化妝棉沾上化妝水拍拍臉龐做基礎保養。

打開衣櫃，整排衣架掛的相近上衣色系排排站，關於顏色和觸感的選擇，到了某個年紀也差不多定型了，無論品牌、式樣，把標示了百分百純綿材質的領標翻看仔細一點，幾乎都是Made in China、Made in the United States、Made in India、Made in Pakistan，中國、美國、印度或巴基斯坦的棉織品成為全球衣物最主要的供應來源。

從現代人日常生活中，不難發現我們對棉製品的依賴和喜好，從貼身衣物到衛生用品，棉花與我們的關係如此貼近，但我們對它的認識卻十分有限。

棉花是紡織工業的主要原料，在全球經濟活動中佔了非常重要的地位，也難怪成為農業化學企業研發基因改造品種的主要目標之一，和黃豆、玉米、甜菜並列四大基因改造作物。

性喜炎熱、光照並耐旱的棉花灌木開花之後長出綠色蒴果，有個可愛的名字叫做棉鈴。棉鈴熟成裂開，露出柔軟的絨毛纖維如一朵朵白色的花蕊綻放。棉鈴摘下來用於織品的部分是棉絮，去除棉絮的棉籽再經過脫殼分離等手續後，可加工提取棉籽油，而榨取油剩下的棉籽粕則可製成禽畜動物飼料或培植菇類的太空包成分。

種植和利用棉花歷史最悠久的地區是印度，至今在全球種植、消費和進出口棉花的數量上，依然名列前茅。根據美國棉花公司（Cotton Incorporated）統計資料顯示，二〇一五／一六年間全球棉花產量約為二千一百萬公噸，前五大國家分別為印度（五百七十萬）、中國（四百八十萬）、美國（二百八十萬）、巴基斯坦（一百五十萬）和巴西（一百三十萬），總計佔全球產量的百分之七十六，其中光是印度與中國兩國合計就佔了全世界棉花總量的一半。

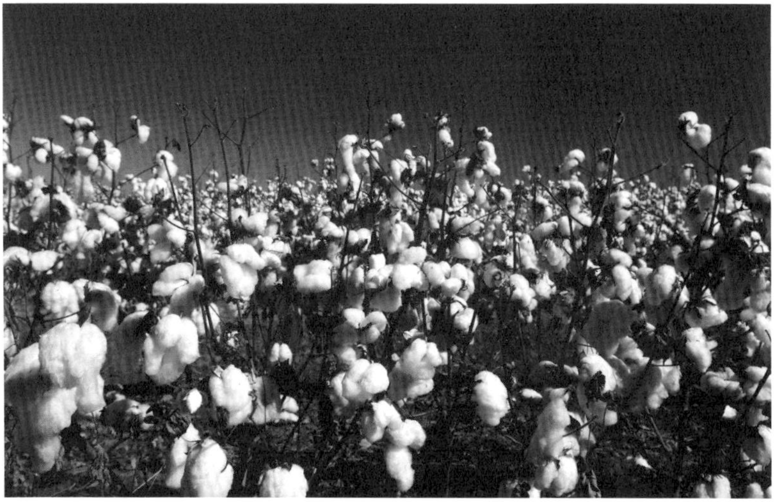

中國則是在宋、元開始由外邦引進棉種，到明朝擴大種植面積，達到如明儒丘濬在《大學衍義補》卷二十二《貢賦之常》中所言：「至我朝其種乃遍布於天下，地無南北皆宜之，人無貧富皆賴之，其利視絲、枲蓋百倍焉。」

原本並不產棉的台灣，一九四〇年代開始在南部地區有計畫的種植，日治時代成立了「棉麻試驗所」引進國外品種試驗推廣，期間因政治、貿易等種種因素，本土生產面積銳減，棉花幾乎全靠進口。近年才在有心之士努力下，於雲林虎尾、台南將軍等地，以無毒甚或有機棉花為目標，結合當地傳統加工棉業和新開發的觀光生意，進行小規模復耕。

1

基因改造棉花

美國於一九九三年通過基因改造棉花的田間試驗許可，商業用途的核可則是一九九五年，比第一支基因改造黃豆和玉米還早一年。據統計，該國九成六左右的棉花為基因改造品系。美國農業部公布的調查資料中可看出基因改造棉花在該國蓬勃發展的趨勢：抗除草劑基因改造棉花的種植面積從一九九七年的百分之十一路爬升，二〇一四年全盛時期高達百分之九十一，但其後稍稍降至百分之八十九。而具抗蟲特性的基因改造棉花從一九九七年百分之十五的種植面積，也持續增加至二〇一四年的百分之八十四。

一九九七年，基因改造棉花在中國獲得核准種植上市許可，為美國研發推廣的品系；而中國國產的抗蟲基因改造棉花品種，則在一九九八年通過審定，進而在國內推廣種植，發展至今已橫掃全國棉花產區。

二〇〇二年，孟山都和印度種籽公司 Mahyco 合資，將轉殖入蘇力菌（Bt）毒蛋白基因的棉花引進印度，之後再逐步開放抗除草劑或雙抗特性的品系，基因改造棉花的推廣亦受到官方支持，繼續擴大面積，基因改造品種曾高達全國棉花種植面積的九成五。但由於孟山都和印度當局在專利爭議、技術分享上喬不攏、產量未如預期和社會觀感欠佳等問題上，一直難以達到共識解決，紛擾迭起，孟山都以撤銷新一代基因改造棉花種子的上市許可申請做為抗議表態。

反觀歐洲，申請基因改造棉花的種植許可至今未過。

根據國際農業生物技術應用推廣協會（ISAAA）的年度報告，與其他基因改造作物相比，棉花種植面積僅次於黃豆及玉米，約佔全球基因改造作物種植面積的百分之十三。二〇一五年全球棉花種植總面積約三千二百萬公頃，有百分之七十五是屬於基因改造品項，也就是約為二千四百萬公頃。對照一九九六年剛開始種植的七十萬公頃，二十年間的成長擴張速度相當迅速。種植國家有印度、中國、巴基斯坦、美國、巴西、阿根廷、巴拉圭、南非、澳大利亞、布吉納法索、緬甸、墨西哥、哥倫比亞、蘇丹與哥斯大黎加等共十五個國家。

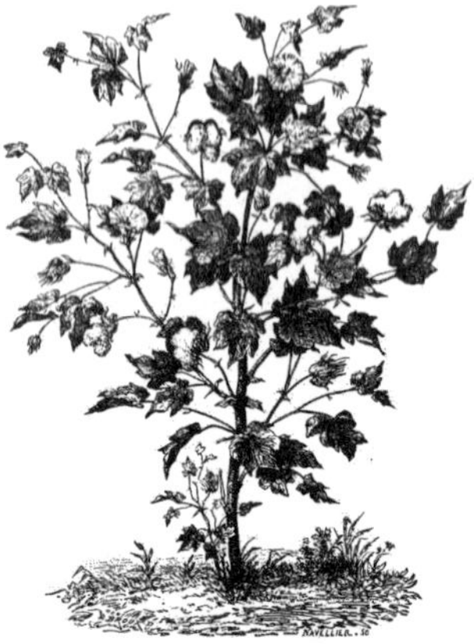

據估計，全球約有百分之二的可耕地拿來種植棉花，但因其易受蟲害的特性，整體來說，生產棉花要耗去全球約十分之一的農藥量（殺蟲劑加除草劑），若僅計算殺蟲劑，比例更是高達四分之一，與其他糧食或經濟作物相比，可說十分驚人。

雖然抗蟲特性基因改造棉花號稱可減少殺蟲劑使用，但整體來說，棉花產業背後嚴重的農藥問題，不但不因為基因改造棉花的日漸普及而獲得緩解，反而日漸嚴重。

2

環境與經濟衝擊

印度

印度自二〇〇二年起開始種植由孟山都公司研發，名為「保鈴棉（Bollgard）」的基因改造棉花，這也是印度唯一種植的基因改造作物。孟山都宣稱該款棉花因轉殖蘇力菌殺蟲毒蛋白基因，故具有能抵抗害蟲的特性，可以減少殺蟲劑的使用並增加產量。

印度自從栽種Bt棉花之後，每公頃產量從一開始的三百公斤，到二〇一四年最多的五百五十公斤。二〇一五年，國內有七百七十萬小農戶種植一千一百六十萬公頃的基因改造棉花，一舉成為全球最大的棉花生產國，全國有百分之九十五的棉花屬於基因改造品項。不過相較於帳面上的產量增加，基因改造棉花帶來負面影響，顯然更為深遠。

首先，農民們抱怨種植第一代的Bt棉花後，田裡出現具抗藥性的害蟲，以致於必須另外施灑其他殺蟲劑。孟山都推出新一代擁有兩個Bt基因的「保鈴棉－II（Bollgard-II）」試圖解決這個問題，不過始終無法根治。

緊鄰阿拉伯海的古吉拉特邦（Gujarat），由於紅鈴蟲侵襲當地棉花，使得棉農蒙受巨大的損失，政府開始計畫栽種本土傳統棉花品種以抵抗蟲害，預計在未來四年，回歸四分之一的傳統棉花田規模。

另外一項嚴重影響棉花品質和棉農生計的問題是長期單一化種植，使得印度棉花有近九成來自孟山都的基因改造品項，市場壟斷導致農民想要購買傳統非基因改造棉花種子變得非常的困難，大量減低了印度棉花的生物多樣性，因為在此之前，他們可是有上千種傳統品種可供選擇。

最後，印度農民的自殺事件則讓基因改造棉花所帶來的社會經濟問題一躍成為全球關注的焦點。由於孟山都掌握基因改造種子專利權，農民必須每年付出比起傳統種子高上三至八倍的購買價格，而且不能像傳統種子一般自行留種等到隔年再種，因此年復一年不能少的種子專利權使用費、機械器材維修與損耗開銷，再加上為對付產生抗性的害蟲必須噴灑更多農藥，相關開支年年上漲，不斷加重棉農的經濟負擔。

面對龐大的成本壓力，欠缺現金的農民只好向銀行尋求融資借款的幫助。不過許多金融單位並不願貸款給小規模的農戶，逼使他們轉向高利貸業者借款。風調雨順的好時節還好，萬一天災人禍讓棉花收成不如預期，農民無法還款，高額利息累積為沉重債務，在這種惡性循環之下，難有翻身之日。因此，許多農民被迫走上自殺一途。

紀錄片《牛糞傳奇(Bull Shit)》是兩位瑞典女導演以印度物理學家兼農業運動者范達娜席娃（Vandana Shiva）博士為主角，花費兩年時間記錄她從喜瑪拉雅山腳下的有機農場，走入反抗跨國大企業主宰的全球化、拯救傳統農業、倡議種子與糧食自主的生命歷程。該部影片開頭，就以一幕幕印度農民遺孀捧著先生遺照的影像，提出無聲的控訴。

印度全國棉花種植面積在多年的穩步上升後，根據棉花公司（Cotton Corporation, CCI）二〇一六年最新公布的統計數字表示，首度下降百分之八，從一千二百八十萬公頃減至一千一百八十萬公頃。原本種植棉花的農民，轉向種植如大豆這般更有經濟效益的糧食作物。

二〇一六年八月，印度政府提案要求孟山都必須要與當地種子公司分享生物技術，引起孟山都的不滿，因此撤銷新一代基因改造棉花種子的上市許可申請。

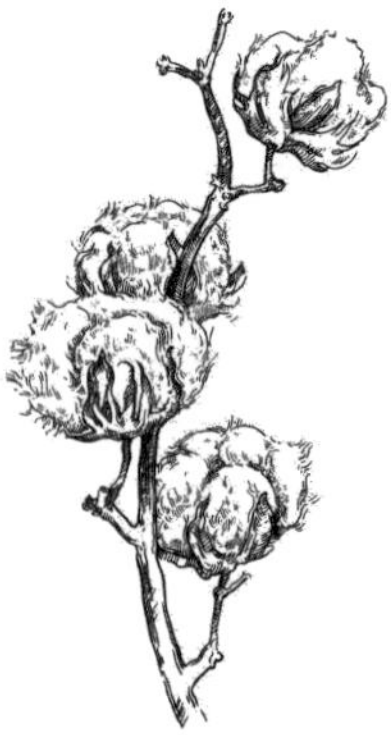

非洲

西非的布吉納法索素以出產優質棉花聞名全球，「白金」成為重要的經濟收入來源。但一九九〇年代棉花產業受到乾旱與害蟲的侵襲，導致數以千計的棉農生活受到影響。美國種子公司孟山都藉機承諾提供基因改造的棉花種子，宣稱可以適應氣候變化、抗病蟲害與增加產量。

二〇〇三年，布吉納法索與孟山都簽訂交易。六年之後，全國有七成的棉花田種植基因改造棉花。

不過農民們抱怨，基因改造棉花比起傳統品種，纖維較短，而這是能否提供穩定紡織品生產的重要關鍵，也因此，目前該國的棉花在全球市場的價格相對較低。根據棉花生產者估計，近五年間，他們大約損失了八千二百萬美金，並要求孟山都公司賠償。

二〇一六年四月，布吉納法索宣布撤銷基因改造棉花的種植許可。

但是，布吉納法索的政策，目前看來並未給其他非洲國家帶來影響。南非與蘇丹仍會繼續種植基因改造作物，而奈及利亞則允許孟山都公司在該國進行基因改造玉米與棉花的試驗。

基因改造作物在非洲國家的推廣，主要還是來自美國政府與企業在背後聯手支持。位於東非的肯亞，正面臨農化龍頭孟山都、比爾與梅琳達蓋茲基金會與美國政府的壓力，可能即將解除國內種植基因改造玉米和棉花的禁令。萬一此事成真，該國將與南非、布吉納法索和蘇丹成為目前開放基因改造作物種植的四個非洲國家。

二〇一二年，肯亞政府基於健康考量，禁止基因改造作物進口與種植，但美國政府與孟山都公司等運作力量日趨強大，反基改的肯亞民眾為了與之抗衡，曾發起走上街頭的抗議行動，指稱孟山都基因改造棉花配套使用的殺蟲劑毒害蝴蝶和蛾類。

以肯亞為基地的「非洲節水效率玉米（Water Efficient Maize for Africa, WEMA）」

計畫和「非洲農業技術基金會（African Agricultural Technology Foundation, AATF）」是最主要的遊說開放基因改造作物的組織，一直以來都和美國國際開發總署（USAID）、比爾與梅琳達蓋茲基金會、洛克斐勒基金會、郝爾德巴菲特基金會、孟山都公司、杜邦先鋒種子公司、陶氏化學和先正達公司等密切合作或接受贊助。

二〇〇八年，AATF 接受蓋茲基金會四千七百萬美金贊助，被全球反對人士批評其為非洲農業走向大農企業化開路。蓋茲基金會等對非洲農企的金援欠缺透明的資訊公開程序，涉及黑箱作業，並且因為其與孟山都和美國國際開發總署的密切關係，讓人不禁懷疑看似慈善義舉的第三世界賑濟計畫，是否別有用心。

從穿戴利用的棉花到人畜食用的玉米，基因改造作物和食品與土地倫理、社會正義與公平分配等糾結在一起，在天災屢起、動亂頻仍的非洲，一直是一道難解的課題。

中國

棉花，是中國允許種植的三種基因改造作物之一，另外兩種為木瓜與楊樹。一九九〇年代，中國棉花遭受棉鈴蟲攻擊，為解決「棉荒」的困境，中國投入研究並成功推出抗蟲基因改造棉花，成為繼美國之後，第二個自主研發成功的國家。

根據ISAAA的報告指出，中國棉花二〇一五年種植面積為三百八十萬公頃，其中有三百七十萬公頃是基因改造棉花，比率高達百分之九十六，預估收益將超過十七億美金。而自一九九七年至二〇一四年，基因改造棉花總共為中國棉農帶來一百七十五億美金的收入，光是二〇一四年，就高達約十三億美金。

看似一片榮景，但實際上中國種植基因改造棉花的地區也出現類似印度的狀況。農民除了要負擔基因改造種子的高額成本、在抗蟲效果消退後還是必須施灑殺蟲劑，而且產量並未如預期的好。

在中國，主要糧食作物，如基因改造玉米、黃豆以及水稻，都尚未正式核准種

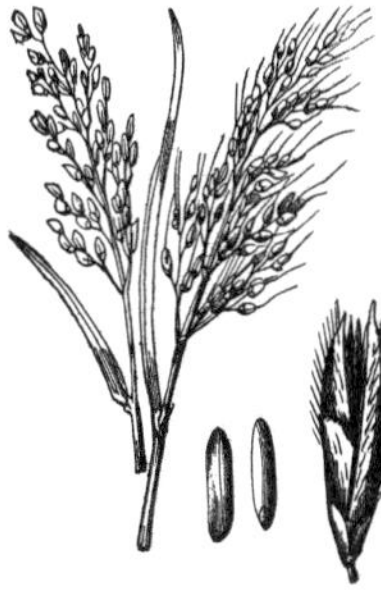

植，可見官方對基因工程科技作物安全仍有相當疑慮，態度較為謹慎保守。不過參考最新發布的「二〇一六年中央一號文件」中，可以窺見中國對基因改造作物的立場已開始轉向。

「中央一號文件」原指每年中國官方發布的第一份文件，但後來成為中國農業政策綱領的代表名詞，已經連續十三年針對「農業、農村與農民」三農面向提出規畫方針。文件中針對「強化現代農業科技創新推廣體系建設」項目，即要求加強「轉基因（基因改造）」技術的研發與監管，並在確保安全的基礎上慎重推廣。

若再加上中國化工於年初宣布併購瑞士先正達公司的舉動，顯示中國對基因改造作物的態度已大幅鬆動，非常有可能加速開放的腳步。

3

台灣現況

基因改造棉花普遍見於各種紡織用品，例如衣物、毛巾、床單及女性衛生用品（衛生棉、護墊與棉條）等等……。

作為食品原料的基因改造棉花（棉籽），先正達公司的抗蟲品種於二〇一五年一月首度核准進口台灣，截至二〇一六年九月，共計有二十二筆通過食品藥物管理署基因改造食品審議小組的許可，主要產品為棉籽油。

1

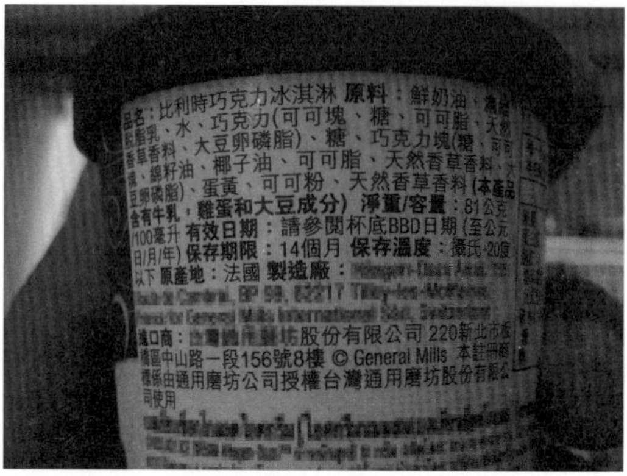

圖1／校園午餐搞非基行動團隊提供

衛生福利部審核通過之基因改造食品原料——棉花

項次	產品類型	品名	申請者	核准日期	有效期限
1	單一品系	抗蟲基因改造棉花	台灣先正達股份有限公司	2015/1/20	2015/1/20
2	單一品系	耐除草劑基因改造棉花	台灣拜耳股份有限公司	2015/4/19	2020/4/19
3	單一品系	耐除草劑基因改造棉花	台灣拜耳股份有限公司	2015/4/19	2020/4/19
4	單一品系	抗蟲及耐除草劑基因改造棉花	台灣拜耳股份有限公司	2015/4/19	2020/4/19
5	單一品系	耐嘉磷塞基因改造棉花	香港商孟山都遠東股份有限公司台灣分公司	2015/5/25	2020/5/25
6	單一品系	保鈴棉 II 基因改造棉花	香港商孟山都遠東股份有限公司台灣分公司	2015/5/25	2020/5/25
7	單一品系	保鈴棉基因改造棉花	香港商孟山都遠東股份有限公司台灣分公司	2015/6/8	2020/6/8
8	單一品系	耐嘉磷塞基因改造棉花	香港商孟山都遠東股份有限公司台灣分公司	2015/6/13	2020/6/13
9	單一品系	抗蟲及耐除草劑基因改造棉花	台灣拜耳股份有限公司	2015/7/2	2020/7/2
10	單一品系	抗蟲基因改造棉花	台灣道禮股份有限公司	2015/11/12	2020/11/12
11	單一品系	抗蟲基因改造棉花	台灣道禮股份有限公司	2015/11/12	2020/11/12

項次	產品類型	品名	申請者	核准日期	有效期限
12	單一品系	耐除草劑 基因改造棉花	香港商孟山都 遠東股份有限 公司台灣分公司	2016/1/18	2021/1/18
13	單一品系	耐除草劑 基因改造棉花	台灣道禮 股份有限公司	2016/8/22	2021/8/22
14	混合品系	混合型 基因改造棉花	台灣拜耳 股份有限公司	2015/8/19	2020/8/19
15	混合品系	混合型 基因改造棉花	香港商孟山都 遠東股份有限 公司台灣分公司	2015/12/10	2020/12/10
16	混合品系	混合型 基因改造棉花	香港商孟山都 遠東股份有限 公司台灣分公司	2015/12/12	2020/12/12
17	混合品系	混合型 基因改造棉花	台灣拜耳 股份有限公司	2015/12/14	2020/12/14
18	混合品系	混合型 基因改造棉花	台灣拜耳 股份有限公司	2015/12/14	2020/12/14
19	混合品系	混合型 基因改造棉花	台灣拜耳 股份有限公司	2015/12/14	2020/12/14
20	混合品系	混合型 基因改造棉花	台灣道禮 股份有限公司	2015/12/14	2020/12/14
21	混合品系	混合型抗蟲暨 耐嘉磷塞 基因改造棉花	香港商孟山都 遠東股份有限 公司台灣分公司	2016/1/21	2021/1/21
22	混合品系	混合型 基因改造棉花	台灣拜耳 股份有限公司	2016/2/5	2021/2/5

ⓘ 資料來源：衛生福利部（查詢日期：2016 年 9 月 3 日）

4

棉製品

棉堪稱世界上使用最多元、廣泛的衣物纖維。這項歷史悠久的作物，數千年前就在其原生國度為人所耕種利用。

隨手翻開衣物領標或側標，看到百分百純綿製造的生產來源多半是中國、印度等地。而美國棉商標的廣告則經常出現，以清新純淨的風格與質感加深消費者印象。

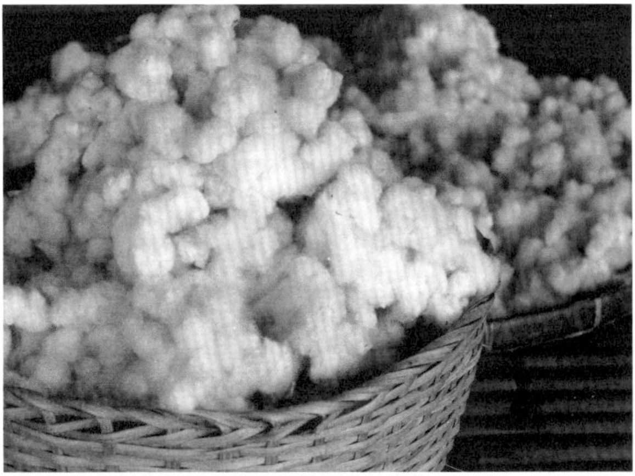

棉花採摘下來後，須將棉纖維與棉籽分開，此一手續稱之為軋棉，原來需用人工勞力處理，而印度人發明了稱為「Churka gin」的去棉籽機裝置，將印度普遍種植的「海島棉」棉絨和種子分離，大大節省人力。

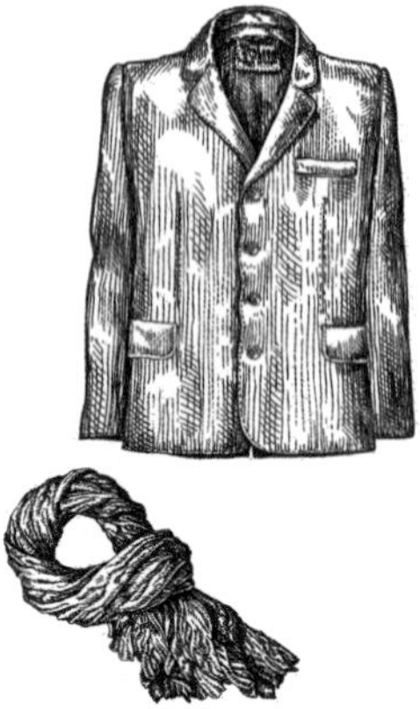

十八世紀的美國南方莊園主人們極力想發展棉花生意，發現美國內陸的環境氣候不適合當時普遍種植的海島棉生長，反倒是纖維較短、種子黏性較強的高地棉長得快又好。美中不足的是印度去棉籽機碰到高地棉就沒轍，棉籽難以剝離，黑奴手工勞動的技巧再高，也無法應付高地棉生產過程中人工成本過高、效率不彰的問題。直到年輕的機械天才伊萊惠特尼（Eli Whitney）在一七九三年發明適合高地棉使用的軋棉機，生產速率倍增，美國南方正式進入棉花的商業時代，高地棉所帶來的龐大商業利益改變了美國南方的社會發展、經濟生活，連奴隸制度都因此而死灰復燃，甚至變本加厲，有學者分析美國南北戰爭的起因與這台高地棉專用軋棉機有極大關係。

二十世紀末，基因改造棉花又重新在棉花漫長歷史添上新的篇章。除了先前提到的美國、印度、非洲與中國之外，全球產量第四的巴基斯坦，在二〇〇五年首次引進基因改造棉花，十年後該國三百二十萬公頃的棉花種植面積，其中有九成三為基因改造品項，主要為具有抗蟲特性的Bt棉花。

出現具有抗性棉鈴蟲的問題同樣困擾著巴基斯坦，農民只好繼續使用其他殺蟲劑。根據資料顯示，從二〇〇五年開放基因改造棉花到現在，巴基斯坦沒有一年的棉花產量超過二〇〇四年，顯見基因改造作物產量既未如宣稱的那麼高，反而還加深本國棉花產業對跨國企業專利權的依賴程度。

十八世紀的美國內戰到今日資本主義跨國農化公司在各國產棉生意上的角力，讓棉製品的生產製造加工，蒙上層層堪稱血腥污穢的黑幕。

說來諷刺，連結著這麼闇黑沉重的背景，但棉花以其纖維強度高、耐鹼性清潔劑

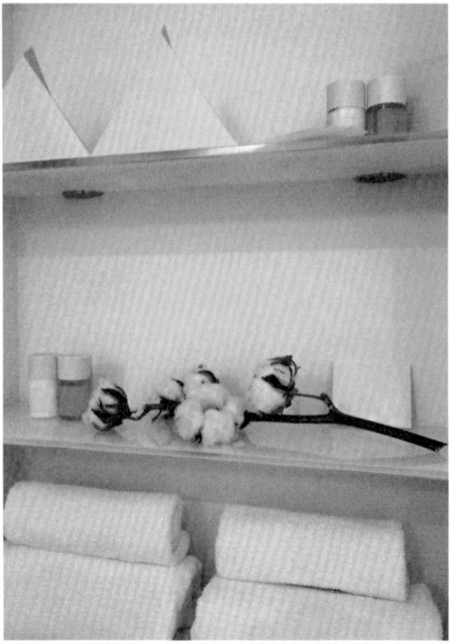

清洗、印染或消毒也不影響織物結構、吸水透氣和遇水更形強韌等特性，讓醫療用的滅菌敷料、紗布、棉花棒到清潔用的毛巾、手帕、口罩等都少不了它的存在。

常民生活裡，從頭到腳、從裡到外、從白天到夜晚…無論是帽子、衣物、鞋襪、貼身內衣褲、私密衛生用品、化妝棉、寢具、窗簾等物品中，棉製品更是無處不在。不只純棉產品廣受喜愛，棉與其他原料混紡的材質用途亦多且廣，價格競爭力也高。

CHAPTER 4

有鑑於種植棉花要使用大量的農藥，再加上基因改造技術帶來的負面影響，有機棉花逐漸被消費者所重視，越來越多的業者投入有機棉製品的市場，台灣也不例外。近年就有許多社會企業推出相關商品，如有機棉衣、口罩、手帕，到布衛生棉等女性衛生用品等等。另外，雖然不強調有機，但納入友善生態環境、考量勞動福利與利潤回饋當地等原則的公平貿易棉製品也越來越常見，這些都能提供消費者更多不同的選購需求。

5

棉籽油

在台灣原本默默無名的棉籽油，卻因為二〇一三年橄欖油混充事件而聲名大噪，事實上棉籽油因為具有味道穩定和價格便宜的特點，早就存於日常加工食品之中，例如洋芋片和冰淇淋中都會發現它的蹤跡，也是常用於料理烹調的植物性油品之一。

去除棉絮的棉籽經脫殼分離等手續後，再透過壓榨的方式取得粗製棉籽油；也可經過脫膠、脫酸、脫色、脫臘、脫臭等程序後得到精煉棉籽油。在工業用途方面，

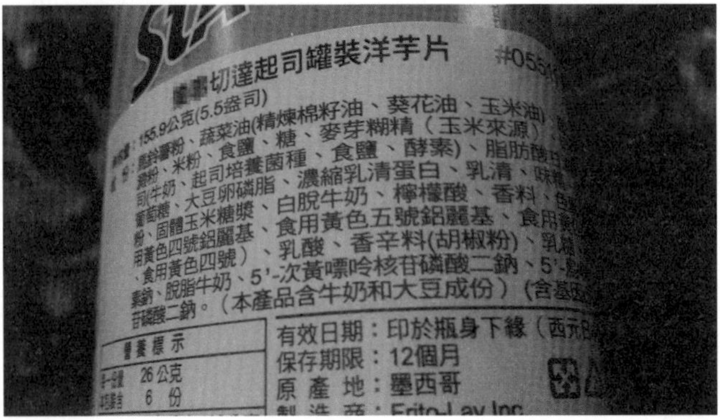

1

棉籽油常被當作潤滑油使用，如肥皂與化妝品便常見棉籽油成分；若作為食品，根據台灣的 CNS 國家標準，食用棉籽油必須是精煉過後的產品。

除了低價冒充引發喧然大波，棉籽油中是否含有健康疑慮的棉籽酚，亦成為爭論焦點。棉籽酚是一種由四個苯環所構成的多酚類，為自然存在於棉花的莖、葉子與種子中的植物抗毒素，可以用來幫助抵抗病蟲害的侵襲。二〇一六年七月，衛生福利部預告訂定「食品中污染物質及毒素衛生標準」草案，新增棉籽酚規定不得檢出，以已公開檢驗方法之定量極限為準，游離棉酚為 0.05 ppm，總棉酚為 1 ppm。

若以基因改造棉籽為原料的精煉棉籽油，屬於高層次加工品之一，由於最終已不含轉殖基因片段或轉殖蛋白質，作為單獨產品販售時須加註「本產品不含基因改造成分，但加工原料中含有基因改造棉籽」之說明字樣，不過添加於食品之中則無需特別標示。

圖1／校園午餐搞非基行動團隊提供

6

棉籽粕

棉籽粕為提煉棉籽油後的副產品，國際上多用來當成反芻泌乳動物飼料之原料，禽畜和寵物飼料中也常見含有榨油後剩下的棉籽粕，和玉米酒糟、花生粕、菜籽粕等一樣用來作為動物蛋白質如黃豆粉等替代來源，減低飼料成本。棉籽渣蛋白質成分高，但纖維含量也高，除了牛、羊等反芻動物消化功能較強，於飼料中添加分量可稍多，其他則不宜過量，我國飼料添加比例約百分之二到百分之七。

當二〇一四年二月「食品安全衛生管理法」修正通過之後，台灣分三階段落實基因改造食品全面標示；緊接著，隔年「飼料管理法」修正公布，要求國外基因改造飼料或飼料添加物，應由其研發業者向中央主管機關申請許可，經完成安全性評估等查驗合格發給許可證明文件後始得輸入、於國內販賣或使用；二〇一六年一月，行政院農委會發布「基因改造飼料或飼料添加物許可查驗辦法」，基因改造飼料也開始和食品一樣，受到法律的規範管理。

目前較少聽說飼料中添加棉籽粕會對動物產生顯著的健康危害，不過由於其來源是屬於具抗除草劑特性或殺蟲特性基因改造棉花，亦可能會有農藥殘留的風險疑慮。

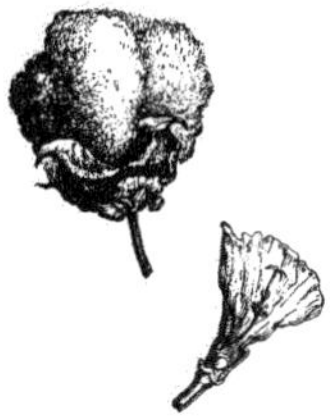

台灣研究菇類培育栽種的突破性發展在於研發出「太空包」，而進口棉籽粕（殼）則成為放入太空包當介質使用的廉價成分之一。二〇一三年爆發不肖廠商以低價棉籽油混充高價油的違法事件後，食藥署調查進口棉籽粕（殼）公司做菇類太空包的原料來源為印度、巴基斯坦和中國。雖未說明是否為基因改造，但該三國的基因改造棉花佔絕大多數，可合理推斷以基因改造品種為主。至於大量使用除草劑的棉籽粕（殼）殘餘農藥是否會經由太空包介質而影響菇類，則需更多研究了解實際狀況。

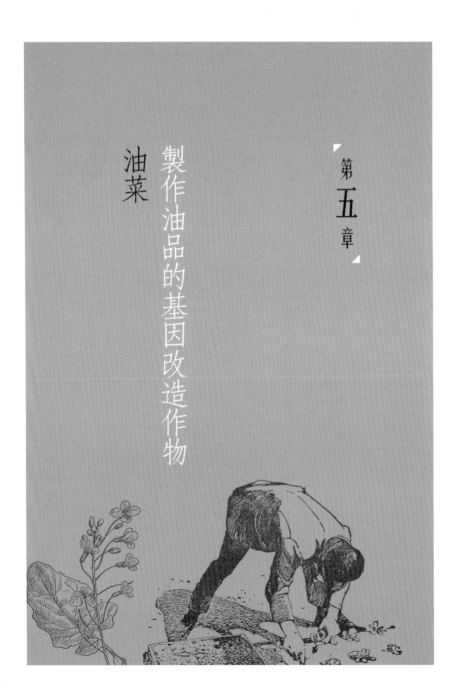

第五章

製作油品的基因改造作物

油菜

休完年假後的上班日，身體還保留著旅行的餘韻。

甩甩頭，還是該面對現實的生活。提早來到辦公室，打開電腦，收信匣裡上百封未讀信件，快速掃過一輪，目光突然停留在某行文字「歐盟禁用芥花油」，這怎麼可能嘛！自己才剛從那裏回來。不禁心想，網路流言還真是推陳出新，從美國宣布基因改造作物有毒、有黑肚臍的黃豆就是基因改造黃豆，到甜玉米和紫心地瓜都是基因改造品項，每每引發社群媒體瘋狂轉傳。

拉開抽屜，拿出當成儲糧的巧克力默默吃著，看著撕開的包裝紙，成分標示上清楚寫著「植物油（棕櫚油、芥花油）」。

目前全球主要油品大豆油、玉米油，來源幾乎皆為北美和中南美洲所種植的基因改造大豆和玉米，廣袤農地以企業化生產管理的作物成本非常低，配合著美國經貿外交的策略運用，基因改造作物製成的油品在各國飲食中扮演了極為重要的角色，也成為全球經貿期貨市場上的重點商品。

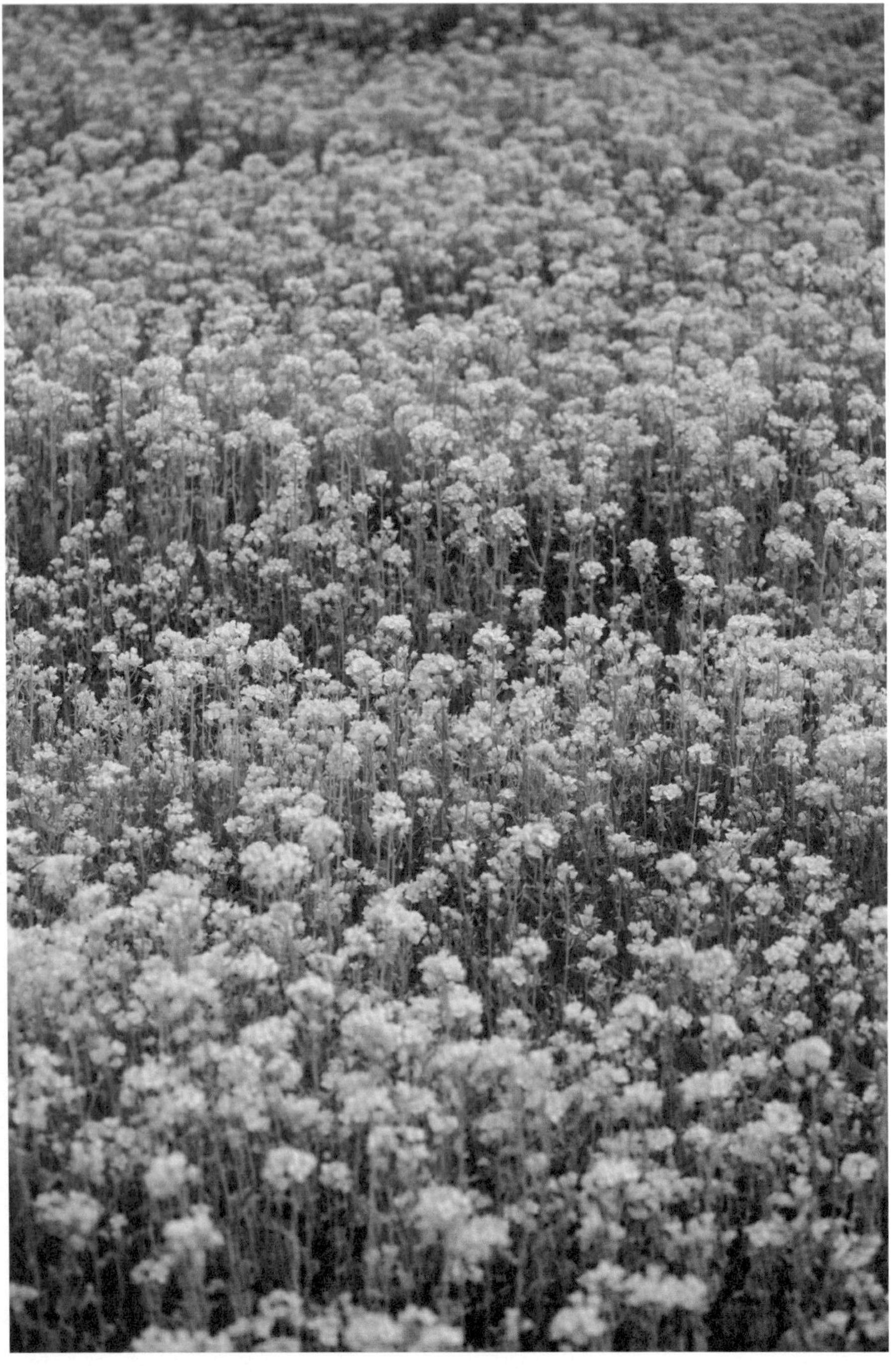

製作油品的基因改造作物　油菜

另外兩項主要基因改造作物則為棉花及油菜。

上一章提及棉花的棉籽能提煉棉籽油，另一項作物油菜亦可製成油品，那就是我們日常生活中常見的芥花油（Canola Oil）。除單獨販售之外，也會與其他油種，如葵花油或大豆沙拉油調和成新的產品，或是添加於餅乾或巧克力等加工製品之中。

首先來認識 canola 這個被創造出來的英文單字，它指的是一九七〇年代由加拿大科學家透過傳統育種的方式，降低油菜籽（rapeseed）中芥酸（erucic acid）與葡萄糖異硫氰酸鹽（glucosinolates）含量，而得到的一個低芥酸油菜品種，該字由「加拿大（Canada））+「油（ola）」構成，另有種說法是取「加拿大（Canada）+油（oil）+低（low）+酸（acid）」組合而成。

油菜籽是十字花科下的蕓薹屬，此屬包括了花椰菜、結球甘藍等多種常見的蔬菜，它具有百分之四十四左右的油脂含量，故成為優良的榨油原料。不過由於原本的菜籽油含有較高芥酸不適宜供人食用，直到低芥酸油菜出現之後，芥花油才開始成為廚房中常見的油品，以低飽和脂肪酸含量著稱。

嚴格來說，油菜（canola）與油菜籽（rapeseed）是不一樣的，前者必須符合芥酸含量低於百分之二和葡萄糖異硫氰酸鹽少於三十微莫耳／公克的標準，有時亦稱為「雙低油菜」或「雙零油菜（rapeseed 00）」。

油菜適合生長於氣候乾燥寒冷的地區，作物高度約一至一．五公尺，整片開滿黃色小花的田地景色令人印象深刻。依據聯合國糧食與農業組織（FAO）的統計資料，二〇一四年全球油菜產量約七千萬公噸，前五大國家分別為加拿大（一千五百五十萬）、中國（一千一百六十萬）、印度（七百八十萬）、德國（六百二十萬）和法國（五百五十萬），總計佔全球產量的百分之六十六。

除煉製成食用油品外，油菜亦被應用於其他非食品用途，像是潤滑油、印刷使用的植物油墨或生質柴油。二〇〇五年，台灣農委會就曾配合經濟部能源局推動生質柴油計畫，挑選向日葵、油菜與大豆三種油源作物，在北中南的休耕農地上進行小規模的試種計畫。

至於榨油後剩下的油菜籽粕，因為富含蛋白質，亦可當作動物飼料之用。

1

基因改造油菜

全球主要選擇阿根廷甘藍型油菜（Argentine Canola/*Brassica napus*）進行基因改造工程。一九九五年，孟山都首支具有抗嘉磷塞特性的基因改造油菜面市，號稱可以減少除草劑的使用，並降低種植的成本。

一九九六年，美國與加拿大開放商業化種植基因改造油菜，直到今日，兩國境內已有超過九成以上的油菜屬於基因改造品項。基因改造油菜目前是加拿大核准種植的四項基因改造作物之一，同時為僅次於小麥的第二大經濟作物。

二〇〇三年，澳大利亞主管機關接連核准拜耳公司的抗除草劑固殺草（glufosinate-ammonium）與孟山都的抗除草劑嘉磷塞基因改造油菜，引發輿論爭議，因為油菜不僅是該國重要的經濟作物，而且也常被種植小麥的農友在休耕時拿來作為改善土壤之用。二〇〇八年，維多利亞州與新南威爾斯州首開先例種植基因改造油菜，西澳大利亞洲則於二〇一〇年跟進。

根據國際農業生物技術應用推廣協會（ISAAA）公布的資料，二〇一五年全球油菜種植面積為三千六百萬公頃，其中有八百五十萬公頃為基因改造品項，比例約為百分之二十四。而與其他基因改造作物相比，油菜僅次於黃豆、玉米及棉花，約佔全球基因改造作物種植面積的百分之五，種植國家為美國、加拿大、澳大利亞和智利。

不過在基因改造油菜開放種植之後，各地陸續傳出污染事件，凸顯基因改造作物在管理規範上的困境。一九九八年加拿大農民波西施梅哲（Percy Schmeiser）對抗孟山都事件、二〇一〇年澳大利亞農民史提夫馬許（Steve Marsh）指稱自家有機田遭受污染，以及二〇一〇年阿肯色大學、北達科他州立大學、加州州立大學和美國環境保護署科學家聯合出版的研究報告指出，北達科他州有八成野生油菜驗出耐除草劑基因。

傳統基因改造作物威脅仍在，新的基因工程生物更蓄勢待發。位於美國聖地亞哥的 Cibus 公司，研發出

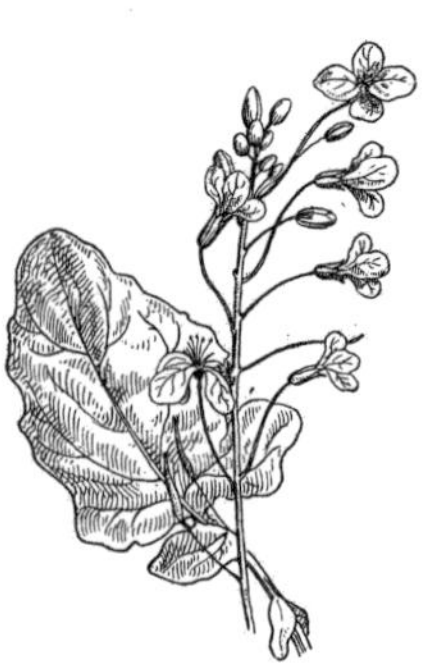

採用基因編輯技術的抗磺醯脲除草劑（SU）油菜，北達科他州和蒙大拿州的農民已先行試種。該種基因編輯油菜業通過加拿大主管機關的核准，預計二〇一七年開放種植，

但是在美國，使用基因編輯技術的生物並不受到傳統基因改造生物法令的規範，至於加拿大與歐盟更尚未制定相關規範。基因編輯生物會對環境生態與人體健康帶來什麼樣的後果，目前仍有待進一步觀察。

2

污染事件

加拿大

自從一九九六年加拿大開放種植孟山都抗嘉磷塞基因改造油菜之後，農民們就必須每年支付購買基因改造種子的費用，其中還包括專利權的使用費。一九九七年，加拿大農民波西施梅哲使用嘉磷塞去除自家農田附近電線桿與道路旁的雜草時，意外發現居然有一些油菜能抵抗除草劑而存活下來。於是他就將這些油菜的種子另外保存下來，等到隔年再種。

一九九八年，施梅哲被孟山都公司稽查員發現私自種植基因改造油菜，要求他補繳相關專利權費用。他宣稱是被鄰近農民種植的基因改造油菜所污染，而自己有權留下田裡的種子，因此拒絕繳納。八月，孟山都一狀告上法院，認為他侵犯種子專利。之後，施梅哲反告孟山都毀謗、非法侵入與污染作物等罪名。

這是一場被視為小蝦米農民對大鯨魚農企業的戰役。施梅哲在法院上反駁，孟山都只擁有單獨基因的專利權，而作物由基因組成，是屬於更高的生命形式，孟山都沒有權利要求植物本身的專利，他沒有做錯任何事情。

二〇〇四年，加拿大最高法院以五票贊成四票反對，最後判決孟山都勝訴。支持的法官認為，即使一九九七年施梅哲的田地確實遭受鄰田污染，但是隔年他的油菜田有超過百分之九十五的基因改造品項，明顯是刻意重複使用基因改造種子，此舉侵犯了孟山都公司的專利權。不過，施梅哲也並非全盤皆輸，因為法院認為他並沒有因為侵權而獲得實質利潤，不必支付孟山都要求的賠償費用。

此一判決對全球生物產業和農民權利有著關鍵性的影響。因為孟山都原本擁有的專利權範圍是基因與插入基因的方法，現在則延伸至整株植物。

二〇〇七年，施梅哲夫婦獲頒有另類諾貝爾獎之稱的「典範生活獎（Right Livelihood Award）」，表彰他們勇於對抗大企業的生物專利權，在捍衛生物多樣性與農民權利上所做出的貢獻。

澳大利亞

在地球的另外一端，澳大利亞自二〇〇八年以來發現許多道路周遭的農田遭受基因改造油菜污染，綠色和平組織則於蜂蜜樣本中發現基因改造油菜花粉。從二〇一〇年起纏訟六年，最近剛被宣判敗訴的西澳大利亞有機農民史提夫馬許一案，為近年極具代表性的事件。

二〇一〇年，馬許表示鄰居兼童年好友麥可巴克斯特（Michael Baxter）所種植基因改造油菜污染了他的有機田，導致有機認證被取消，因為澳洲有機認證制度對基因改造成分是採取「零容忍」的做法。他提起訴訟，要求巴克斯特需支付八萬美金的損害賠償金額。

不過，對於官司指控，巴克斯特也有話要說。他宣稱由於馬許從事有機種植，不使用農藥，但馬許的田地有紅蜘蛛、蚜蟲、世界上所有的疾病，自己一直都在承受這些可能越過柵欄而來的病蟲害風險。此外，對於外界指責他在這場官司中接受孟山都公司提供的資金，巴克斯特則解釋這筆錢純粹是向該公司的一項借貸，他認為這和馬許接受其他團體提供的資金援助沒什麼不同。

二〇一四年五月，法院宣判馬許敗訴，他不但無法拿到賠償金，還必須負擔八十萬美金的訴訟費用。九月，馬許不服判決再度上訴。二〇一六年二月，經過長達六年的官司纏訟之後，馬許最終還是沒能贏得勝利。

從施梅哲到馬許，訴訟結果均顯示，在面對基因改造作物污染風險時，種植一般作物的農民處於相對弱勢地位，農企業公司甚至能反過來控告土地被污染的農民侵犯專利權。根據估計，一九九七年至二〇一〇年間，孟山都就以這個理由，提出至少超過一百起的專利權官司，指控農友未獲得許可就擅自使用屬於孟山都公司的種子。

從經濟層面來看，基因改造油菜有害於澳大利亞的油菜產業。民間團體澳大利亞無基改聯盟（GM-Free Australia Alliance）表示，歐盟是澳

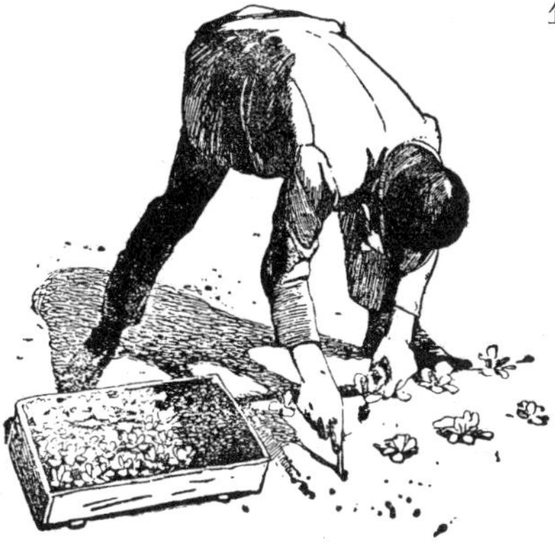

大利亞油菜的主要購買者，比起基因改造油菜，他們願意為每公噸非基因改造油菜多付出七十元美金的價格。然而，這些高利潤出口產值正遭受到基因改造作物的污染威脅。

美國

二〇一〇年，在一場研討會上，來自阿肯色大學的生態學家表示，生長於美國北達科他州馬路旁的野生油菜，在四百零六個取樣中，有百分之八十六的樣本檢驗出含有抗除草劑的基因。科學家們表示，這些具有抗除草劑特性的油菜在野外應不會較占優勢，但可以肯定基因改造油菜確實已四處飄散。

二〇一三年八月，美國奧勒岡州州長簽署一項種植禁令，規定直到二〇一九年之前，威拉米特河谷保護區（Willamette Valley Protected District）不得商業化種植基因改造油菜，以保護當地的傳統種子。威拉米特河谷是全球重要的種子產區，自一九九〇年代就被列入保護，然而奧勒岡農業部門居然為了要增加生質燃料的產量，試圖在此地栽種基因改造油菜，自然引起民間團體與農友的群起反彈。

從加拿大、澳大利亞到美國的這些指標性事件來看，牽涉層面包含作物污染、種子專利權、生物多樣性、農藥施用與政府監管機制等等面向，生產者與消費者顯然只能被動因應。可以想見，只要農企業持續掌握基因工程生物的專利權，不論是農民、消費者甚至是第三世界國家，都將受制於這些富可敵國的跨國公司，任其遊走於政界、商界與學術界之間無往不利。

3

台灣現況

說到油菜，一般人腦海中馬上會浮起冬日裡一片鮮黃的油菜花田。事實上，這些多是農民種植用來改善土壤與肥力的綠肥作物，而非供生活飲食之用。根據行政院農委會的統計資料，二〇一五年台灣栽種綠肥作物油菜的面積為九千四百公頃，產量為十五萬二千七百公噸。

台灣目前並未開放種植基因改造油菜，不過自二〇一五年起允許進口供食品原料之用的基因改造品項，截至目前共核准七種基因改造油菜，全都為具有抗除草劑特性的品種。

二〇一六年七月底，衛生福利部將基因改造油菜與甜菜增列貨品分類號列，使其可以比照基因改造黃豆及玉米，分類統計管制進口來源與數量。

衛生福利部審核通過之基因改造食品原料——油菜

項次	產品類型	品名	申請者	核准日期	有效期限
1	單一品系	耐除草劑 基因改造油菜	台灣拜耳 股份有限公司	2015/1/20	2015/1/20
2	單一品系	耐除草劑 基因改造油菜	台灣拜耳 股份有限公司	2015/4/19	2020/4/19
3	單一品系	耐嘉磷塞 基因改造油菜	香港商孟山都 遠東股份有限 公司台灣分公司	2015/4/19	2020/4/19
4	單一品系	耐除草劑 基因改造油菜	香港商孟山都 遠東股份有限 公司台灣分公司	2015/4/19	2020/4/19
5	單一品系	耐嘉磷塞 基因改造油菜	台灣杜邦 股份有限公司	2015/5/25	2020/5/25
6	混合品系	混合型 基因改造油菜	台灣拜耳 股份有限公司	2015/5/25	2020/5/25
7	混合品系	混合型 基因改造油菜	台灣拜耳 股份有限公司	2015/11/12	2020/11/12

ⓘ 資料來源：衛生福利部（查詢日期：2016 年 9 月 3 日）

4

芥花油

以油菜為原料的食用油品，在台灣普遍稱之為芥花油，可用作廚房料理用油、酥油和人造奶油等。

芥花油是藉由碾碎油菜籽，經過加熱和一系列加工程序而得到的油品。在國家標準CNS271中規定，精製芥花油必須經過脫膠、脫酸、脫色與脫臭等步驟，且油品品質與特性須符合精製油的標準。

網路上長期流傳一則宣稱歐盟以危害人體健康為由禁用芥花油的訊息，事實上該則傳言純屬子虛烏有。台灣衛生福利部食品藥物管理署就曾發布聲明表示，目前尚無科學證據證明芥花油對人體有害，且歐盟從來未曾發表禁用聲明，芥花油仍是全球常見的烹調食用油之一。

依據目前台灣的基因改造食品標示制度，以基因改造油菜為原料的芥花油屬於高層次加工品，若以單獨型態出現，就應加註「最終產品已不含基因改造成分，但加工原料使用基因改造油菜」等字句說明。不過若是添加入如奶粉、餅乾或罐頭等產品時，則無需特別標示。

另外，台灣法律上對於非基因改造食品原料並未強制要求標示，也就是說廠商可以自由選擇標示與否，因此若看見芥花油產品沒有特別說明，在合乎法律的一般情況下，原料應為非基因改造品項，否則就是違法。不過，隨著這幾年非

1

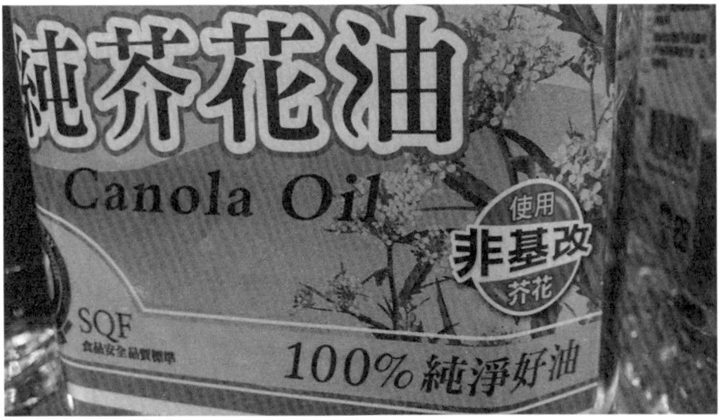

圖1／校園午餐搞非基行動團隊提供

基因改造食品的消費浪潮，多數廠商會選擇在瓶身明顯處註明使用非基因改造芥花。

芥花油與之前談過的沙拉油、玉米油及棉籽油一樣，若是以基因改造原料，雖然比起豆腐或豆乾這種初級加工製品，對人體的健康風險相對來說較小，但考量其對於生態與社會的影響，還是應該盡量避免購買與食用。

1

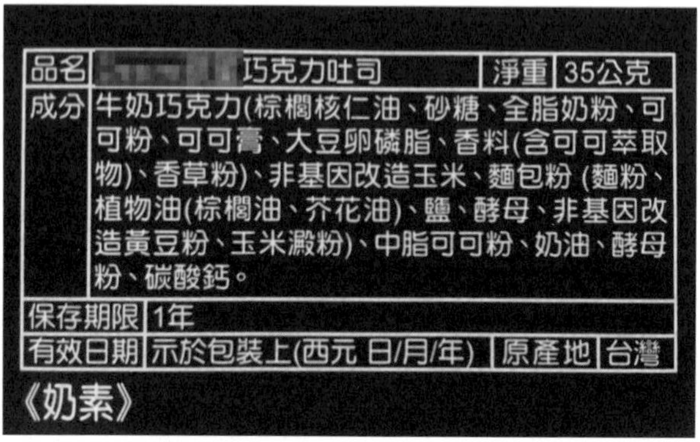

品名	▓▓▓▓▓ 巧克力吐司	淨重	35公克
成分	牛奶巧克力(棕櫚核仁油、砂糖、全脂奶粉、可可粉、可可膏、大豆卵磷脂、香料(含可可萃取物)、香草粉)、非基因改造玉米、麵包粉(麵粉、植物油(棕櫚油、芥花油)、鹽、酵母、非基因改造黃豆粉、玉米澱粉)、中脂可可粉、奶油、酵母粉、碳酸鈣。		
保存期限	1年		
有效日期	示於包裝上(西元 日/月/年)	原產地	台灣

圖1／校園午餐搞非基行動團隊提供

5

油菜籽粕

油菜籽粕（canola meal）為榨油之後剩下的原料，因含有較低的葡萄糖異硫氰酸鹽，再加上具有豐富的蛋白質，很適合讓動物食用，多以粉料散裝或壓成顆粒狀型態出售，成為豬隻、禽類、水產、反芻動物與水產動物飼料。

根據統計，油菜籽粕已經位居大豆粕之後，第二大動物飼料中的植物粕成分。在二〇一五／一六年，全世界油菜籽粕的產量為三千九百萬公噸，直逼二〇〇三年的一倍數量，主要生產國依序是歐盟、中國、北美和印度。

不過，加拿大與美國種植的油菜幾乎都屬於基因改造品項，因此北美生產的油菜籽粕，有很高的機率含有基因改造成分。目前添加基因改造油菜籽粕或大豆粕飼料所餵養產出的動物肉品，出售時並不用貼上基因改造標籤，因此有越來越多的消費者基於反對基因改造作物為由，要求畜牧業者採用非基因改造飼料。

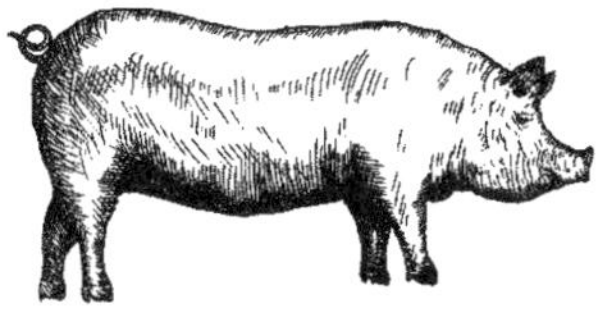

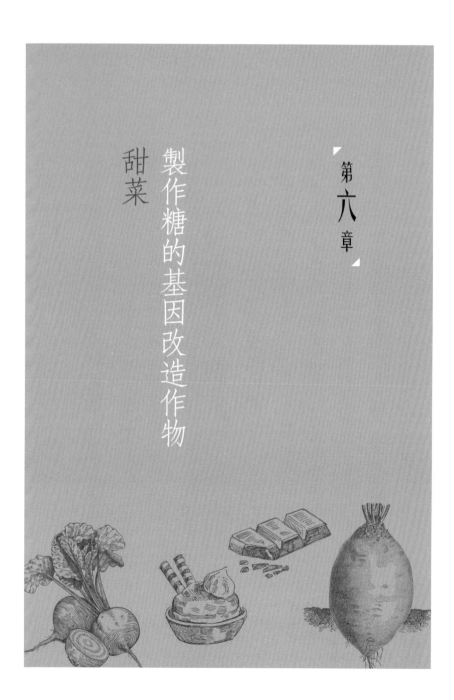

第六章

製作糖的基因改造作物

甜菜

清晨醒來，把昨天逛市集買的甜菜根放入食物料理機，再從冰箱拿出前幾天吃剩鳳梨和小黃瓜，榨成一杯甜甜的蔬果汁，這可是當紅的健康聖品。

喝著酸甜適口的紅紫色養生飲品，隨手翻著朋友送的雜誌，內文是關於全球基因改造作物與食品的爭議。原來基因改造食品除了為人熟知的黃豆和玉米，還包括製成棉籽油的棉花與芥花油來源的油菜啊，在心裡默默暗自記下來。

突然，眼角餘光一掃，發現美國普遍種植的基因改造作物除了這四樣之外，還出現一個熟悉的名字——「甜菜」。咦？和手上這杯飲料有關係嗎？

說到甜菜，大家或許會直覺想到近年養生健康新寵、常可在市面看見的紫紅色甜菜根（garden beet）。甜菜在分類上歸類於藜科甜菜屬，分有野生與栽培兩種，後者又可依據人類利用部份區分為葉用與根用甜菜兩項。

常見的葉用甜菜為俗稱美國菠菜的紅甜菜（red chard），而我們熟悉的甜菜根與本章討論供作製糖之用的糖用甜菜（sugar beet），兩者並不相同，但都屬於根用甜菜的種類。

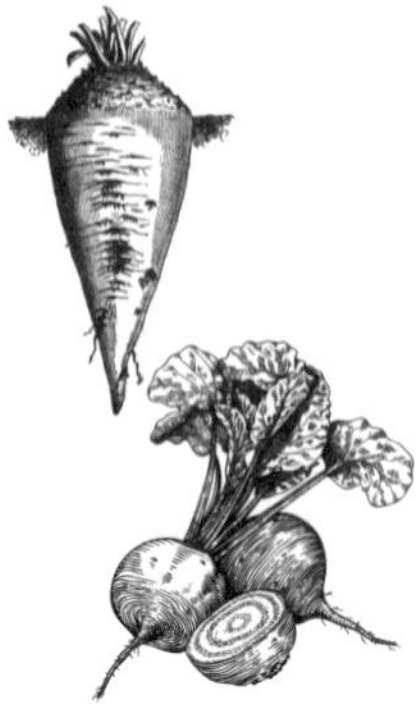

甜菜主要生長於氣候涼爽的地區，北美、俄羅斯、歐盟、土耳其、烏克蘭、伊朗、日本和中國等地區常見其芳蹤。根據聯合國糧食與農業組織二〇一四年統計資料得知，全球甜菜總產量約為二億六千六百八十三萬公噸，產量最多的前五大國家為法國（三千七百六十三萬）、俄羅斯（三千三百五十一萬）、德國（二千九百七十八萬）、美國（二千八百四十七萬）與土耳其（一千六百五十七萬），合計約佔全球產量的百分之五十四。

甜菜根部有約百分之十五至十七的含糖量，在經過一連串的處理程序之後可提煉成為食用的糖，剩餘部位則可以當成動物飼料。依台灣國家標準 CNS 206 中的蔗糖（sugar），指以甘蔗、甜菜為原料，再經加工處理製成之產品。

糖的來源仍以甘蔗為最大宗，甜菜糖約占全球生產量的百分之二十。不過由於美國和加拿大普遍種植基因改造甜菜，因此甜菜糖成為北美加工食品中常見的成分。

1 基因改造甜菜

不同於先前所述基因改造黃豆、玉米、棉花與油菜早在一九九六年就核准商業化種植，由孟山都公司研發首支可抵抗除草劑嘉磷塞的 KM-000H71-4 基因改造甜菜，遲至二〇〇五年才通過美國農業部的審核，然而不過短短五年時間，二〇一〇年全美百分之九十五的甜菜已屬於基因改造品項。

實際上孟山都並不直接販售抗嘉磷塞基因改造甜菜，而是核發專利使用取可給其他的甜菜種子公司。

目前全球核准的基因改造甜菜有三個品項，全都具有抗除草劑的功能，兩個品項與孟山都公司有關，另一個則是由德國拜耳公司所研發，種植國家為美國與加拿大兩處。

由於傳統甜菜在種植時，田間雜草令農民感到非常困擾，不論是利用機械、除草劑或是人工方式除草，對生產者來說，負擔很大。因此，抗除草劑的基因改造甜菜

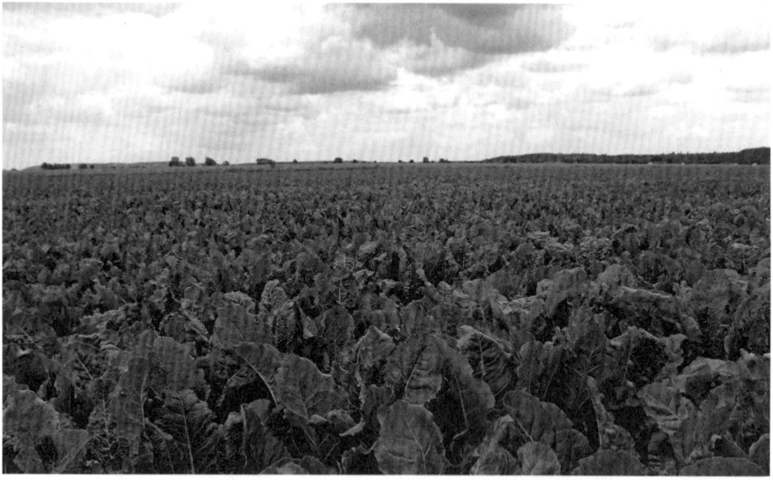

推出時，便以能節省時間並降低生產成本為宣傳口號。

然而，基因改造甜菜交叉授粉的污染疑慮一直甚囂塵上。二〇〇八年，美國民間團體就以易造成污染為由，狀告美國農業部違法通過基因改造甜菜的商業化種植許可，這起官司直到四年後美國農業部重新完成環境影響評估報告才宣布落幕；污染疑慮也加深種植有機與基因改造作物雙方農民的嫌隙，有機農民抱怨光是田地附近有人種植基因改造作物，自家的作物銷售就會受到影響。

另外一項擔憂則是抗嘉磷塞的基因改造作物都會出現除草劑濫用的問題，一旦農民普遍種植，嘉磷塞不僅影響環境生態，也會傷害生產者與消費者的健康。還有，這亦代表不論是種子的專利權還是嘉磷塞的販售權，都被牢牢掌握在孟山都這間公司手上，農民與消費者形同任憑宰割。

以基因改造甜菜為原料的食品，例如添加於食品中的甜菜糖和甜菜糖漿或是動物吃的飼料，在全球主要的消費市場，日本、歐盟、墨西哥、韓國、澳大利亞、紐西蘭、俄羅斯、中國、新加坡和菲律賓等國家都已通過主管機關的安全審核。

2

核准爭議與公民行動

二〇〇七年，基因改造甜菜與種子首度面市。隔年，對於來勢洶洶且擴散速度驚人的基因改造甜菜，美國民間團體「食品安全中心（Center for Food Safety）」、「山巒俱樂部（Sierra Club）」聯合其他民間組織，共同向法院提起訴訟，他們認為基因改造甜菜容易與傳統甜菜交叉授粉造成汙染，因此具狀控告美國農業部動物與植物檢疫局（APHIS）的批准是違法之舉。

二〇〇九年，傑佛瑞懷特（Jeffrey White）法官裁定美國農業部在沒有妥善評估環境影響與社會經濟衝擊效應下，率爾允許基因改造甜菜的商業化生產，已顯然違反聯邦法律。隔年，懷特法官要求美國農業部須先完成環境影響評估報告，才能據此討論基因改造甜菜的管制規範，而在此之前應全面禁止種植基因改甜菜。由於當時基因改造品項甜菜已將近佔據美國九成五的甜菜田面積，這項判決對於食品產業影響甚大，不過美國農業部卻依舊許可農民種植當季基因改造甜菜。十月份，懷特法官下令剷除已經種植的基因改造甜菜田，但後來暫緩執行，以讓農業部與孟山都公司有時間進行上訴。

二〇一二年，美國農業部終於完成環境影響評估，這才解除抗除草劑基因改造甜菜的管制措施。

基因改造甜菜上市短短的幾年間，風行草偃的快速滲透至美國食品產業鏈，由孟山都公司所研發主導的基因改造品系在美國幾乎已全面攻佔糖用甜菜生產端，影響勢力之大可想而知，也難怪就算法院頒布禁令，孟山都猶然我行我素。

二〇一三年三月，美國總統歐巴馬簽署「農民保證法案（Farmer Assurance Provision）」，被反對者批評為「孟山都保護法（Monsanto Protection Act）」，該法案規定聯邦法院無權制止有疑慮的基因改造種子上市，就像懷特法官的判決。而更誇張的地方在於，此項法案即是由參議員和孟山都公司共同起草。歐巴馬總統此舉引發民間消費者團體的不滿情緒，更加坐實外界對孟山都公司長久以來操控美國政治的懷疑。最後，該項法案的有效期只維持短短六個月就宣告落幕。

從禁種基因改造甜菜判決被推翻到短暫存在的「孟山都保護法」，一連串事件激化美國消費者心中對基因改造作物的反感。緊接著，加州要求基因改造食品強制標示的《加州第37號提案》公投，以百分之五十三否決對上百分之四十七同意的結果功虧一簣，於是，譚咪卡那以一位平凡母親的身分，在臉書上登高一呼，號召大家一起上街遊行反對孟山都，竟成功喚起全球各大城市共同響應。之後，每年五月第三個周六固定舉辦「反孟山都遊行」，成為近年最大規模的國際反基改倡議行動。

估計美國目前約有六成左右的糖的來自甜菜，而其餘則來自甘蔗。然而，基因改造甜菜的優勢正逐漸被甘蔗追上，甚至有逆轉的趨勢。

約莫八年前開始，許多在美國明尼蘇達州、北達科他州、密西根州和愛達荷州的農民，決定選擇種植基因改造甜菜。

但沒有人料想得到，近年全球消費者質疑基因改造食品聲浪日趨高漲，讓許多食品公司改弦易轍採用非基因改造食品原料。由於美國的甜菜糖絕大多數為基因

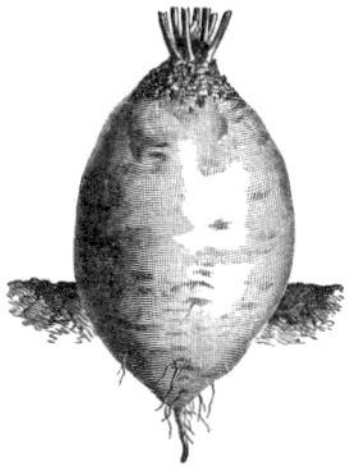

改造品項，因此佛羅里達州、路易斯安那州或美國以外地區種植甘蔗所提煉的糖，變得炙手可熱。基因改造甜菜糖持續流失客戶，反觀甘蔗糖則因需求陡增面臨產品短缺，根據目前的價格來看，全面替換非基因改造甘蔗糖，商品的成本將會上漲百分之十至百分之十五。

最著名的例子是美國知名食品公司Hershey's，先是宣布二〇一五年底前，旗下明星商品Milk Chocolate Bar與Kisses巧克力，原料將改用未注射rGBH生長激素乳牛的牛奶，與用甘蔗糖取代甜菜糖，因為全球至今並沒有基因改造甘蔗。之後又再度加碼，發下豪語表示到二〇一六年底為止，旗下商品將完全不使用基因改造甜菜糖。

然而，基因改造甜菜的支持者解釋，甜菜糖和甘蔗糖都是糖，不僅外觀、口味或是安全性上都是相同的，討厭基因改造甜菜糖毫無道理。種植甜菜的美國農民則宣稱種植抗除草劑的基因改造甜菜，處理雜草的成本顯著降低，回歸傳統甜菜則意味將施用更多農藥，對環境生態反而造成更多傷害。他們積極至華盛頓進行遊說，更聘請女性農民或農民的妻子於社群媒體上發表意見，目標鎖定實際握有購買食物權力的婦女族群們，向她們解釋基因改造甜菜糖實際上與一般甘蔗糖無異，而且更有益環境。

當今消費意識轉向支持有機與友善環境作物、厭惡跨國企業惡行惡狀，再加上交叉授粉汙染疑慮未消，基因改造甜菜糖的支持度預料將會持續下探。

3

台灣現況

二〇一五年十二月十四日，立法院三讀通過基因改造食材禁入校園政策，但諷刺的是就在同一天，衛生福利部食品藥物管理署核准孟山都公司研發抗嘉磷塞基因改造甜菜進口，國際統一編碼為KM-000H71-4，有限期限為五年。

這讓台灣核准進口之基因改造作物種類從原本的黃豆、玉米、油菜和棉花之外，又增加到第五項。

衛生福利部審核通過之基因改造食品原料——甜菜

項次	產品類型	品名	申請者	核准日期	有效期限
1	單一品系	耐嘉磷塞基因改造甜菜	香港商孟山都遠東股份有限公司台灣分公司	2015/12/14	2020/12/14

ⓘ 資料來源：衛生福利部（查詢日期 2016 年 9 月 3 日）

然而，首度開放新種類基因改造食品原料進口如此重要的資訊，食品藥物管理署卻未在第一時間發布公告周知大眾，反而是在二〇一六年一月二日，筆者至「食品藥物消費者知識服務網」查詢台灣核准進口的基因改造食品原料種類時，因為需要分類統計之故，於逐項檢視列表項目才驚覺甜菜竟已獲准許可，並即時揭露於所經營的部落格與臉書粉絲頁面，提供予關心食品議題的公眾知悉。當時查詢系統甚至還尚未增設「甜菜」選項，僅列出黃豆、玉米、甜菜和棉花等原有的四項，不過一月八日再度查詢時已增設甜菜項目。

這一小段插曲不由得讓人回想起二〇一五年基因改造棉花與油菜開放進口時，也是靜靜悄悄無人知悉，直到媒體報導披露後民眾才獲知訊息。

隨後，在食品藥物管理署公布的「基因改造食品標示規定問答集更新版」中，針對直接使用基因改造食品原料，於最終產品已不含基因轉殖片段或轉殖蛋白質的高層次加工品，在原有的黃（大）豆油、醬油、玉米油、玉米澱粉、玉米糖漿、棉籽油和芥花油等七項之外，新增甜菜糖與甜菜糖漿，共計九項須標示基因改造相關規定之字樣。

不過要特別注意的是，只有使用基因改造甜菜原料製成單獨販售的甜菜糖或甜菜糖漿需要加註「最終產品不含基因改造成分，但加工原料使用基因改造甜菜」說明，若是添加入如餅乾和巧克力等等食品，並不需要特別標示。

1

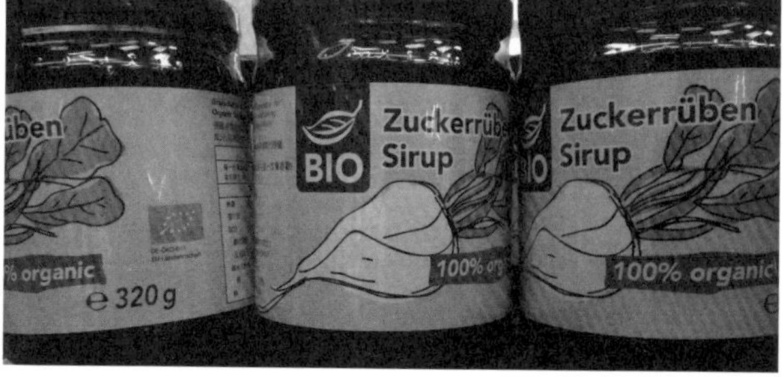

圖1／校園午餐搞非基行動團隊提供

4

甜菜糖

甜菜採收完畢交由卡車運送至工廠，清洗乾淨之後先切成薄片或細絲，增加接觸表面積。接著放置於擴散器（Diffusers）中與熱水一同攪拌，再經過萃取、加壓、碳酸化（carbonation）、煮沸與蒸發程序後，最終得到白色粉末的甜菜糖。

台灣市面上，我們較少有機會看到一整包甜菜糖，不過在進口的餅乾與零食中很有可能出現它們的蹤跡。

此外，國人喜愛旅遊的北海道，亦是日本有名的甜菜產區。除了製成單獨甜菜糖販售或添加於糖果之中，甚至還有廠商以甜菜糖為原料，混合椰子油與葡萄籽油等油品，研發推出肌膚保養與美妝商品。

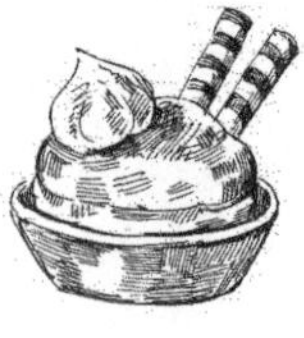

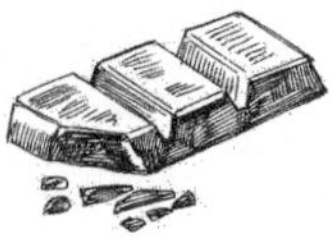

5

甜菜粕

甜菜提煉出糖後的剩餘物質，經過乾燥後即會得到甜菜粕。通常會被壓成顆粒或薄片狀，一般多混在馬匹食用的乾草之中，作為牲畜飼料之用。它擁有高量的纖維素，而且事實上含糖量非常的少，對馬匹來說是相當營養的食品。

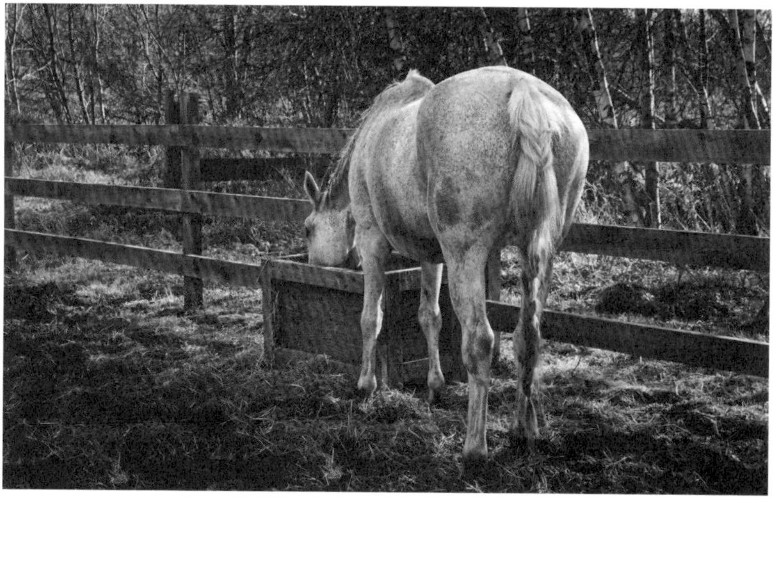

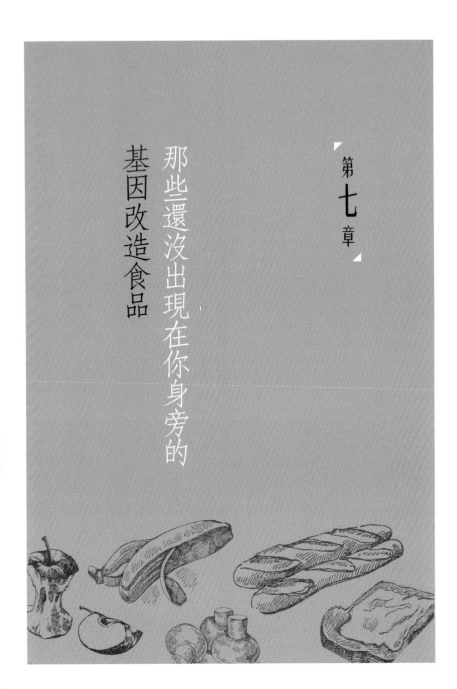

第七章

那些還沒出現在你身旁的基因改造食品

周末上午，揉著惺忪雙眼走進住家旁的小咖啡館，打著哈欠點了一份菜單上的早午餐，鮪魚薯泥土司三明治、義式油醋蔬果沙拉，附上一杯手沖研磨咖啡，看起來不僅可以餵飽早已飢腸轆轆的身體，似乎還能撫慰熬夜趕稿的疲憊心靈。

右手拿著三明治，左手滑著手機，臉書塗鴉牆突然出現一則新聞，讓我停下動作。「美國華盛頓州發現違法種植的基因改造小麥」　不會吧，前年和去年都有相同的污染事件，今年又來一次？轉頭看著手上那份咬了一口的三明治，淺淺地嘆了口氣。雖然明白用來製作手上這份三明治土司的麵粉原料不太可能是基因改造小麥，而鮪魚片和馬鈴薯泥也都是非基因改造的。

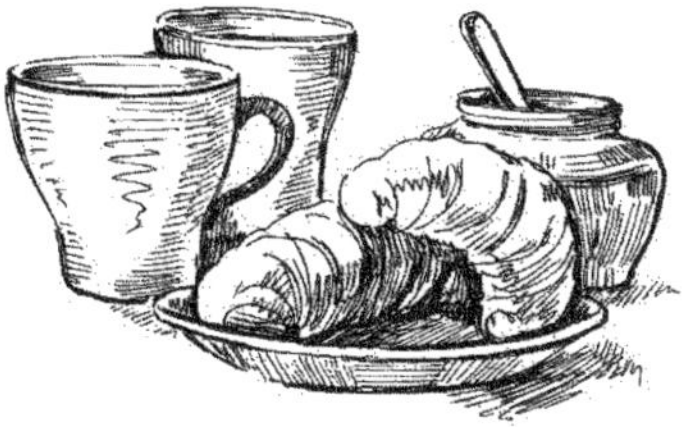

擱下手機，默默地拿起叉子吃起水果沙拉，紅皮蘋果、乳白香蕉、金黃玉米、淺棕色蘑菇、艷紫高麗菜與翠綠小黃瓜錯落繽紛。抬頭看見櫃檯前小黑板寫著「本店全面使用非基因改造黃豆和玉米」，稍微鬆了口氣，即使在遙遠的地球彼端國度，基因改造蘋果與馬鈴薯已經被推上市場販售，而且農企業公司正磨刀霍霍針對香蕉和蘑

菇進行新一波的基因改造工程。

這一切雖然都還未在台灣發生，但會不會有天醒來，這份早午餐全被基因改造食品攻陷？機會不是沒有，而且看來步步逼近。

一面喝著那杯公平貿易認證的咖啡，一面想著很多人與組織正努力透過各種方式改善世界上的貧窮與飢餓問題，但是基因改造作物不該是唯一選項。我們能阻止基因改造作物統治這個世界嗎？只要行動，都是有希望的吧！

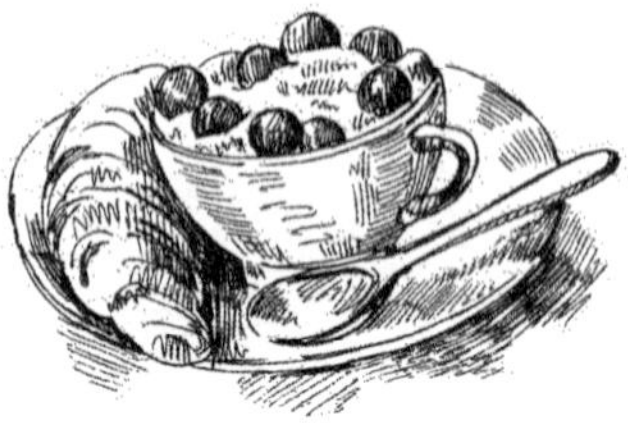

走出咖啡館，發現附近的傳統早餐店悄悄掛起「本店採用非基因黃豆」布條，笑了笑，決定用新台幣支持他的決定，但是得告訴老闆宣傳字眼要改成「非基改黃豆」才是正確的，免得被人檢舉，這可是要罰錢的。

1 鮭魚

苦守寒窯二十年

莎弗番茄和水優鮭魚，可說是基因改造生物歷史上的傳說。前者於一九九四年上市，成為全球首項商業化上市的基因改造食品，卻在作物特性不如預期與公司經營不善的雙重打擊之下，短短兩年內銷聲匿跡；至於後者，幾乎與莎弗番茄同時研發成功，但苦等二十年遲遲未能拿到核准許可，成為只聞樓梯響的經典案例。

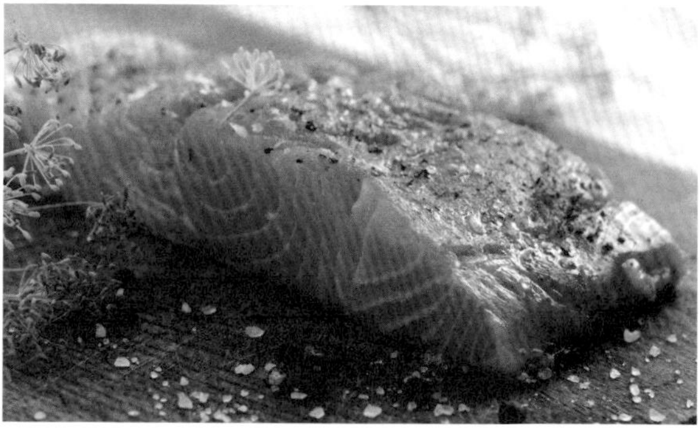

1

圖1／校園午餐搞非基行動團隊提供

水優鮭魚是由北美水賞科技（Aqua Bounty Technologies, ABTX）公司所研發，將身形龐大的帝王鮭魚和具抗凍能力的大洋鱈魚兩者的基因轉殖入大西洋鮭魚（Atlantic Salmon），讓其具有抗凍能力可於寒冷的冬季持續生長，故原本需要約二十四至三十個月的養殖生長期縮短了將近一半，只要十六至十八個月即可上市販售，而且重量與體型都較傳統鮭魚大上一倍。ABTX 宣稱，由於生長速率加倍、體型增大及養殖飼料成本降低等因素，基因改造鮭魚能成為便宜蛋白質的來源，無疑是窮困消費者的福音。

不過，雖然 ABTX 早在一九九二年就推出第一代的基因改造鮭魚原型，但由於苦苦無法得到許可，二〇一二年傳出財務困難，被迫將公司人員編制從二十七人縮減為十二人。之後 Intrexon 集團出資入股，將其從破產邊緣拯救回來，並於隔年成為該公司最大的股東。

二〇一五年十一月，美國食品藥物管理局突然宣布「水優鮭魚（Aqua Advantage Salmon, AAS）」的上市核可，全球第一個商業養殖供食品用途的基因改造肉品將可登場亮相了。根據食品藥物管理局發布的聲明內容，實驗數據顯示經過幾代繁殖過後的基因改造鮭魚依舊保持穩定表現，提供給人類與動物食用並無安全疑慮，而且生長速率確實如同廠商所宣稱的較為快速。另外，由於巴拿馬和加拿大陸上養殖設施的保護阻擋，逃脫機率非常微小，加上基因改造鮭魚被設計為不孕的雌性，因此對環境生態並沒有顯著影響。

ABTX表示倘若一切順利的話，水優鮭魚將於二〇一七年底正式出現於市場上。

繼美國之後，基因改造鮭魚也獲得加拿大衛生當局的販售許可，成為第一個允許供加拿大消費者食用的基因改造肉品。加拿大衛生部與食品檢驗局表示，在測試審核的過程之中並沒有發現任何健康和安全問題。

雖然美國與加拿大主管當局信誓旦旦保證基因改造鮭魚與一般傳統鮭魚無異，也對環境無害，但仍然無法解除消費者的疑惑。

美國食品藥物管理局認為，基因改造鮭魚被設定為僅具單一雌性性別且無法生育，而且在嚴格妥善管理之下逃脫至野外的機率非常低，對自然生態環境並不會產生威脅。然而假設真的不慎逃脫呢？民間團體「食物安全中心（Center for Food Safety）」指出在特別的壓力之下，鮭魚會改變其性別，難保基因污染事件絕對不會發生。還有，由於基因改造鮭魚的生長速度及體積都較傳統鮭魚具優勢，生態學者擔心一旦進入河川海洋生態系中，很有可能導致當地傳統鮭魚族群的崩壞，進而產生不可預期的生態系統改變。食物安全中心宣布將尋求法律途徑控告FDA未善盡把關之責，更同時號召百萬名消費者連署要求食品業者拒絕販售基因改造鮭魚。

既然消費者不買單，大型食品零售業者自然樂意配合。至今已有超過八十個美國主要食品零售商，包括大型量販超市Costco、連鎖超市Safeway與Whole Foods等等允諾不販售基因改造鮭魚。

美國阿拉斯加州參議員莫爾絲琦（Lisa Murkowsk）於國會中提案要求基因改造鮭魚必須標示才能上市，不然會造成民眾的恐慌，此案獲得多數參議員支持。因

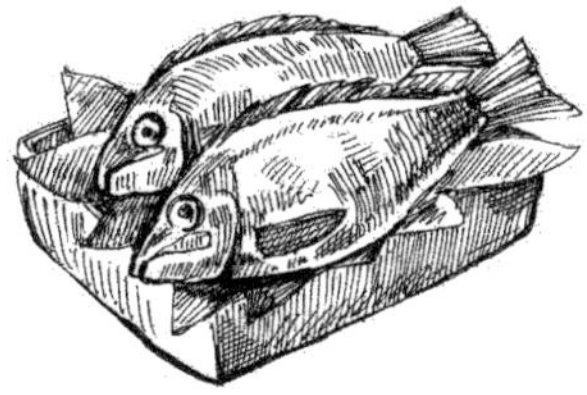

此，至少在最近兩年美國落實基因改造食品強制標示規範之前，基因改造鮭魚都將禁止輸入美國。反觀加拿大法律中並未要求加註特殊的標籤，意味著加拿大很有可能成為全球第一個將基因改造鮭魚放上貨架販售的國家。

但加拿大新斯科舍省（Nova Scotia）漁業部長柯爾威爾（Keith Colwell）也明確宣示反對基因改造鮭魚的立場。他表示該省漁民很滿意目前的工作狀況，除非真的有人能說服大眾證明基因改造鮭魚是個好點子，並不希望其他外來的干涉，現階段看起來基因改造鮭魚不甚理想，牠們有可能會對當地自然族群產生影響，所以該省有關當局正在研擬禁止養殖基因改造鮭魚的政策。當地業者則認為，不會有人對基因改造鮭魚有興趣，至今沒看到消費者對此產品表達任何的需求，人們想要的是健康永續產品。

雖然支持者認為基因改造鮭魚可提供廉價蛋白質來源，不過我們都知道全球糧食問題並非來自生產不足，而是分配不均。從二〇一五年初核准切開不會變色的北極蘋果、低丙烯醯胺的天生馬鈴薯，到生長速率加倍的水優鮭魚，顯然均以滿足大型食品企業需求為主，並未實際解決糧食分配的困境。基因改造生物背後所潛藏的巨大商業利益、糧食權力掌控與生物基因專利權，才是生物科技公司前仆後繼投入研發的關鍵動力。

苦等二十年的基因改造鮭魚於此時獲得批准，令人懷疑這會不會只是個敲門磚，最終意圖是替未來許許多多的基因改造動物肉品取得上市通行證？

基因改造鮭魚有沒有可能躍上台灣民眾的餐桌呢？

根據台灣衛生福利部食品藥物管理署於二〇一五年十一月二十二日發布公告表示，依食品安全衛生管理法第二十一條規定，食品所含之基因改造食品原料非經中央主管機關健康風險評估審查，並查驗登記發給許可文件，不得供作食品原料。我國目前並未就基因改造鮭魚進行審查，因此該國之基因改造鮭魚不可輸入我國供作食品或食品原料。一旦有廠商申請進口，就會邀集學者專家進行審查，倘若真的開放，會要求廠商標示，讓消費者可自行選擇。

不過正如同先前提到的基因改造甜菜進口一事，消費者根本無從知悉業者申請的資訊，只能片面等待審查結果，最終被動接受。

基因改造鮭魚是否可能繼基因改造黃豆、玉米、油菜、棉花與甜菜等作物，透過台美貿易談判角力「混水摸魚」進入台灣市場，頗令人擔憂。

而水優鮭魚能否贏得消費者的芳心進而成功佔領市場，仍是未定之天。也許在歷經漫長的二十年苦守等待之後，迎來的會是令業者心碎的結局。

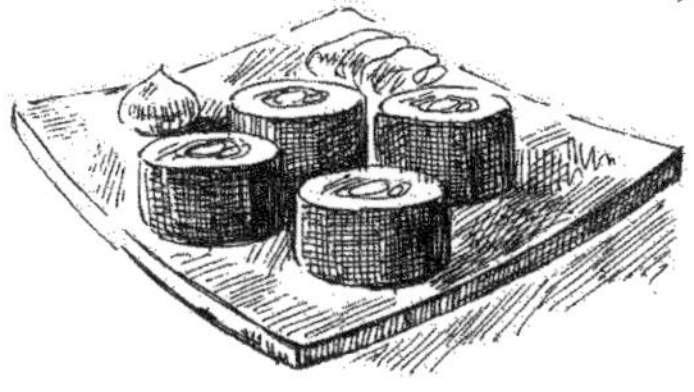

2

蘋果

拒絕變黑

「一天一蘋果、醫生遠離我」的飲食保健指南大家耳熟能詳，有人喜愛翠玉（Granny Smith）的酸甜與爽脆口感，也有人鍾情金冠（Golden Delicious）的香甜大眾化口味，更有人非要多汁的富士（Fuji）蘋果不可。但是不管是哪一種蘋果，都避免不了氧化變黑的化學反應。

小時候老是咬了一口後就四處玩耍，拖到最後一刻才認命啃著已轉為黃褐色的蘋果。後來，我們學會將蘋果切片泡在鹽水

1

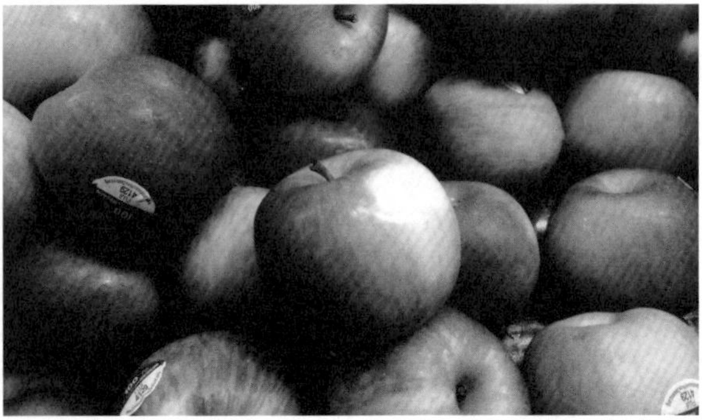

裡延遲變色的時間。雖然大人小孩都明白，避免蘋果變黑的最好方式就是趕快吃完。

但食品公司卻不是這麼想的，他們關心蘋果該怎麼長時間維持潔白無瑕的狀態，於是加拿大「歐卡納根專業水果公司（Okanagan Specialty Fruits Inc.）」利用基因靜默的基因工程技術，關閉蘋果中產生多酚氧化酵素的機制，降低褐化反應，推出全球首個基因改造抗褐化蘋果，並將之命名為「北極（Arctic）」蘋果。

北極蘋果官網上表示，由於多數消費者傾向挑選外表完整、顏色美觀，視覺上令人垂涎欲滴的蘋果，每年幾乎有百分之四十可食用的蘋果只因為變色而被平白拋棄。雖然整顆蘋果運送販售較方便，但是在忙碌的現今社會，包裝好的蘋果切片既可以縮短在廚房手忙腳亂的時間，更是外出野餐食材的極佳選擇，切開之後不易變色的北極蘋果正好滿足這樣的需求，畢竟誰不喜歡看起來漂亮乾淨又便利的

圖1／校園午餐搞非基行動團隊提供

食物呢？

二〇一五年二月，美國農業部核准北極翠玉和金冠兩個品種的基因改造蘋果上市，成為全球商業化生產首例，隔年開始小規模種植。該公司總裁與創辦人尼爾卡特（Neal Carter）表示，北極蘋果加工成薄片，並在二〇一六年秋天於美國西部商店進行試賣，這將有助於確定後續產品包裝與定價。

二〇一六年九月，北極富士蘋果通過美國農業部的審核，成為第三種基因改造蘋果。緊接在後頭排隊等待審核的，則是加拉（Gala）品種，順利的話預料將於一年後取得許可。

不過，北極蘋果都還沒上市，各界的批評與反彈早已蜂擁而至。

首先，美國消費者團體批評，花費巨資對蘋果進行抗褐化基因改造工程，只是著眼於大型食品業者的利益，而不是考量個別消費者的福祉，更別說能解決糧荒與飢餓問題。

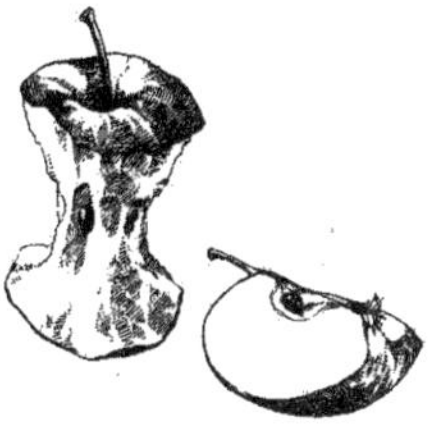

這樣的指責並非沒有道理。卡特總裁接受媒體訪問時就坦言，他們預期基因改造蘋果會受到食品業者熱烈歡迎。同時亦有報導指出，速食餐廳正藉由提供新鮮水果策略吸引講究健康取向的消費客群，尤其是年輕媽媽們。例如，蘋果正好是麥當勞市調中最受顧客喜愛的水果，所以當小孩點了漢堡、起士漢堡或麥克雞塊的快樂兒童餐時，附加真空包裝蘋果切片顯然就是健康滿滿的美妙組合。

但近年美國消費者對基因改造食品觀感越來越差，多家大型速食業者和食品公司如麥當勞、溫蒂漢堡和嘉寶（Gerber，主攻嬰幼兒食品市場），都已經表態將不會販售含有基因改造蘋果成分的食品。

再者，基因改造蘋果也不太受到生產者的歡迎。目前美國至少有「美國蘋果協會（USA Apple Association）」、「西北園藝會（Northwest Horticultural Council）」與「BC水果種植協會（BC Fruit Growers Association）」等三個主要的蘋果種植團體，反對美國與加拿大主管機關核准基因改造蘋果。他們擔心潛在的交叉污染可能會導致像歐盟與中國等重要的出口市場拒絕進口美國蘋果，或者要求農民和出口公司進行昂貴的測試和認證。

如果消費者和生產者都不喜歡基因改造蘋果，批准這樣的產品到底是為了誰？

二〇一六年九月以後，美國與加拿大兩國的商場貨架上、餐廳沙拉吧、水果塔或蘋果派等甜點、甚至學校餐廳中都可能出現基因改造蘋果的身影，然而絕大多數的消費者對此完全無從知情，因為依照美國目前的食品標示規範，基因改造蘋果並不會有任何標示，消費者唯一能區分的方式僅為其商品名稱——Arctic。

雖然，二〇一六年七月美國總統歐巴馬簽署公告基因改造食品強制標示法案，但美國農業部預計還要再花兩年的時間，討論該項聯邦法案中關於基因改造原料成分規範。除了商業上市的基因改造玉米、黃豆、甜菜糖、菜籽油、大豆油與高果糖玉米糖漿之外，諸如天生馬鈴薯、北極蘋果，以及使用最新 CRISPR 基因編輯技術的作物是否都將一併納入規範，目前猶未可知，而在這段空窗期間，美國消費者也僅能自求多福。

在台灣，食品藥物管理署尚未開放基因改造蘋果進口，我們暫且不用太過擔心。但是因為審查小組會議從不對外公開審查細節，所以無從得知廠商是否提交基因改造蘋果的審查申請，目前看來這個機率不是太高。

歐卡納根公司已於二〇一五年四月併入 Intrexon 集團，該集團至今旗下擁有研發出水優基因改造鮭魚的 ABTX 公司，以及研發對抗登革熱和與茲卡病毒基因改造蚊子的 Oxitec 公司，雖然不如孟山都或拜耳公司這麼有名，但後續發展仍不容小覷。

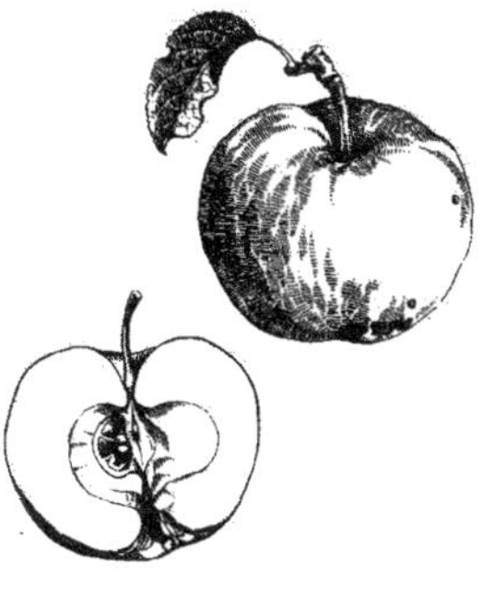

3

馬鈴薯

名為天生卻是基因改造作物

一百多年前，一顆小小的馬鈴薯竟然左右愛爾蘭的國家命運，但也因此成為有心人士生產基因改造馬鈴薯的藉口。

一八四五年至一八五〇年，愛爾蘭爆發歷史上著名的大饑荒，短短五年間估計死亡的人數高達一百五十萬人，更有近一百萬人從愛爾蘭搭船逃至英、美兩國，原本八百萬居民硬生生減少了三分之一，現今美國東岸某些城市，如紐約與波士頓等地，仍居住著許多愛爾蘭裔後代。

1

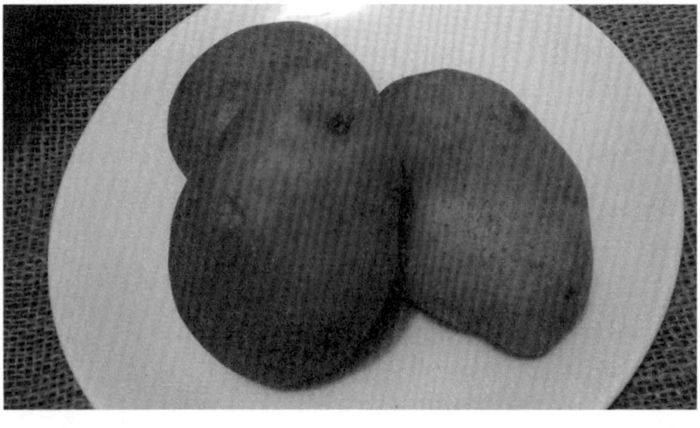

當時愛爾蘭全國近三分之一耕地普遍種植單一品種「愛爾蘭碼頭工人（Irish lumper）」馬鈴薯，它雖然適合愛爾蘭的潮濕氣候，但抵抗病蟲害的能力卻不是太好，因此當「晚疫病（late blight）」來襲時，結果就是導致大規模歉收。而農友留下健康情況不佳的馬鈴薯隔年再種時，幾乎可以預料收成只會更差，再加上地主持續逼迫佃農繳交稅收，在來自環境與經濟因素多重打擊與惡性循環之下，引爆了饑荒與之後的移民潮，相當程度地改變愛爾蘭往後的國家命運。

事實上，直到今日，晚疫病對馬鈴薯來說仍相當具有威脅性，一九九七年台灣就曾發生過馬鈴薯晚疫病疫情，從台中后里延燒至雲林、嘉義與台南等地。

目前晚疫病防治策略仍多以噴灑化學藥劑為主，因此辛普勞（J.R .Simplot）公司推出的第二代天生基因改造馬鈴薯（Russet Burbank Generation 2, RBG2），即主力強打擁有「抗晚疫病」、「減少擦傷與黑色斑點」與「更耐冷藏」的特點，

圖1／校園午餐搞非基行動團隊提供

宣稱可減少百分之二十五至百分之四十五的殺菌劑使用量，降低對環境的衝擊。目前美國食品藥物管理署已批准核可，正靜待美國環保署的評估報告，預料也將會順利通過。

在英國，由農友、科學家與社會運動者組成的民間聯盟，公開要求英國政府停止基因改造馬鈴薯的田間試驗。他們認為基因工程公司所宣稱的好處，其實只能提供基本的抵禦疾病功能，某些傳統馬鈴薯中早就具備，有些品系甚至含有六種以上的抗病基因，遠比第二代基因改造馬鈴薯更具有適應能力。這些存在於市場上的傳統馬鈴薯，根本不用特別浪費人民的稅金就能取得，政府應該將資金投入諸如分子標記輔助選種技術來進行育種的工作，從在地傳統品系中找出對抗晚疫病的方式，比利用基因工程技術來得更有效率，而且更少風險。

辛普勞公司這麼積極地推出第二代天生馬鈴薯，會不會是因為第一代的產品並未如預期那麼受歡迎呢？

第一代天生馬鈴薯利用基因靜默技術，藉由關閉某些基因的作用，降低基因改造馬鈴薯內部的天門冬醯胺含量，進而減少高溫油炸或燒烤過後，所產生可能致癌物質丙烯醯胺之含量。

美國農業部在二〇一四年核准第一代天生馬鈴薯上市，隔年以 White Russet ™ 品牌呈現於消費者面前。之後，加拿大衛生部與加拿大食品檢驗局也以耕種過程中沒有環境污染風險和對人體健康沒有顯著的危害為由，批准於加拿大市場上販售。

不過消費者與食品業者顯然並不怎麼感興趣。

消費者團體指出，傳統 Agata 品種的非基因改造馬鈴薯本身就含有較低的天門冬醯胺，為什麼食品企業要特別選擇含量較高的 Russet 品種，再透過基因工程去降低其高溫料理後產生的丙烯醯胺？

大多數消費者並不會有太多機會在家中進行高溫油炸馬鈴薯的料理，受益於這種基因改造馬鈴薯的其實是大型食品企業，他們可以推出號稱「健康」、「低致癌風險」的洋芋片或薯條商品，讓常被詬病販售不健康產品的連鎖速食大公司，樂於採用完全不需要改變配方或烹調方式的新式基因改造作物，擺脫丙烯醯胺，從有致癌疑慮中解套。

因為消費者的強力反彈，速食龍頭麥當勞與旗下擁有樂事、多力多滋等明星商品的薯片製造商菲多利（Frito-Lay）均表示，目前都沒有使用基因改造馬鈴薯的計畫。

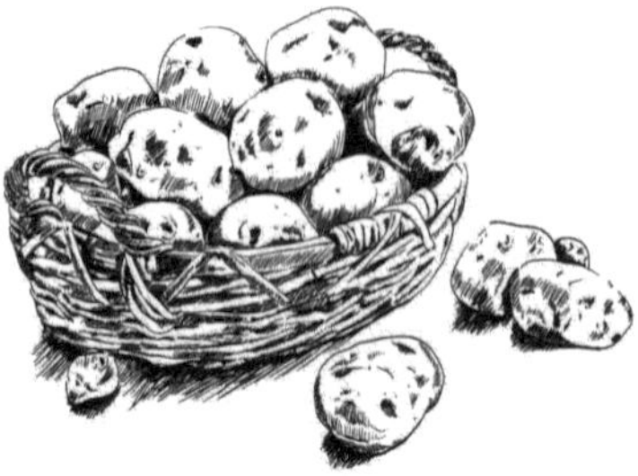

南非主管機關也拒絕基因改造馬鈴薯的商業化種植申請，該國表示：號稱可幫助當地的基因改造作物實際上根本無法解決當地小農面臨水資源缺乏和種子供應不足的艱鉅困境。南非是最早接納基因改造作物的國家之一，十幾年前就開放種植基因改造黃豆、玉米和棉花，但至今這些作物並沒有達成當初宣稱可以餵飽民眾的承諾，反而帶來除草劑嘉磷塞濫用的問題，讓他們飽嚐環境生態破壞與影響人體健康之苦果，使得南非政府不得不重新思考對待基因改造作物的態度。

台灣目前既沒有允許種植基因改造馬鈴薯，也尚未開放進口，消費者可以不用太過憂心。

不過無從預料基因改造馬鈴薯是否會在哪一天突然開放進口，所以還是養成多吃台灣本土馬鈴薯的習慣與減少食用加工製品的頻率，才是避免風險的最好方式。

4

茄子

孟加拉 Bt 作物的虛構神話

二〇一六年六月，英國 BBC 播出探討孟加拉種植基因改造 Bt 茄子的專題影片。畫面中的農友津津樂道說明將蘇力菌（Bt）中能產生殺蟲毒蛋白的基因轉殖入茄子之中，使其自體產生殺蟲功能，在對抗蟲害與降低農藥使用量方面有著極佳的成果。

目前全球僅有孟加拉種植 Bt 茄子，而這個種植計劃是美國康乃爾大學和孟加拉農業研究所（Bangladesh Agriculture Research Institute, BARI）合作推廣，並由孟山都旗

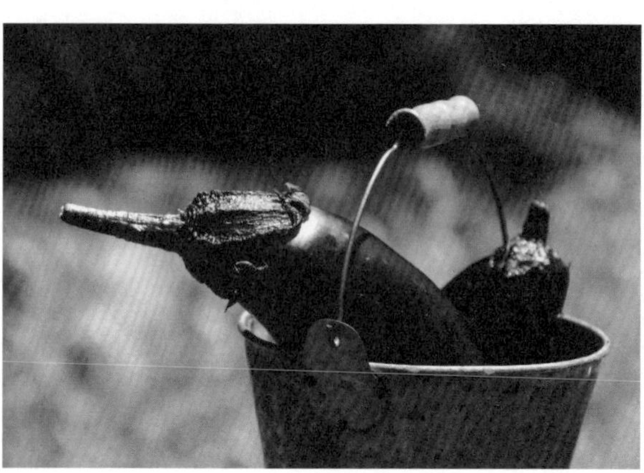

下的 Mahyco 公司執行，再由康乃爾大學提出研究報告證明成效斐然。

不過在這一切看似成功的結果，其實都建構於某種虛構神話之上。

一份由孟加拉非營利組織 UBINIG 針對參與種植計畫農友的研究報告，提出與康乃爾大學或 BBC 截然不同的看法。該份報告指出，孟加拉當地 Bt 茄子的收穫只能用「悲慘失敗」來形容。受訪的農友們表示，這種茄子不像當初宣稱的那般可以減少農藥使用，甚至孟加拉農業研究所官員還建議農民大量使用包括 Comfido、Ektara 和 Admasar 等等的殺蟲劑。

還有，茄子作物獲利完全不如過往。基因改造茄子比起當地的傳統品種來得更容易早夭，結實的狀況也較差。在相同面積下，種植 Bt 茄子收入僅有傳統非基因改造茄子的四分之一左右，而且市場對於基因改造茄子接受度並不高，一旦失去新鮮感之後，農友只好自己食用這些賣不出去的茄子，但大多數人都不喜歡這種作物的味道。

官方的隱瞞與欺騙，更是引發孟加拉農友對基因改造茄子的不滿情緒。相關單位在第一年種植時就已經發現 Bt 茄子狀況不如預期，第二年卻還是鼓勵農友參與種植計畫。

學術單位與企業組織的利益關係，一直是探討基因改造作物議題時必須觸及的焦點。康乃爾大學是孟加拉國Bt茄子計畫的主要單位，同時也是「康乃爾科學聯盟（Cornell Alliance for Science）」的中心。該聯盟於二〇一五年接受來自比爾與梅琳達蓋茲基金會（Bill and Melinda Gates Foundation）五百六十萬美元的捐款，用以消弭各界對於農業生物技術和基因改造生物的爭論，合作夥伴則包括由孟山都與拜耳等農企業資助的國際農業生物技術應用推廣協會（ISAAA）。

事實上，孟加拉自己原本就有很成功的「有害生物綜合治理方案」，有學者估計若採用此方案，傳統茄子的收益比Bt茄子好多了，而且對於小規模種植的貧困農友來說更為有利。

基因改造茄子帶來的基因污染可能性和智慧財產權歸屬問題，勢必也將引發許多紛爭。孟加拉國憲法規定，政府必須保護國家的遺傳資源和生物多樣性，直到今日，傳統茄子的遺傳基因還是屬於孟加拉全國民眾共有財產。日後倘若Bt茄子

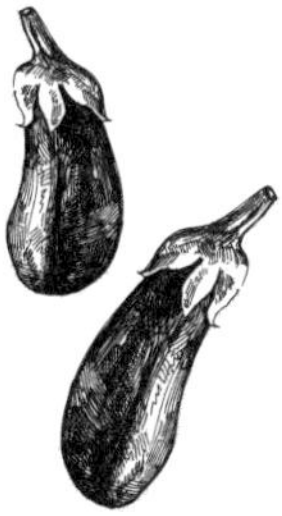

與傳統品種交叉授粉，那麼孟山都將可以宣稱擁有新種茄子遺傳特性的專利權，侵犯該國的生物主權。難怪乎有人認為Bt茄子對孟加拉來說，或許正是開門揖盜的特洛伊木馬。

在印度，原本Bt茄子將會成為繼基因改造棉花之後所開放的第二項基因改造作物，不過由於受到許多農友與民間團體的反對而暫停許可，主管機關表示將抱持謹慎態度，除考量健康與環境之外，也要把本土超過二千項以上傳統茄子品系是否遭受污染的疑慮，一併納入思考。

在菲律賓，最高法院基於維護人民健康和生態平衡至上，以憲法權利所賦予的預警原則，裁定禁止Bt茄子的田間試驗。

從孟加拉基因改造茄子例子可以看出，農企產業、學術單位與政府部門互相掩護，對大眾隱瞞負面影響，並試圖透過傳播媒體呈現虛假的樂觀榮景。這當然不是唯一的案例，也顯示獨立調查報導與資訊公開揭露在討論基因改造議題時的重要性。

5

小麥

春風吹又生

二〇一六年七月，有位美國華盛頓州農夫在前一年就休耕的土地上發現二十二株可以抵抗除草劑嘉磷塞的小麥，他通報有關當局前來檢驗，發現其中含有CP4-EPSPS蛋白，証實是由孟山都公司所研發、編號MON-71800-3的耐除草劑嘉磷塞基因改造小麥。

消息一出，嚴重衝擊美國小麥的出口市場。韓國主管機關隨即表示基於

1

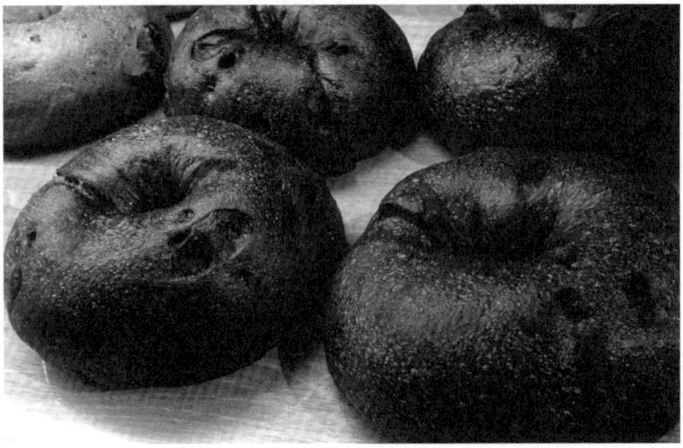

安全理由，要求美方提供作物資訊與檢驗方法，並暫停部分美國小麥報關進口；日本則是停止購買飼料小麥以及產自某些特定地區的白小麥。

美國農業部動植物衛生檢驗署表示，美國至今尚未核准，而在這次事件中也未發現任何證據顯示有基因改造小麥商業化種植情事，再加上未有研究資料顯示其對人體健康產生危害，呼籲業者與消費者不需多慮。

話雖如此，全世界所有國家，至今亦未核准開放商業化種植基因改造小麥，這二十二株的基因改造小麥又是從哪冒出來的？

身為污染事件元凶的孟山都公司說，早在二〇〇四年就已關閉基因改造小麥實驗室並銷毀試驗植株，對於為何會再度出現的原因不甚清楚，承諾將會進一步深入調查。

圖1／校園午餐搞非基行動團隊提供

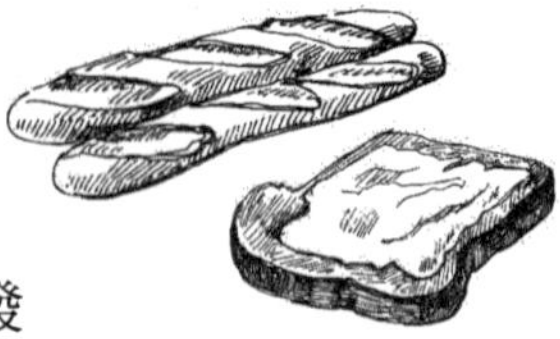

這麼不痛不癢的官方聲明聽起來很熟悉，其實在二〇一三年與二〇一四年，奧勒岡州與蒙大拿州相繼爆發基因改造小麥污染事件時，孟山都公司也是這麼回答的。

二〇一三年五月，奧勒岡州的農友在休耕田裡施灑除草劑嘉磷塞時，發現有看似小麥的植物居然不受影響，將之送驗後發現其中有抗嘉磷塞的轉殖基因 CP4，但孟山都在奧勒岡州進行的基因改造小麥田間試驗早就全面停止。會不會是田間管理不當造成的污染呢？孟山都否認並表示這是一起獨立事件。不過影響所及，日本和韓國暫停進口美國小麥，歐盟也表示將加強檢測，不過最後並未再從進口小麥中檢驗出基因改造成分，因而重新開放。但是奧勒岡州的農友就此狀告孟山都，要求賠償損失，最終雙方和解，孟山都付出二百四十萬美元的合解金額，事件才告一段落。

不料，奧勒岡州的風波還未平息，隔年又再度於蒙大拿州的大學試驗田中發現基因改造小麥蹤跡。孟山都曾於二〇〇〇年至二〇〇三年於此地進行基因改造小麥的研究，但由於地點在大學之內，美國主管機關表示此次將不至像去年奧勒岡州事件般影響小麥外銷。

十多年前就應該在地球上消失的基因改造小麥，為何近三年頻現蹤跡？至今仍然沒有具體明確的調查結果，而孟山都則一再堅稱是偶發的個別案例，真相依舊未明。

其實就在近期華盛頓州小麥事件爆發的前幾天，韓國農業部才剛在一批來自阿根廷的飼料小麥貨櫃中，發現含有未經核准的基因改造生物成分，因此基於安全的理由禁止該批小麥進口。

相較於日本與韓國，台灣主管機關衛生福利部又是如何面對這起基因改造小麥污染事件？

根據關稅署的進出口統計資料顯示，二〇一六年一月至七月台灣從美國進口約五十五萬公噸的「其他硬粒小麥」、五十七公噸的「小麥粉」與八萬公噸的「其他小麥或雜麥」。雖然數量並不多，但令人訝異的是，台灣媒體只有幾則外電編譯報導華盛頓州基因改造小麥事件，衛生福利部食品藥物管理署則是完全沒有說明美國進口小麥的處置方式。

為了解政府部門的監管機制，我們寫信至食品藥物管理署署長信箱，詢問台灣方面的處理方式與進度。過了幾日，食品藥物管理署來信回覆，表示自二〇一三年起持續針對邊境進口之小麥原料進行監測，迄今尚未發現違規輸入的情形，將密切注意各國最新的情形。由於目前我國尚未核准基因改造小麥查驗登記許可，故已通知食品輸入業者，基因改造小麥不可輸入我國供作食品或食品原料。

從這份四平八穩的官方回信中，我們無從得知主管機關是否針對近期進口小麥進行較嚴格的查驗，但是相較於鄰近國家日本與韓國的處置方式，台灣政府顯然並不太關心。

八月初，美國表示華盛頓州並沒有再發現違法種植的基因改造小麥；韓國收到來自美國的檢測方法之後，針對美國進口小麥進行檢疫工作，初步未發現含有任

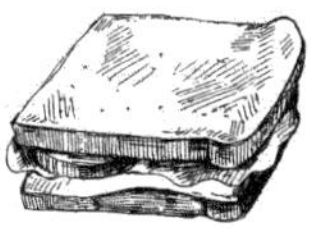

何違法基因改造成分，不過主管機關表示將會持續加強檢驗。

第三起基因改造小麥疑雲事件就此暫時落幕。

一旦研發出新型態的基因改造作物，幾乎就無法避免污染發生，農企業公司對外宣稱基因改造作物受到良好的隔離與監管的說法，在這三起事件中毫無說服力可言。美國在三年內接連爆發基因改造小麥污染案例，已無法視之為單一事件，而應該當成既有事實，展開全面調查行動。一個十餘年前就已銷毀且禁止種植的基因改造作物，什麼原因讓它又出現於農地和自然環境之中？更離譜的是美國主管機關與業者竟然完全無計可施？

現實生活中，日常接觸的麵包、麵條或饅頭等食品，出現含有基因改造小麥成分的機率微乎其微，身為消費者的我們無須太過驚慌。不過要特別注意別被市面上以「非基因改造麵粉」為攬客噱頭的商品所欺騙，這種寫法可是違反台灣基因改造食品標示制度，因為會讓消費者誤認為台灣另有「基因改造麵粉」或暗指其他業者使用「基因改造麵粉」為原料。

6

香蕉

以慈善為名

近十年，全球各地許多知名主廚不遺餘力的提倡重新看待食物的態度，包括考量當令當季、減少食材浪費、因應氣候變遷、保存在地作物與尊重傳統知識體系等面向，而在台灣最為人所熟知的，非英國主廚傑米奧利弗（Jamie Oliver）莫屬。

他自二〇〇五年起開始進行英國校園午餐改革運動，成功遊說英國政府投入一百多萬英鎊改善學校午餐內容，讓孩子在校園中學習食物的基本知識與料理技巧，重

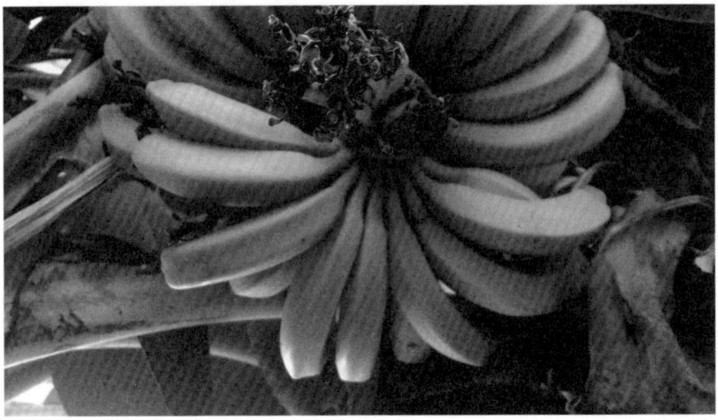
1

新拾回人和食物、土地的連結，希望藉此共同抵禦食品工業鋪天蓋地的巨大影響。二〇一二年，他更發起「飲食革命日（Food Revolution Day）」，號召全世界的個人、家庭或朋友們一起料理餐點，共享食物帶給人們的生活樂趣。他的行動帶給全球從事飲食教育行動者無比的啟發和鼓舞。不過二〇一五年，奧利弗公開支持比爾與梅琳達蓋茲基金會的農業發展計畫，引發外界質疑他的立場，是不是站在贊成基因改造作物的那一方。

這個基金會是由微軟公司比爾蓋茲和他的妻子梅琳達蓋茲所贊助成立，致力於改善第三世界的貧困情況，鼓勵企業採取創新行動來改變社會，包括保障小孩與婦女的營養與健康、防治HIV病毒以及協助農友使用永續方式增加作物產量等目標。

該基金會在「農業發展」項目所揭櫫的願景是：利用永續方式提高作物生產力，來減少撒哈拉以南與南亞地區農業家庭的飢餓與貧窮問題。

圖1／校園午餐搞非基行動團隊提供

然而，他們的計畫不僅贊助備受爭議的基因改造黃金米研發工作，另外又投入近一千五百萬美元資金研發基因改造的「超級香蕉（super banana）」，兩者都是研發利用基因工程方式增加作物中維生素 A 前驅物質，β 胡蘿蔔素的含量，但這兩樣作物也都引起相當多的討論，讓人不禁懷疑該基金會所謂「永續」方式指的難道就是基因改造技術？

黃金米，如同先前提過的，目前正在國際稻米研究所進行的田間實驗顯示產量不如預期，且至今尚未通過健康風險評估。雖然前陣子有一百一十位諾貝爾獎得主公開力挺，但也遭致外界針對學者利益衝突、第三世界國家糧食主權與跨國農企業壟斷等面向的諸多批評。

超級香蕉比照黃金米相同的邏輯，由昆士蘭科技大學的詹姆斯戴爾（James Dale）博士研發富含 β 胡蘿蔔素的基因改造香蕉，號稱可以藉此解決貧困國家中的維生素 A 缺乏症候群。

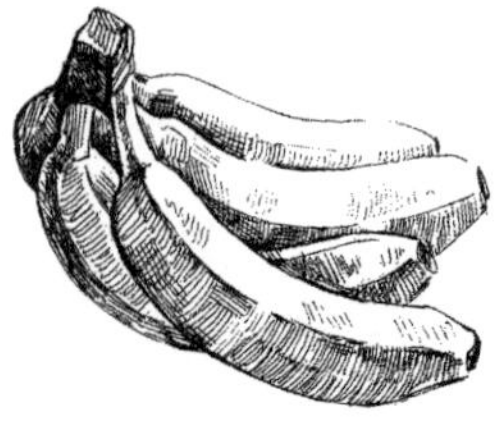

二〇一四年，該計畫於美國愛荷華州立大學徵求女學生試吃這種超級香蕉，每名志願者可獲得九百元美金的補助津貼，消息一經發布旋即引發軒然大波。根據最近才揭露的研究知情同意書發現，計畫最初並未告知志願者這種基因改造香蕉尚未進行過任何的健康安全性風險評估。隨後，愛荷華州立大學學生發動連署請願，表示如此輕率地進行人體實驗，明顯違反學術研究道德，要求禁止基因改造香蕉的研究，獲得超過五萬份的連署支持。其實相同的情況早在二〇一二年就已發生過，當時是中國兒童同樣在未被明白告知的情況下，試吃基因改造黃金米，消息揭露後也引起各界嚴厲抨擊。

不過蓋茲基金會無視於反對聲浪，仍計畫於烏干達試種基因改造香蕉。香蕉是烏干達人民的主食之一，而這種基因改造香蕉明顯削減當地傳統香蕉基因的多樣性，更為跨國農企業壟斷行為鋪路，對烏干達的糧食自主權、農業發展、傳統文化與經濟利益將會帶來許多負面影響。

像是烏干達本地原本就有許多富含維生素 A 的食物，推銷維生素 A 的攝取只能單從基因改造香蕉而來的錯誤假設，反而會讓營養素來源變得單一，進而加速摧毀當地豐富食物的多樣性。要改善這些地區民眾營養攝取情況，更應該考量當地生態系統，採取環境友善種植方式，盡可能地讓當地食物來源多重多元，因為貧困地區缺乏的營養素絕對不僅是維生素A。任何頭痛醫頭、腳痛醫腳、缺什麼補什麼的化約論技術導向思考，都不可能是解決飢荒或氣候變遷這類複雜問題的正確方法，反而可能會帶來嚴重後果。

超級香蕉還捲入基因剽竊的爭議。

二〇〇〇年初，一位住在密克羅尼西亞的美國研究員在尋找當地傳統飲食中的維生素A來源時，意外發現有橙色外皮的「卡拉特」香蕉中β胡蘿蔔素含量特別高，這是屬於亞太地區的傳統食品翡蕉（Fe'i）中的某個品種，長久以來在當地被用來作為嬰兒斷奶食品。這個發現在研討會上公布後引發一群科學家的關注，認為這種香蕉或許可以解決維生素A缺乏的問題。

戴爾博士推出的這種超級香蕉，就是根據這項研究發現，從翡蕉（Fe'i）中挑選出 Asupina 品種，將其中會產生 β 胡蘿蔔素的基因轉殖入一般市面常見的唐蕉（Cavendish）。不過由於 Asupina 品種香蕉是二十幾年前，從巴布亞新幾內亞帶回來澳洲的傳統馴化作物，而如今利用其特性取得基因改造香蕉的專利權，若成功推出後可以想見將帶來高額的商業利益，但像巴布亞新幾內亞這樣的傳統社群不僅完全無法共同分享其利潤，生物遺傳資源等同被先進國家與跨國農企業所掠奪，反而造就另外一種新的殖民主義型態，明顯違反「生態多樣性公約」原，則未能保護生物多樣性與公平合理分享利用遺傳資源而獲取的利益。

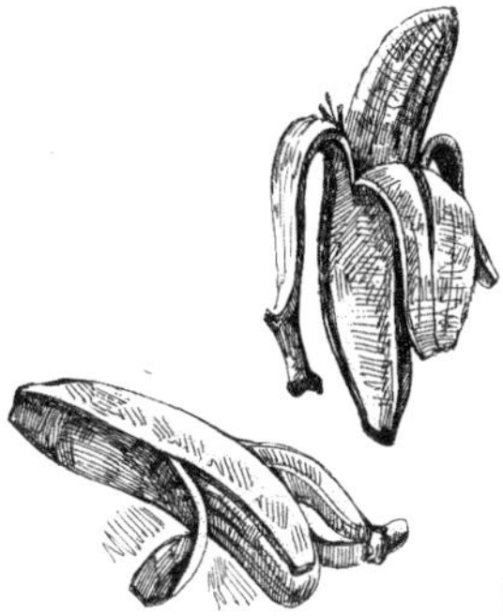

曾有調查報告指稱蓋茲基金會是全球最大的基因改造作物研究資助單位，從基因改造黃金米到超級香蕉，如此積極的投入基因改造作物領域，試圖透過所謂科學技術的方式來解決現代社會面臨的農業與糧食困境，反對者質疑主要目標真的是想改善當地貧困與飢餓的情形嗎？還是藉此為背後的孟山都、拜耳或先正達等跨國農企業率先開路，好讓他們能順利接

管第三世界國家農地和掌控當地糧食主權？

拉丁美洲的一群科學家們站出來因此，批評基因改造作物是基於謬誤與不合時宜的假設前提，不僅忽略生態環境與知識系統的複雜性，更是「帝國主義」、「資本主義」用來控制第三世界的殖民工具，呼籲學者基因改造作物的相關議題討論與決策，必須納入包括社會運動、民間組織和不同社會群體的在地意見。

一定非要透過基因改造的技術不可？以超級香蕉的例子來說，若將資金投入傳統富含β胡蘿蔔素的香蕉復育或育種工作，既能維持當地生物多樣性、保存傳統文化，更能帶動當地經濟，這才是符合二十一世紀農業永續發展思考和實踐的方式。

7

蘑菇

換湯不換藥

基因編輯技術 CRISPR/Cas9 無疑是近年來最受矚目的生物科技。科學家們發現 Cas9 酵素在某些 RNA 的帶領之下，可以尋找、切斷或添加特定 DNA 中的核酸，如同電影的剪接一般，因此若能控制此項機制，基因體的編輯工作就不再像以前那般困難。簡單來說，這項技術就像是在文書處理系統上所使用的尋找、剪下與貼上的功能，藉由修改或刪除特定基因來產生

1

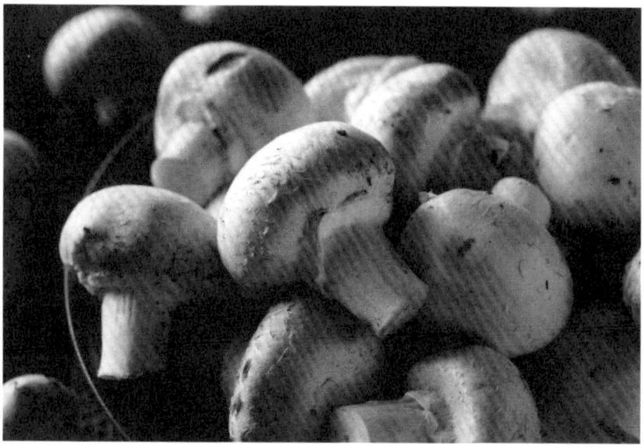

圖1／校園午餐搞非基行動團隊提供

變化。

支持者宣稱此項進展大幅簡化了遺傳工程的手續，並使其得以快速普及，目前已有許多實驗室運用此項技術進行生物基因體編輯工作。科學家們認為未來可以使用於改變攜帶瘧疾、登革熱病媒蚊的繁殖能力，生產出抗病的豬隻，以及具有更好的抵禦害蟲和環境壓力特性的作物。

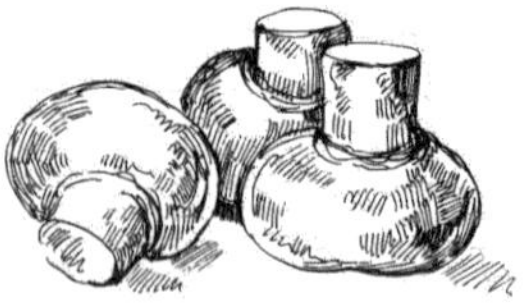

一般認為，農業作物將是基因編輯技術的兵家必爭之地，事實上也證明如此，全球各地的農業科學家與公司正積極加入該場競賽。

賓州州立大學植物病理學家楊亦農（Yinong Yang）應用此技術剔除蘑菇中六個產生多酚氧化酵素的基因，成功降低約百分之三十的活性，因此研發出抗褐化特性的蘑菇。聽起來似曾相識？這個原理與北極蘋果和天生馬鈴薯大同小異，只是它們採用的是基因靜默的技術，讓產生多酚氧化酵素的基因不會發生作用。

那麼，這種採用基因編輯技術的抗褐化蘑菇算不算是基因改造作物呢？

美國農業部在拜訪過楊亦農的實驗室後表示，因為沒有轉殖入其他不同種外源基因，動植物衛生檢驗署並不認為基因編輯技術應該受到規範。二〇一六年四月，美國農業部表示使用此基因編輯技術的抗褐化蘑菇，應被視為無異於一般傳統育種品項，故可以免受相關基因改造生物法規之監管，不過還是得經過美國食品藥物管理局與環境保護署的審查始可上市。

但鄰國加拿大卻不這麼認為。

加拿大食品檢驗署植物生物安全辦公室表示，加拿大監管方式是基於作物所具有的新特性，而不是使用的技術。所以如果一個作物擁有新性狀，那麼就有評估必要，而使用基因編輯技術的作物都具有新性狀，因此必須對此類作物的食品安全、環境影響，以及牲畜飼料使用層面進行評估與審核。

至於歐盟，各會員國對基因編輯技術持有不同意見，目前尚未得出共識和結論。奧地利聯邦衛生部日前表示，採用類似像基因編輯 CRISPR 這種新基因工程技術所研發出來的生物，應被列入基因改造生物範疇，如果歐盟執委會有不同看法，那麼包含奧地利在內至少有十五個會員國將聯合反對。

在台灣，也尚未針對基因編輯作物擬定相關法律規範。

有學者曾撰文指出，該項技術並不像對外宣稱的那麼精準，並有可能在哺乳類基因組中出現高度的「脫靶效應」，造成非目標基因的突變，因為生物體的運作機制相當複雜綿密，試圖改變單一特性很有可能反而會引發無法預期的後果。

此時關於基因編輯技術的討論，與上個世紀九〇年代彼時彼刻對基因改造生物討論字眼如出一轍，充斥著諸如創造更健康的食品、更永續的作物、更能解決貧窮飢餓問題等崇高的修辭和承諾。

當基因編輯作物離開封閉的研究室，進入農業生產體系與生態環境時，會產生什麼樣影響？在宣稱快速、便宜與方便的基因編輯技術背後帶來的龐大商業利益，最終是誰受益，農友、消費者還是農企業公司？誰能決定技術的應用層面與項目？如果產生了預期之外的健康或環境風險，承擔後果的又將是誰？這些都是我們在張開雙手擁抱新科技之前，應該深深思考的問題。

上個世紀面對傳統遺傳工程技術時，人類已經錯失了一次公開檢視和論辨的機會，這次面對基因編輯技術的新浪潮，無疑是提供一個討論新世代生物技術治理原則的難得機會。不該再侷限遺傳學者與生態學者於實驗室中的技術討論，更該建立社會學家、經濟學家、農友、種子生產者與消費者等公眾參與機制，才能形成具有社會共識的公共政策。

第八章

結語 每口食物都是倫理抉擇

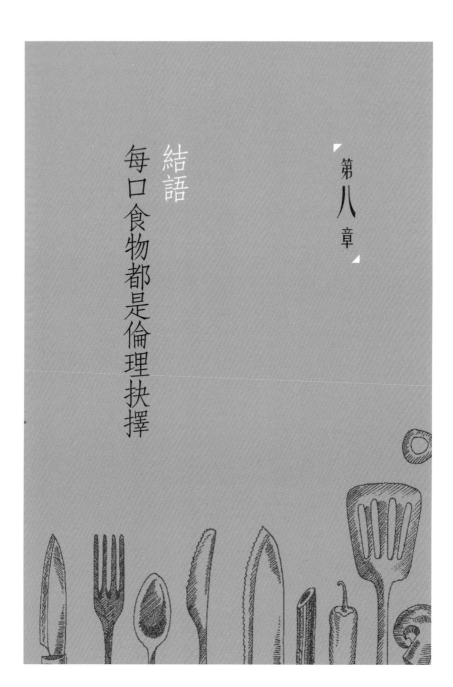

最近這半年，發生了幾件事，兜在一塊看還頗有意思。

首先來看中國。

新疆自治區北部出現違法種植的基因改造玉米田、綠色和平組織抽驗發現遼寧省五個城市的玉米有九成以上呈現陽性反應，再加上前幾年爆發黑龍江農民偷種基因改造大豆，以及 Bt63 基因改造稻米疑似流入湖北武漢、福建與廣東各省等事件，違法種植案例層出不窮。

事實上，中國政府面對國內爆炸增加的人口與糧食需求，開放基因改造糧食與飼料作物的呼聲始終不曾停歇，但因考量民眾對基因改造食品的安全疑慮和降低對國外生物技術的依賴，始終採取較為謹慎的立場，僅開放種植木瓜與棉花兩項基因改造作物。中國廣東省農業廳副廳長接受媒體訪問時，就明白表示廣東省市面出售的木瓜都是基因改造品項。

不過，近來這樣的保守立場開始有些鬆動。中國化工併購瑞士先正達一案正如火如荼進行中，甫通過美國安全部門的審核，一般認為達成合併目標只是時間早晚的問題，中國可藉此取得跨國農企業公司的最新生物技術與基因改造作物專利權；加上有媒體報導中國農業部公布基因改造作物產業化的時間表，種種跡象顯示中國亟欲擺脫高度倚靠進口基因改造糧食作物的處境。

接下來是歐盟。

二〇一六年五月，荷蘭綠色和平組織公布了一系列圍繞「跨大西洋貿

1

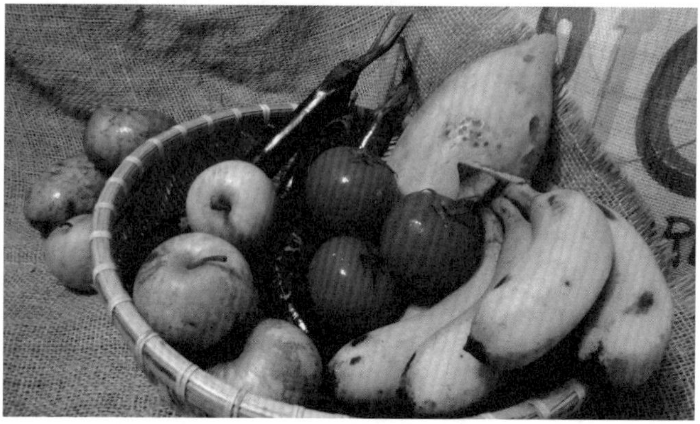

易與投資伙伴協定（TTIP）」談判的內部文件。這份被稱為「TTIP解密」的文件涉及不同的主題，並證實許多外界對此貿易協定的猜測，包括削減環境保護措施、以美國風險管理原則取代歐盟風險預警機制，協助許多跨國企業打開遊說大門……。

已揭露的文件中，基因改造作物和食品並未被歸類於農業項目，而是衛生與植物檢疫措施。締約雙方有義務公布新基因改造生物授權的程序以及時間表，有鑑於歐盟的法律比起美國較為嚴格，這部分條文的主要目標就是為避免歐盟長時間拖延美方公司提出的基因改造生物授權申請。

另外，由締約方貿易機構代表成立工作小組，針對農業生物技術產品問題進行溝通。建立這種機制，美國便藉此鬆動歐洲的監管機制，讓大型企業可以加強對決策過程的影響力，以妨礙自由貿易為名，阻止訂定保障健康或環境的新法規。

圖1／校園午餐搞非基行動團隊提供

最後是美國。

美國環保署近來收到從密蘇里州、阿拉巴馬州、阿肯色州到伊利諾州在內十個州的作物受損報告，數量異常增加。經過調查之後，發現原因很有可能是來自孟山都推出新型基因改造黃豆，導致農友違法濫用除草劑汰克草（dicamba）。

二〇一六年初，孟山都推出 Round up Ready2 Xtend 基因改造黃豆，宣稱不僅產量提高，更可同時抵抗嘉磷塞與汰克草等現有除草劑，歐盟亦於七月批准進口與加工許可。根據報導，美國第一年就種了約四十萬公頃的面積。問題癥結在於美國環境保護署並未批准汰克草使用於基因改造黃豆田中，但農友為了去除已對嘉磷塞產生抗性的雜草，不得不違法使用。

民間團體指出汰克草極易漂移，這意味著它可以被風帶往鄰近的土地，或是落在無法抵抗的原生作物上，這讓一些農民似乎沒有選擇的餘地，只能被迫轉向購買具有抗汰克草能力的基因改造黃豆，來避免自己的田地遭受破壞。這種威脅增加農民的無奈，他們無法選擇自己想要種植什麼樣的作物，受制於大公司與生物技術。令人憂心的是，根據阿肯色大學進行的研究，倘若日後廣泛使用汰克草除草劑對付雜草，勢必也會出現具抗藥性的超級雜草，再度陷入無窮無盡的惡性循環之中。

由上述的事件內容可知，基因改造作物與食品不僅僅存在於對人體健康是否有害的層次，實際上更牽涉環境生態、國際貿易、生物專利、土地倫理、在地文化與公平正義等面向，因其複雜交錯的利益網絡關係，成為全球最富爭議性的課題之一。

對於基因改造科技，許多擁護甚至自行研發的科學家認為應當以所謂正確的科學原理來討論，常見話術不脫「基因改造食品上市前需經過非常嚴謹的動物毒性、過敏性及病理性的評估檢測，安全性極高。傳統食品多半未經過生物安全評估，反而食安問題不斷。基因改造玉米及大豆，至今已被全球高比例的人類及動物食用二十年，但未有人畜健康受損的確切證據。」或是「面對氣候變遷，人口爆炸與糧食不足的衝擊，透過基因改造技術可望研發更具調適能力的作物，提供廉價優質食

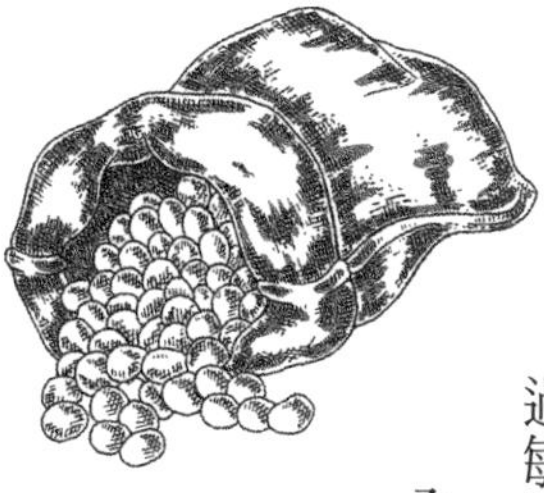

品並減低農藥使用量」云云。

然而，自一九九六年孟山都公司申請的首支基因改造玉米和基因改造黃豆，在美國通過審核商業生產與種植上市已過了二十年，全球飢餓問題仍舊未解，糧食生產者經濟狀況未見好轉，環境生態問題則更形嚴峻。

中南美洲國家就是身受基因改造作物影響最為顯著的區域之一。砍伐雨林用以擴大基因改造玉米及黃豆等作物的種植面積，隨之而來的單一作物種植、農藥濫用、水資源污染、生態棲地破壞與在地居民健康情況惡化等等問題，加劇社會動盪不安與擴大貧富差距。如果將這些長年忽略的外部成本納入計算，基因改造作物與食品想必將不會是我們的最佳選擇。

基因改造作物包裹著增加產量、減少農藥、降低成本與科技進步口號的糖衣，掩護跨國農企業公司銷售農藥與掌握生物專利權的野心，在企業組織、學術單位和政府部門聯手合作之下，彷彿特洛依戰爭的那匹木馬，藉由國際貿易手段，四處攻城掠地，在當前的糧

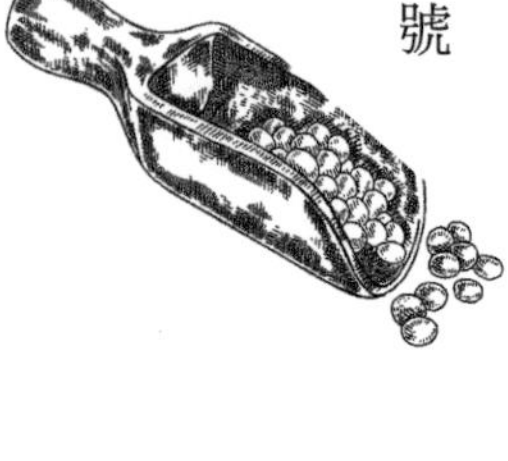

食戰爭取得絕對的寡占控制權。

台灣每年有超過百分之九十九的黃豆自國外進口，其中九成七是基因改造黃豆，我們自然無法置身這場貿易與糧食戰爭之外。

二〇一六年三月底美國貿易代表署提出的「2016年各國貿易障礙評估報告」就是最好的例子。報告書中首次將「基改食品強制標示新制」和「基改食材禁入校園膳食」視做台美技術性貿易障礙項目，直指台灣針對基改的這兩項措施是「缺乏科學基礎、執行規定不明確、將顯著衝擊美國黃豆出口」。

台灣民眾自二〇〇〇年以來，大量食用俗稱「飼料豆」的基改黃豆所製成之初級加工製品，多數民眾對台灣很可能是地球上少數舉國長期直接食用、也餵給孩子吃基因改造黃豆的醜聞真相並不知情。十幾年後，立法院終於訂出較為全面的基因改造食品標示法規，並於二〇一六年全面落實。

國中小校園午餐則由地方政府主管，經由自發公民行動而要求基因改造食品退出校園，加上綠藍兩黨立委田秋堇、林淑芬和盧秀燕等聯手修改《學校衛生法》，在立法院通過，從中央政府層級賦予基因改造食品禁入校園的法源依據。自民間、地方到中央的食安政策，可說完全超越政黨色彩的民生議題，也回應民眾家長的普遍期待。

美方指責基因改造食品政策造成台美貿易障礙，很難不讓人聯想到目前仍深陷爭議的含瘦肉精美國豬肉進口一事。

儘管二〇一二年聯合國食品法典

1

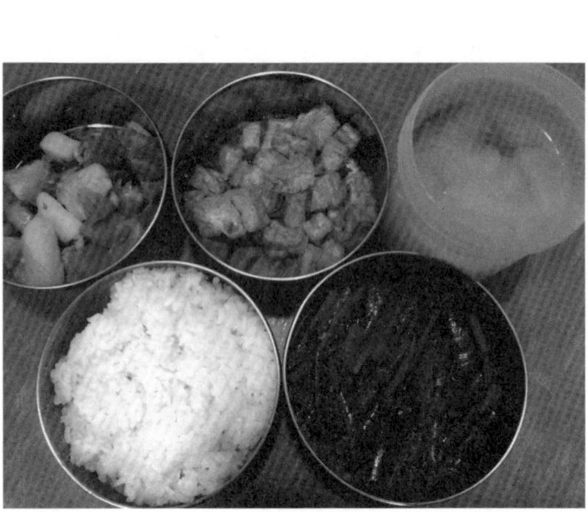

委員會（CODEX）以罕見非共識決而採表決方式通過萊克多巴胺殘留標準，歐盟等國對其安全風險的質疑未曾鬆動；至今可昭公信的長期、全面的動物和人體科學研究數據，依舊付之闕如，國際間針對處理多元飲食習慣攝食風險的低劑量系統性研究資料亦未可見。

至今未有針對幼兒、學童與青少年攝食萊克多巴胺的長期全面嚴謹科學研究和健康風險評估前，要讓家長和民眾用甚麼立場來同意瘦肉精美豬進口台灣、長驅直入進入下一代的肚腹之中？

在經貿談判壓力下，進口食品的「市場區隔」、「來源成分標示」和「特定產品禁入校園」等政策，就算基於食用高風險考量且通過民主化程序制定、全面符應民意的立法基礎堅實，在美方的主張裡更成為損害利益的貿易障礙，政府在進口含萊克多巴胺豬肉議題上繳械，接下來就失去了堅守為國人學童食安把關的基

圖1／勝利國小家長提供

改政策立場。

弱國無外交，小國步步為營的經貿談判一旦自失立場，只能難堪的一退再退，將孩子們的健康風險送上利益交換的祭壇。

台灣糧食自給率只有三成，日常生活中的每一口食物都無法自外於全球化的脈絡，換句話說，我們的每一口食物都在型塑著當今社會環境的面貌。

基因改造作物與食品的爭議，絕非目前台灣各種報章媒體所熱衷談論對人體健康是否產生危害這麼表面的因素，好似只要證明基因改造食品安全無虞，我們就應該樂於擁抱。

天主教教宗方濟各，在二〇一五年六月曾頒布以生態為題的通諭——《願祢受讚頌：照顧我們共同的家園（Laudatosi'：On the care for our common home）》，指出基因工程科技是相當複雜的議題，應持續進行公開、透明與跨領域的研究，更加廣泛的思考是否會對環境生態、在地居民與社會經濟產生負面影響。這位出生成長於全球種植生產基因改造作物第三大國阿根廷的教宗，日前又公開表示「破壞環境是一種罪」，再度呼籲全球應積極面對氣候變遷問題，加緊行動。

《一座發燒小行星的未來飲食法》一書作者安娜．拉佩（Anna Lappé）曾說：「每一次你花的錢，都是在為你想要的世界投票。」

烹煮飲食消費等種種活動，皆蘊含著環境風土、常民文化與生活記憶，更重要的是，每口食物都是倫理抉擇。

1

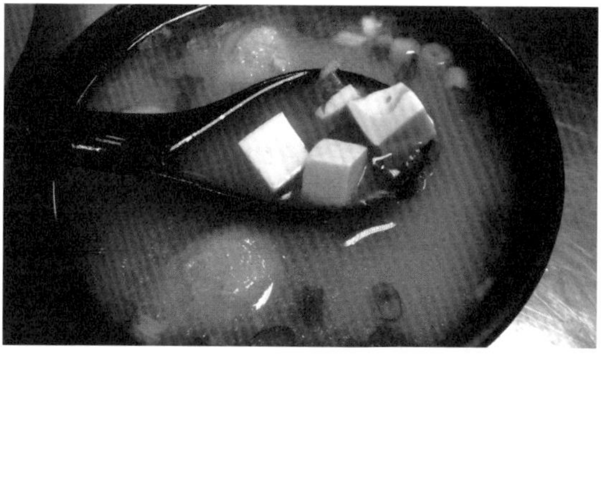

圖1／校園午餐搞非基行動團隊提供

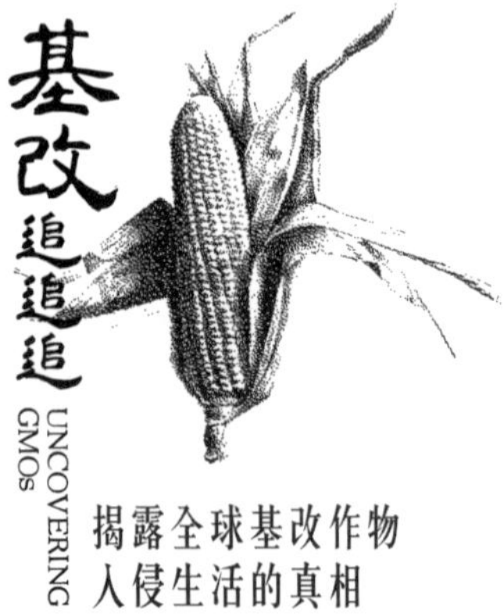

作者 陳儒瑋、黃嘉琳
責任編輯 梁淑玲
照片提供 校園午餐搞非基行動團隊
封面、內頁設計 葛雲

總編輯 林麗文
副總編 梁淑玲
主　編 黃佳燕
行銷企劃 林彥伶、朱妍靜
印　務 江域平、黃禮賢、林文義、李孟儒

社長 郭重興
發行人兼出版總監 曾大福
出版者 幸福文化
發行 遠足文化事業股份有限公司
地址 231新北市新店區民權路108-2號9樓
電話 （02）2218-1417
傳真 （02）2218-8057
郵撥帳號 19504465
戶名 遠足文化事業股份有限公司
印刷 通南彩色印刷有限公司
電話 （02）2221-3532
法律顧問 華洋國際專利商標事務所
蘇文生律師

初版二刷 2021年8月
定價 380元

國家圖書館出版品預行編目（CIP）資料

基改追追追：
揭露全球基改作物入侵生活的真相 /
陳儒瑋，黃嘉琳著；

-- 初版 . -- 新北市 : 幸福文化出版 :
遠足文化發行 , 2016.10
面；　公分 . --（元氣站 Energy ; 11）
ISBN 978-986-93284-6-3（平裝）

1. 基因改造食品

412.374　　105017585

請沿虛線剪下，黏貼好後，直接投入郵筒寄回

廣告回信
臺灣北區郵政管理
第 1443

請直接投郵，郵資由本

23141

新北市新店區民權路108-4號8樓

遠足文化事業股份有限公司　收

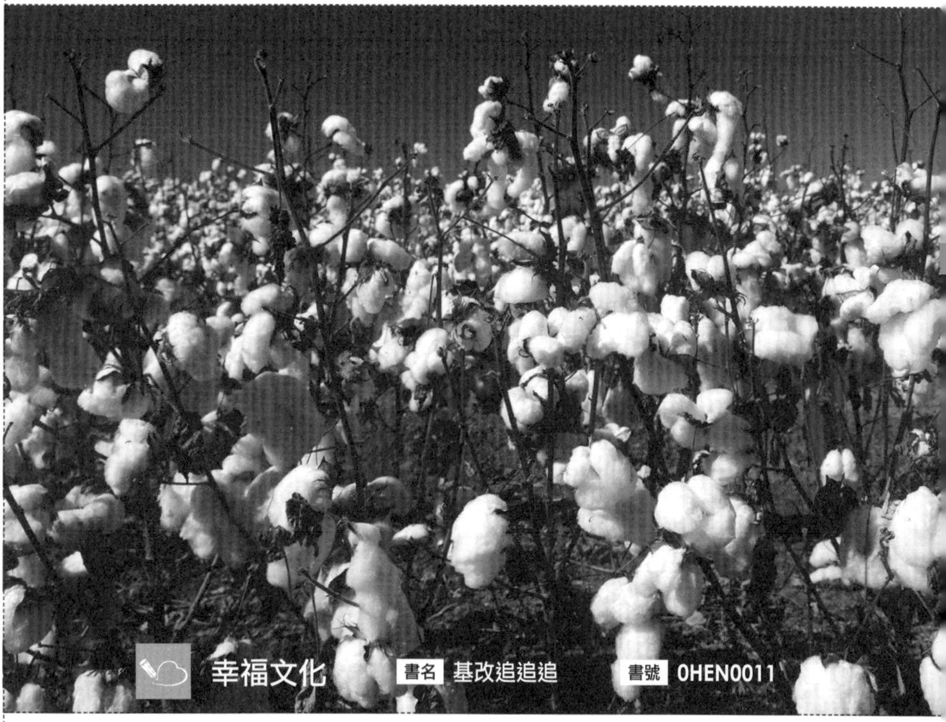

幸福文化　書名 基改追追追　書號 OHEN0011

讀者回函卡

感謝您購買本公司出版的書籍，您的建議就是幸福文化前進的原動力。請撥冗填寫此卡，我們將不定期提供您最新的出版訊息與優惠活動。您的支持與鼓勵，將使我們更加努力製作出更好的作品。

讀者資料

● 姓名：＿＿＿＿＿＿ ● 性別：□男 □女 ● 出生年月日：民國＿＿年＿＿月＿＿日

● E-mail：＿＿＿＿＿＿＿＿＿＿＿＿

●地址：□□□□□＿＿＿＿＿＿＿＿＿＿＿＿

● 電話：＿＿＿＿＿＿ 手機：＿＿＿＿＿＿ 傳真：＿＿＿＿＿＿

● 職業：□學生□生產、製造□金融、商業□傳播、廣告□軍人、公務□教育、文化□旅遊、運輸□醫療、保健□仲介、服務□自由、家管□其他＿＿＿＿＿＿

購書資料

1. 您如何購買本書？□一般書店（　　縣市　　書店）
□網路書店（　　書店）□量販店 □郵購 □其他

2. 您從何處知道本書？□一般書店 □網路書店（　　書店） □量販店
□報紙 □廣播 □電視 □朋友推薦 □其他

3. 您通常以何種方式購書（可複選）？□逛書店 □逛量販店 □網路 □郵購
□信用卡傳真 □其他

4. 您購買本書的原因？□喜歡作者 □對內容感興趣 □工作需要 □其他

5. 您對本書的評價：（請填代號 1.非常滿意 2.滿意 3.尚可 4.待改進）
□定價 □內容 □版面編排 □印刷 □整體評價

6. 您的閱讀習慣：□生活風格 □休閒旅遊 □健康醫療 □美容造型 □兩性
□文史哲 □藝術 □百科 □圖鑑 □其他

7.您最喜歡本書中哪個單元：

＿＿＿＿＿＿＿＿＿＿＿＿

8.您對本書或本公司的建議：

＿＿＿＿＿＿＿＿＿＿＿＿

＿＿＿＿＿＿＿＿＿＿＿＿

＿＿＿＿＿＿＿＿＿＿＿＿

備註：本讀者回函卡影印與傳真皆無效，資料未填完整者即喪失抽獎資格。

幸福
文化

幸福
文化

MURPHY'S
LAW

墨菲定律

如果有可能出錯，
那就一定會出錯！

Anything that can go wrong will go wrong.

張文成——著
諮商心理師
林郁倫——審訂

CHAPTER 1

鏡中自我

突破思維界限，
認識真正的自我

CHAPTER 2

墨菲定律

如果有可能出錯，
就一定會出錯

CHAPTER 5

馬太效應

優秀源於一次次試錯

CHAPTER 6

初始效應

人際交往中的心理學法則

CHAPTER 7

自重感效應

成爲社交達人的心理學技巧

CHAPTER 8

路西法效應

所謂「心術」，不過是人性的賽局

CHAPTER 9

互惠原則

如何讓他人
對自己言聽計從

CHAPTER 10

范伯倫效應

避開投資、消費中的
種種陷阱

CHAPTER 11

路徑依賴法則

到底是做事重要，
還是做人重要

CHAPTER 12

彼得原理

把恰當的人
放在恰當的位置上

鏡中自我

CHAPTER 1

突破思維界限，
認識真正的自我

TOPIC 01

鏡中自我

「鏡中我」與「眞的我」

「鏡中自我」（Looking-glass self）是一九〇二年由美國社會學家查爾斯・庫利（Charles Cooley）提出的，這個理論認為：「一個人的自我觀念是在與其他人的交往中形成的，一個人對自己的認識是其他人對於自己看法的反映，他所具有的這種自我感覺，是由別人的思想、別人對於自己的態度所決定的。」

在《人類本性與社會秩序》（*Human nature and the social order*）一書中，庫利做了一個形象的比喻：「每個人都是另一個人的一面鏡子，反映著另一個過路者。」所以，這個理論又被稱作「鏡中自我」。

顧名思義，「鏡中自我」的內涵是，就像我們只能從鏡子裡看到自己的長相，「我」

對自我的認知也都是來自於別人對我的看法。因此，與一般社會心理學理論所提倡的「不要在意他人看法」的觀點相反，「鏡中自我」指出，每個人的「自我觀」，都是透過與他人的相互作用形成的。

首先，我們會想像他人是如何「認識」自己的。其次，我們會想像他人在這個認識之上是如何「評價」自己的。最後，我們會根據別人對自己的「認識」和「評價」產生某種感情，這種感情將主導我們對自己的認知。

舉個例子，「我」向慈善機構捐了五十元錢，然後，透過別人的種種評價和反映，去想像他們對「我」的認識——一個正在參與慈善活動的人。接著，透過他人的口頭評論或者其他回饋管道，「我」認為，他人對「我」的評價是「熱心、善良的人」。

然後，「我」對這種認識和評價感到十分喜悅，並因此進一步認識了自己，相信自己確實是個熱心、善良的人。之後，「我」也會繼續以這種標準來要求自己——這就是一個人自我觀的形成過程。

相反，在同樣的例子中，「我」向慈善機構捐了五十元錢，然後，「我」發現別人對「我」的評價是「一個假裝熱心於慈善事業的偽善之人」。這個評價會讓「我」審視內心，相信自己參與慈善並不是因為偽善。於是，「我」會產生憤怒和排斥的情緒，同時，在這種情緒中也進一步認清自己——「我」絕不是一個偽善的人。

小說中常常會有這樣的情節：一個無惡不作的人，彷彿心裡住著魔鬼，骨子裡流著邪惡的血液。某一天，他來到一個陌生的地方，在機緣巧合下做了某件好事，於是，所有人都讚揚他，認為他是聖人。

慢慢地，他也真的相信自己是個好人，然後，他開始用「好人」的標準來要求自己，也逐漸發掘出自己人性中的善良。在小說最後，他往往會為了保護那些認為他是「聖人」的人，和過去邪惡的夥伴反目成仇，並用生命贖清自己過往的罪孽，完完全全成了聖人。

這就是一個「鏡中我」塑造「真的我」的過程，故事雖然俗套，可其中所蘊含的心理學依據卻非常充分。在現實生活中，我們常常也會碰到類似的場景：

有一位女子抱著小孩上火車，車廂中早已坐滿了人。其中，一個年輕人正躺在座椅上睡覺，一個人卻占了兩個座位。孩子哭鬧著要坐，並用手指著那個年輕人。但是年輕人假裝沒聽見，依舊躺著睡覺。這時，孩子的媽媽用安慰的口吻說：「這位叔叔太累了，讓他睡一會兒吧，他睡醒了肯定會讓出座位來的。」

幾分鐘之後，那個年輕人睜開了眼，一副剛剛睡醒的樣子，然後坐直了身子，把另一個座位讓給了那個抱小孩的女子。

小孩哭鬧著要坐，年輕人不理不睬，媽媽的一句安慰之語卻讓年輕人客氣地讓座，這其中的奧妙就在於年輕人對自己的「自我評價」變了。

可想而知，一開始，年輕人對自己的認知是「我占著兩個座位，你們能拿我怎樣」的無賴心理。但是，當他聽到那位女子對自己的評價後，他對自己的認知也悄然變成了：「我是一個通情達理的人，只是太累了，需要休息一會兒。」

他的「自我觀」變化了，隨即，其相應的行為也就跟著變化了。

可見，個體與社會如此相關，個體往往需要透過社會中其他人的評判，才能完成對自我的認知。

這一點告訴我們，我們是什麼樣的人，很多時候是由社會回饋決定的，別人認為我們是什麼樣的人，我們就可能成為什麼樣的人。

TOPIC 02

自利偏誤

我很優秀，而你只是運氣好

澳大利亞的一位心理學家曾對任職於某家公司的高階經理人的自我認知度做過一項調查，結果發現，九十%的高階經理人對自己的成就評價超過對普通同事的評價。其中，八十六%的人對自己工作績效的評價高於實際的平均水準，只有一%的人認為自己的績效低於平均水準。

然後，心理學家虛構了一個全公司的平均獎金水準，讓那些高階經理人評價自己的報酬和能力關聯，結果發現，當他們的獎金高於平均水準時，他們往往認為這是理所應得的——這是他們工作努力、成績突出的合理報答。而當獎金明顯低於平均水準時，他們往往覺得自己努力工作了卻沒有得到公平的待遇——總而言之，他們很少能坦然接受自己其實不如人的現實，並想辦法改變；他們大多都會怨天尤人，並找各種藉口為自己開脫。

為什麼會有這樣的結果？是因為這家公司的高階經理人都是自大狂嗎？事實上，這其實是所有人的通病，在心理學上稱為「自利偏誤」（Self-serving bias）。

美國心理學家大衛．邁爾斯（David Myers）在《社會心理學》（*Social Psychology*）一書中，對自利偏誤定義：當我們處理和自我有關的資訊時，會出現一種潛在的偏見。我們會一邊輕易地為自己的失敗開脫，一邊則欣然地接受成功的讚譽。在很多情況下，我們認為自己比別人好。這種自我美化的感覺使多數人陶醉於自己優秀的一面，而只是偶爾瞥見其陰暗的一面。

簡單地說，這是人們在處理和自我有關的資訊時，會出現的一種潛在偏見。人們常常從好的方面來看待自己，當取得一些成功時，往往容易歸因於自己，而做了錯事之後，則怨天尤人，歸因於外在因素，也就是把功勞歸於自己，把錯誤推給別人。

比如，很多運動員在取得勝利後，一般會認為這是因為自身的努力，對於失敗，則歸咎於其他因素，如錯誤的暫停、不公平的判罰、對手過於強大、裁判吹黑哨……

在保險調查表上，出現交通事故的司機們總是這樣描述事故的原因：

「不知從哪裡鑽出來一輛車，撞了我一下就跑了。」

「我剛到十字路口，一個東西就忽然出現，擋住了我的視線，以至於我沒有看見別的車。」

「一個路人撞了我一下，就鑽到我車輪下面去了。」

當公司利潤增加時，很多CEO會把這個額外的收益歸功於自己的管理能力，而當利潤開始下滑時，他們則會想：究竟怎樣才能讓這些不爭氣的員工有點責任心呢？

甚至，在描述成功和失敗時，我們所使用的主語都會發生一些變化，例如：

「我的歷史考試考了個A。」

反之，一旦成績不理想，則是：「歷史老師居然給了我一個C！」

加拿大的心理學家曾經研究過人們在婚姻生活中的自利偏誤。

在一個全國性的調查中，他們發現，九十一%的妻子認為自己承擔了大部分的食品採購工作，但只有七十六%的丈夫同意這一點。

其中，某個訪談案例提到，每天晚上，那位受訪者和他的妻子都會把要洗的衣服隨手丟到髒的洗衣籃外面。第二天早上，夫妻倆中的一個會把衣服揀起來放進籃子裡。當妻子對丈夫說「這次該你去揀了」的時候，丈夫想的是「憑什麼？十有八九都是我去揀的」。於是，他就質問妻子：「你覺得有多少次是你揀的？」「噢，」妻子答道，「差不多十有八九吧。」

這也是自利偏誤的一種表現形式：在我們的記憶中，會不自覺地誇大對自己有利的資訊，而忽略對自己不利的部分。所以，自利偏誤又被稱為「自利性偏見」。

正是因為如此，這種自利偏誤很顯然會造成許多人際衝突。在團隊合作中，自利偏誤會使合作中的人感覺是自己而不是其他合作者做出了主要貢獻，在合作不順利時傾向於批評合作者，這樣很容易導致合作的終止。

而夫妻間的自利偏誤，則容易導致夫妻在家務上爭吵不休，使得夫妻關係不和……

自利偏誤是一種歸因錯誤，是影響人際交往的一大因素，所以，在與他人的溝通過程中，要盡量避免這種基本的歸因錯誤，以維繫和諧、良好的人際關係。

TOPIC 03

定錨效應

被錨點帶偏的「獨立思考」

一九七四年，希伯來大學的心理學教授丹尼爾．康納曼（Daniel Kahneman）和阿摩司．特沃斯基（Amos Tversky）做了一個實驗。實驗要求志願者對非洲國家在聯合國所占席位的百分比進行估算。

首先，他們隨機給了每組志願者一個百分比數字。然後，他們逐一暗示志願者，這個隨機數字比真實數字大或比真實數字小。最後，要求志願者估算出一個真實數字。

有趣的是，志願者最後估算出來的數字，都受到了一開始的隨機數字影響。比如，有兩組志願者得到的隨機數字分別是十％和六十五％，而他們最終估算出來的數字分別為二十五％和四十五％——非常接近這兩組志願者一開始得到的隨機數字。

康納曼和特沃斯基的這個實驗，就是為了驗證他們之前所提出的「定錨效應」（Anchoring effect）。這個理論認為，人們做決策前，思維往往會被所得到的第一項資訊所左右，這項資訊會像沉入海底的錨一樣，把你的思維固定在某處，從而產生先入為主的扭曲認知。

例如，志願者明明知道一開始得到的數字是隨機的，和真實數字毫無關聯，但是，在估計真實數字時，還是下意識地將自己的估計錨點定在隨機數字的一定範圍內。

之所以稱為「定錨」，是因為這個錨點埋於意識的深處，很多人甚至都意識不到自己已經被埋入了錨點，以為自己是透過獨立思考做出了決策，其實，已經不知不覺地被各種先入為主的資訊誤導了。

有一個非常有名的故事，說的是有一家賣三明治的小店，店裡有兩個銷售員，其中一個銷售員永遠比另一個銷售員的營業額要高。要知道，在購買速食時，顧客一般都是隨機選擇銷售員的，甚至會選擇排隊人數較少的那個銷售員。所以，不管有多少個銷售員，從理論上說，他們的營業額是不應該有太大區別的。

這種現象引起了老闆的注意。於是，有一天，他特意站在櫃檯旁觀察，然後發現，每當客戶點餐的時候，其中一位銷售員會問客戶：「需要加一個煎蛋嗎？」客戶有說加的，也有說不加的，比例基本是一比一對開。而另一個銷售員則問：「請問，需要加一個煎蛋還是兩個煎蛋？」這時候，至少有七十％的顧客會下意識地回答「加一個」或者「加兩個」，只有三十％的客戶要求「不加雞蛋」。

自然而然地，後一位銷售員的營業額就比前一位銷售員的高出許多。

這就是一個典型的對「定錨效應」的應用。後一位銷售員成功地在顧客做出決策之前就埋下了一個「錨點」——他要煎蛋，因此，顧客的思考範圍被定錨在了「需要幾個雞蛋」上面，只有少數人會想到，他還有第三種選擇——不要雞蛋。

當然，思維定錨是人的心理反應，要想徹底克服它絕非易事。我們在思考問題的時候，總會不自覺地接收大量資訊，從而形成某種思維模式，而這些資訊一方面有助於我們思考，另一方面很有可能成為某種「錨點」，反而固定了我們的思維。

那麼，該如何避免或減少「定錨效應」呢？首先，你需要盡量拓寬視野，不斷學習與實踐，集思廣益，多多聽取別人的建議與方法，所謂「先入為主」，其實歸根結柢是接收的資訊量太小。

人的大腦很奇特，當處理的資訊越少，對資訊的分辨能力就越弱。相反，在處理大量資訊時，大腦反而會高速運轉，判斷哪些資訊是有價值的，哪些是無意義的「錨點」。

例如，當第一次見到某個人的時候，我們可以完全忽略之前聽到的關於這個人的隻言片語，用自己的眼光去做判斷，也可以透過事先蒐集大量關於這個人的資訊，用於輔助見面時對此人的判斷。對事情也是一樣，遇到一件事情，要麼就完全忽略之前的資訊，當場分析事情本質然後做決定，要麼就集思廣益，深入而全面地思考。

總而言之，避免「定錨效應」的兩個重要方法：一是徹底無視之前的所有資訊，剔除「定錨」的隱患——但是這個實際做起來是很難的；二是大量地收集資訊，全面分析問題，最後做出理性的判斷，把「錨點」的影響降到最低。

TOPIC 04

瓦倫達效應

越在意的，就越容易失去

「瓦倫達效應」（Karl Wallenda effect）得名於美國著名的鋼索表演藝術家卡爾・瓦倫達（Karl Wallenda）。瓦倫達一直以精彩而穩健的高超演技聞名，從未出過事故。一九七八年，七十三歲的瓦倫達決定，最後走一次鋼絲作為告別演出，然後宣布退休。

他將表演地點選在了波多黎各的海濱城市聖胡安。沒想到，以前從來沒有出過任何差錯的瓦倫達這次卻徹底失敗了——當他剛剛走到鋼索中間，僅僅做了兩個難度並不大的動作之後，就從數十公尺高的鋼索上摔了下來，當場身亡。

事後，他的妻子說：「我知道這次一定會出事。因為他在出場前就不斷地說『這次太重要了，不能失敗』。以前每一次成功的表演中，他都只是想著走好鋼索這件事本身，而不去管這件事可能帶來的一切。但在最後一次的表演中，瓦倫達太想成功了，反而無法專注於事情本身，變得患得患失。如果他不去想這麼多走鋼索之外的事情，以他的經驗和技巧，是不會出事的。」

在這之後，這種在巨大心理壓力之下患得患失的心態，便被命名為「瓦倫達心態」，又稱「瓦倫達效應」。

我們常說，「壓力就是動力」，但「瓦倫達效應」告訴我們，壓力是一把雙刃劍，駕馭得當可化為殺敵萬千的利器，反之則可能會摧殘自身。

壓力心理研究鼻祖漢斯・塞利（Hans Selye）將壓力分為有害的不良壓力和有益的良性壓力：良性壓力能夠給人以動力，使人愉快並能有效地幫助人們生活；而不良壓力不僅使人感到無助、灰心、失望，還會引起身體和心理上的不良反應。

「瓦倫達效應」就屬於這種「不良壓力」。這是一種非理性的壓力，因為這種壓力的根源是人們患得患失的心態，並不是擔心自己不夠好從而想辦法提升自我，而是在反覆擔心「失敗後怎麼辦」。前者帶來的是正面情緒，後者帶來的則是實實在在的負面情緒，會使一個人的精力分散，最終浪費在無用的胡思亂想上。如此一來，又怎麼會成功呢？

其實，他們不知道的是，與其因患得患失而最終品嘗失敗的苦果，不如一開始就放手一搏，這樣反倒會有成功的可能。

美國二十世紀六〇年代的著名演說家約翰・瓊斯年輕時參加過一場演講比賽。這場比賽是邁阿密大學組織舉辦的，選手來自全美各名校，贊助公司包括卡內基學校等培訓界名校。

一路過關斬將進入半決賽的時候，瓊斯感到非常緊張。首先是因為這場比賽對他來說很重要，他希望能借此進入演說界的圈子中；其次，在經過一系列搏殺後，對手的實力也讓他感覺有些膽怯。在這種心理的驅使下，瓊斯一拿起演講稿，就感覺心跳加速、喉頭痙攣，試講的時候，他甚至開始大段大段地忘詞。

眼看著比賽日期臨近，瓊斯的狀態卻越來越差，他幾乎就要放棄了。當放棄的念頭在腦海中閃過時，瓊斯振作起精神，暗暗地告誡自己——無論如何都不能放棄！即使最終被淘汰出局，也不能主動放棄！有了這樣的想法之後，瓊斯開始慢慢接受自己在比賽中被淘汰的可能性，奇怪的是，他反倒不緊張了。

最後比賽的時候，沒有心理負擔的瓊斯完全放開了，他那聲情並茂的演講征服了評委，也讓對手佩服有加。隨後，他成功地闖進了決賽。

這一次經歷，讓約翰·瓊斯具備了一個演說家最重要的能力，即從容面對大場面的能力，這為他的成功鋪平了道路。

「瓦倫達效應」其實非常簡單：過度緊張帶來的壓力，摧毀了長期訓練所形成的無意識反應能力。所謂「熟能生巧」，當出現某些意外情況的時候，一個技巧熟練的人會下意識地做出正確的應對——這並不是運氣，而是在日常訓練中獲得的潛意識記憶。

而患得患失的心理讓人的注意力高度集中於自己正在做的事情，連一些最基本的應對都需要深思熟慮（比如，先邁左腳還是先邁右腳），最終導致的結果就是反應變慢，思維也就跟著變遲鈍了。

TOPIC 05

庫里肖夫效應

眼中的世界，其實就是內心的世界

「庫里肖夫效應」（Kuleshov effect）最早是指蘇聯導演庫里肖夫（Lev Kuleshov）發現的一種電影現象。當時，他為蘇聯著名演員伊萬・莫茲尤辛（Ivan Mosjoukine）拍攝了一組靜止的、沒有任何表情的特寫鏡頭，然後，把這些完全相同的特寫與其他影片的小片斷連接成三種組合：

第一個組合是莫茲尤辛的特寫後面緊接著一張桌子上擺了一盤湯的鏡頭。第二個組合是莫茲尤辛的鏡頭後面緊接著一個躺在棺材裡的女屍鏡頭。第三個組合是這個特寫後面緊接著一個小女孩在玩一個滑稽的玩具狗熊的鏡頭。

當庫里肖夫把這三種不同的組合放映給一些不知道其中祕密的觀眾看的時候，效果是非常驚人的：觀眾對藝術家的表演大為讚賞。他們指出：莫茲尤辛看著那盤湯時，陷入了沉思；莫茲尤辛看著女屍時，表情又是如此悲傷；而觀察女孩玩耍時，莫茲尤辛更是將輕鬆、愉快的表情表現得十分自然——然而，事實上，拍攝時的莫茲尤辛始終毫無表情。

之所以會產生「庫里肖夫效應」，是因為觀影者將自己的經驗投射到了眼前的鏡頭中，從而產生了聯想。在我們過去的觀影或者日常生活經歷中，一般而言，看到屍體就會讓人聯想到悲傷，而看到玩耍的小孩會讓人聯想到愉快——換句話說，觀影者所看到的，其實只是自己的聯想之心理投射而已。

「庫里肖夫效應」對於蒙太奇這種電影藝術的運用有著很大的影響，在現實生活中也同樣發揮著重要作用，尤其是各大品牌對於商標名稱和商標圖案的選擇，無不是對「庫里肖夫效應」的靈活運用。

誕生於一八八六年的 Coca-Cola 飲料一經問世，便大受歡迎。二十世紀二〇年代初，這個國際品牌首次進入中國市場，幾年下來卻發現，和其他國家市場的流行相比，中國市場對可口可樂的迴響簡直可以用慘澹來形容，幾乎是無人問津。

這是什麼原因呢？Coca-Cola 公司總部派出市場人員調查研究後發現，問題出在中文譯名上——當時正值民國時期，翻譯者的文筆十分古奥，並未關注譯名是否通俗上口，居然將 Coca-Cola 翻譯成了「蝌蝌啃蠟」。

蝌蝌啃蠟——這只是一個毫無意義的音譯，卻產生了嚴重的庫里肖夫效應：中國的消費者面對這個名字，首先想到的就是難喝，甚至噁心，因為中國有個成語叫「味同嚼蠟」。而且，在中文中，「蝌」這個字只對應詞語「蝌蚪」，就是那些黑乎乎、黏糊糊的青蛙幼體。這就導致了中國的消費者直接將「蝌蚪」和「嚼蠟」的心理投射到了 Coca-Cola 身上，即使明白這只是毫無意義的音譯，但依然忍不住排斥與厭惡心理。直到二十世紀八〇年代，Coca-Cola 品牌再次進入中國市場，這一次，它選擇了一個全新的譯名——可口可樂。從此，可口可樂引爆了中國飲料市場。

同一種飲料，同一個名字，只因翻譯的用字不一樣，就讓消費者產生了不同的情緒反應，這無疑是「庫里肖夫效應」的生動詮釋。

這個案例對於各大跨國公司的本土化戰略有著深遠的影響。直到今日，在美國許多商學院的本土化戰略教材中依然會提到它。無論是商標的設計還是商品名的選用，除了需便於識別之外，一個重要的指標就是必須在各個文化圈中都能引起美好聯想的「庫里肖夫效應」。從消費角度來看，商品名稱、商標等商品標識不只是一種代稱那麼簡單，很多時候都能帶來各種情緒投射反應，從而影響購買者的心理。

「理性人假設」（hypothesis of rational man）[1]是經濟學的一個重要的假設前提，但在心理學上，人們從來都不是純理性的，大量的情感因素影響著人們認知世界的結果。很多時候，人們看到的世界，其實只是自己內心世界的一個投影而已。

1 審訂註
——科爾曼（James S. Coleman）提出的理性選擇理論（Rational choice theory），又稱為理性行為理論（Rational action theory），主張行動本質上都是理性的，人們在行動前會考量利害得失來做出決定。

本章總複習

- **鏡中自我**：「鏡中自我」認為，人的「自我觀」是透過與他人的相互作用形成的。也就是說，「我」對自我的認知往往來自於別人對我的看法。
- **自利偏誤**：在處理和自我有關的資訊時，人們常會誇大對自己有利的地方，忽略不利的部分。把成功歸於自身優秀，將失敗推給外在因素。
- **定錨效應**：人在做決策前，往往會被所得到的第一項資訊所左右，把思維固定在某處，從而產生先入為主的扭曲認知。
- **瓦倫達效應**：壓力是把雙刃劍，駕馭得好會成為人生助力，反之則影響身心健康。過度緊張和患得患失的心理，將導致反應和思維出錯。
- **庫里肖夫效應**：人們從來都不是純理性的，會將自己的經驗和情緒投射，從而產生聯想，並且影響心理。

墨菲定律

CHAPTER 2

如果有可能出錯，
就一定會出錯

TOPIC 01

墨菲定律

唯有計劃周全，方能避免失誤

一九四九年，美國愛德華茲空軍基地的工程師愛德華・墨菲（Edward Murphy）上尉參與了一項旨在測定人類對加速度承受極限的實驗——MX981火箭減速超重實驗。其中有一個實驗專案，需要將十六個感測器固定在受試者座椅的支架上。感測器需要安裝兩根接線，一旦接反的話，就無法正常讀取資料。而不可思議的是，當這些感測器安裝完畢後，墨菲上尉發現，這十六個感測器的接線居然無一例外地被全部接反了！

事後，墨菲上尉承認，這是由於自己在設計感測器的時候沒有考慮到居然會有人把線接反，他自嘲道：「如果一件事情有可能以錯誤的方式被處理，那麼，最終肯定會有人以錯誤的方式去處理它。」而這句自嘲，也成了二十世紀最著名的心理學定律——「墨菲定律」（Murphy's Law）。

「墨菲定律」誕生在二十世紀中葉，正是歐美國家經濟迅速增長、科技爆炸的時代，西方世界充滿了一種自信、樂觀的精神，相信人類終將克服所有困難，改造一切，沒有什麼問題是戰勝不了的。而「墨菲定律」則給當時的人們敲了一記警鐘：技術會日臻完美，而人卻始終會出錯。如果沒有考慮到事情的全部可能性，只要事情有做錯的可能，那肯定會有人去把事情做錯。

只要有人參與，就不可能確保每一個環節都不犯錯，環節越複雜，參與的人越多，出錯的機率就越大。可以說，我們解決問題的方法越高明，我們將要面臨的麻煩就越嚴重——事情永遠會出錯，最壞的情況永遠會發生。

之後，人們又更進一步探討墨菲定律，從中闡釋出四個主要內容：

一、任何事情都不會像表面上看起來那麼簡單；

二、所有任務的完成周期都會比你預計的時間長；

三、任何事情如果有出錯的可能，那麼就會有極大的機率出錯；

四、如果你預感可能會出錯，那麼它就必然會出錯。

墨菲定律簡直就是悲觀主義的論調：既然事情永遠都不可能向最好的方向發展，而一旦有可能變糟，它就一定會變糟，那麼，在墨菲定律面前是不是就只能聽天由命了呢？

幸好，事物都是有兩面性的，換一個角度看，墨菲定律恰恰是在提醒我們，要從細枝末節上重視出錯的各種可能性，事先做好周全的預備方案，將盡可能多的隱患扼殺在萌芽狀態。

可以說，墨菲定律一方面警告我們最壞的情況肯定會發生，不管對技術還是對機率都不要有盲目的自信；另一方面也提醒我們，事先一定要考慮到每一種可能性，防微杜漸，消除潛在的隱患。

發生於二〇一四年的亞航空難，導致飛機上一六二人全部罹難，綜合各種調查結果，這次事故是由兩個意想不到的問題所引發的。

屬於印尼亞洲航空公司的這架空客A320型飛機，二〇一四年十二月二十八日在從泗水飛往新加坡的途中墜毀。當時，飛機的FAC（Flight Augmentation Computer，飛行增穩電腦系統）有一個焊點接觸不良。這個故障早就存在，而且，在失事的前一年中，這種故障就出現了二十三次，每次都只能靠機長去副駕駛座後方手動拔掉FAC跳開關。

手動拔開關畢竟是小事，所以一直沒有引起重視。直到事故之前，機長再次離開座位去拔掉FAC跳開關，由副駕駛操縱飛機。然而，這次飛機的FAC正處於某一個臨界狀態，拔掉FAC跳開關之後，飛機迅速爬升，而這種情況遠遠超出副機長的操縱能力範圍，從而錯過了最佳的應對時機，致使飛機超出了正常的飛行包線（Flight Envelope）進入失速狀態，最終，導致了空難的發生。

亞航空難發生後，大量航空公司吸取教訓，在進一步嚴格測試流程、防微杜漸的基礎上，加強了飛行員訓練科目，加入了高空飛行和極端姿態飛行訓練，以保障在飛機突然失速的情況下，飛行員能擁有足夠的應對能力。

中國有句古話：「萬事必作於細。」既然最壞的情況總會發生，那麼，至少，我們可以提前做出一個周全的預備方案——這就是墨菲定律帶給我們的最大啟示。

TOPIC 02

醞釀效應

「不思考」也是一種思考方式

流體靜力學中有一個重要原理——浮力定律。它的發現過程充滿了戲劇性。

傳說，古希臘的希倫二世召見阿基米德，讓他鑑定純金王冠是否摻假。接到這個任務後，阿基米德冥思苦想多日，始終沒有找到合適的方法。於是，有一天，他決定先停下手頭的工作，泡個熱水澡放鬆一下。在跨進澡盆洗澡時，有一部分水從浴盆邊溢了出來。而且，他還發覺自己入水越深，身體就越輕。於是，他恍然大悟，透過計算將王冠沉入水中排出的水量解決了國王的疑問，並有了關於浮力問題的重大發現。

阿基米德發現浮力定律的這一戲劇性過程，後來被心理學家歸納為「醞釀效應」（Incubation effect）[2]——很多時候，當我們盡力去解決一個複雜的或者需要創造性思考的問題時，無論耗費多少精力都找不到正確的思路。在這種時候，暫時停止對問題的積極探索，反而可能會產生關鍵性的靈感，而這就是「醞釀效應」。

心理學家認為，所謂的「醞釀」過程並不是停止思考，而是將原先的整個思考過程轉入潛在的意識層面，透過潛意識對儲存在記憶裡的相關資訊進行組合，從而獲得類似於「靈感」的思維狀態。而這種狀態的觸發因子就是中途的休息過程。在放下難題之後，大腦消除了前期的心理緊張，忘記了前面不正確的、導致僵局的思路，反而有利於在潛意識層面形成具有創造性的思維狀態。

義大利美學家貝尼德托．克羅齊（Benedetto Croce）提出過一個觀點：人的知識有兩種，一種是直覺的，一種是邏輯的，前者是「從想像中得來的」，後者是「從理智中得來的」。當邏輯思維走進死胡同的時候，藉由放鬆和休息的「醞釀」過程，將思考的工作交給直覺，透過大腦中隱含的某種迅速而直接的洞察和領悟，反而能獲得意想不到的結果。

一九七一年，美國心理學家西爾維拉（Silveira J.）曾設計過一個實驗，專門演示「醞

2 審訂註
一在心理學術語上，incubation 多譯為「孵化期」，為創造力歷程的階段之一，但普遍也見「醞釀期」這個用法。

釀效應」[3]──西爾維拉選取了三組性別、年齡和智力水準等都大致相同的志願者，要求他們思考同一道難題。根據實驗要求，第一組有半個小時來思考，中間不允許休息；第二組先思考十五分鐘，然後無論解出與否都要休息半小時，接著再回來思考十五分鐘；第三組與第二組類似，仍是前後各思考十五分鐘，但是中間休息的時間延長到四個小時，用於打球、玩牌等休閒活動。試驗結果是，第一組有五十五％的人解決了問題，第二組有六十四％的人解決了問題，第三組有八十五％的人解決了問題。

實驗結束後，西爾維拉依次記錄每個志願者的解題過程，發現第二、三組志願者休息完後再回頭來解題時，並不是接著之前已有的思路繼續往下做，而是從頭做起。

透過這次實驗，西爾維拉確信，「醞釀效應」打破了解決問題的不恰當思路的定式，從而促進了新思路的產生。

很顯然，這種把難題暫時放一放，穿插一些其他事情的做法，使人們不會陷入某一種固定的思維模式，能夠採取新的步驟和方法，從而使問題更容易被解決。在生活中，我們都有過類似的體驗。而由此延伸出來的很多觀念，比如「勞逸結合」的工作理念，以及以分割時間為基礎的各類時間管理方法，都是從「醞釀效應」中延伸出來的。

因此，當我們面臨一個難題時，千萬不要鑽牛角尖，更不要因此而對自己的能力產生懷疑，因為很多時候，我們並不是解決不了難題，而是走進了僵化的慣性思維中不能自拔。這時，不妨先把它放在一邊，去做別的事情。透過暫時放下這個問題，消除掉僵化的思維模式，過幾小時、幾天，甚至更長時間之後再來拾起它，我們的大腦便能夠運用新的思維模式去解決這個問題。

要相信我們的大腦，它比我們想像中更強大。人腦中隱含著某種迅速而直接的洞察和領悟，這種能力被稱為「靈感」或「直覺」。要相信，即便我們停止思考問題，大腦中收集到的資料也不會消極地儲存在那裡，它會一直在意識深處，重組、處理原來儲存的那些資料，進而產生新的想法。

3 審訂註
一此實驗為「便宜項鍊實驗」（The cheap-necklace problem experiment）。

TOPIC 03

羊群效應

「從衆」和「盲從」的臨界點在哪裡

「羊群效應」（Herding effect）最早是股票投資中的一個術語，主要是指投資者在交易過程中存在學習與模仿現象，有樣學樣，盲目地模仿別人，進而導致他們在某段時期內買賣相同的股票。社會心理學家將其擴大到其他領域，指代個體由於真實的或想像的群體行為，從而向與多數人相一致的方向變化的現象。

「羊群效應」又被稱為「從眾效應」（Bandwagon effect），它的核心是在群體力量面前放棄個人理性判斷，而追隨大眾的傾向，並否定自己的意見，且不會主觀上思考事件的意義。

心理學史上著名的「阿希從眾實驗」（Asch conformity experiments），便是用來論證

「羊群效應」的。美國心理學家所羅門・阿希（Solomon Asch）曾在校園中招聘志願者，聲稱要做一個關於視覺感知的心理實驗。阿希從眾實驗每組邀請七個志願者，但事實上，其中的六個都是和阿希事先串通好的「實驗助手」，只有一個志願者才是真正的受試者。實驗開始後，阿希拿出一張畫有一條分隔號的卡片，然後讓大家判斷這條線和另一張卡片上的三條線中的哪一條線等長。這樣的判斷共進行了十八次。

事實上，這些線條的長短差異很明顯，正常人是很容易做出正確判斷的。然而，在兩次正常判斷之後，五個「實驗助手」故意異口同聲地說出一個錯誤答案。於是，許多志願者開始迷惑了，是堅定地相信自己的眼力呢，還是說出一個和其他人一樣，但自己心裡認為不正確的答案呢？最終，結果讓人跌破眼鏡：有七十五%的志願者被「實驗助手」帶偏，至少做了一次從眾的錯誤判斷。

從上述「阿希從眾實驗」中，我們不難看出，從眾，是一種常見的社會心理現象。從眾性是人們與獨立性相對立的一種意志品質；從眾性強的人缺乏主見，易受心理暗示影響，容易不加分析地接受別人的意見並採取行動。

從眾心理是一種非常複雜的社會心理和行為，它的產生有著深刻的社會歷史根源。

《思考的藝術》（*Die Kunst des klaren Denkens*）作者、經濟學博士魯爾夫・杜伯里（Rolf Dobelli）指出：「我們過去的進化過程證明了這一行為是生存良策……誰不這麼做，誰就早已從基因池裡消失了。這一行為模式深深根植在我們體內，我們至今還在使用它。這一模式同時也用於缺少生存優勢的地方。」

因此，對於「從眾效應」，我們不應該簡單地予以否定，而要具體問題、具體分析。生活中有不少缺乏主見、輕易從眾的人，也有一些專門利用人們的從眾心理來達到某種目的的人。在賽馬場上，就有這種人，他們為了降低某一匹馬的賠率以贏更多的錢，而利用「從眾效應」誘導他人。

很多人其實並不具備專業的賽馬知識，對於那些賭性並不那麼強的人來說，他們就會選擇最理性的策略：把籌碼押在大多數人認為最有希望獲勝的那匹馬上。

那麼，如何才能知道別人認為哪匹馬能獲勝呢？最簡單的方法就是看賠率。賽馬場上每一匹馬的賠率，是根據賭徒在牠身上所下的賭注有多少來決定的。一匹馬的賠率越低，押牠的人就越多，牠獲得的賭注就越高。

因此，那些專業的賭徒就會先分析出獲勝機率最大的一匹馬，然後，再悉心尋找一匹獲勝機率很低的馬，之後在這匹劣馬上下注，把賠率拉低，使得這匹馬看上去是最有希望獲勝的馬。

這時候，在「從眾效應」的鼓動下，越來越多的人會去投注這匹劣馬，而最終，當那匹真正的好馬獲得冠軍後，專業賭徒賺到的錢足以抵消他們之前為了營造從眾心理而投在劣馬上的錢。

這個賭馬的故事告訴我們：遇事不能不加分析地「順從」大眾行為，不能盲目地隨波逐流。當大眾行為理性正確時，自然要跟隨；當大眾行為被非理性主導時，則要慎重對待。

是的，我們應該多一些獨立思考的精神，少一些盲目的從眾行為，以免上當受騙，甚至血本無歸——這才是健康的心理，也是一種睿智的生存之道。

TOPIC 04

巴南效應

似是而非的「真理」一無是處

心理學家巴南・佛瑞（Bertram Forer）於一九四八年做了一個實驗，他給所有學生做了一項人格測驗，然後，根據測試結果分析該學生的人格特徵。其實，佛瑞的人格測試只是裝模作樣的，而他最後給學生的分析結果，也都是一模一樣的一段話：

「你祈求受到他人喜愛，卻對自己吹毛求疵。雖然人格有些缺陷，但大體而言，你都有辦法彌補。你擁有可觀的未開發潛能，但尚未發揮出自己的長處。看似強硬、嚴格自律的外在掩蓋著不安與憂慮的內心。許多時候，你嚴重質疑自己是否做了對的事情或正確的決定。你喜歡一定程度的變動，並在受限時感到不滿。你為自己是獨立思想者而自豪，並且不會接受沒有充分證據的言論。但你認為，對他人過度坦率是不明智的。有些時候，你外向、親和、充滿社會性，有些時候你卻內向、謹慎而沉默。你的一些抱負是不切實際的。」

這段話其實是佛瑞從關於星座、性格等的小冊子裡摘錄出來的，和真正的人格測試結果毫無關係。但是，有九十％以上的學生認為，這段描述非常符合自己的特性。

佛瑞的這項研究表明：人們常常認為，一種籠統的、一般性的人格描述十分準確地揭露了自己的特點，當人們用一些普通的、含糊不清的、空泛的形容詞來描述一個人的時候，人們往往很容易就接受了這些描述，而認為描述中所說的就是自己——這就是所謂的「巴南效應」（Barnum effect），又稱「佛瑞效應」（Forer effect）。

「巴南效應」的典型例子，就是那些關於星座和性格之間連結的論斷。

在一本流行的占星小冊子裡，射手座的性格特點是這樣的：

射手男天生幽默，樂觀開朗，懂得生活。……射手男都酷愛自由，如果失去自由，他寧願去死。他就像橫空出世的天馬，胸納天地，放眼宇宙，並且不受任何限制。……他並不會執著於最終的結果，而是喜歡享受生命過程中的快樂。

其實，仔細分析這段話，你會發現，這段話幾乎能用來描述絕大多數年輕男性的性格特點——誰不熱愛自由？誰又會承認自己不懂生活？但是，十一月二十三日至十二月二十一日之間出生的年輕男性卻會覺得這段話就是在說自己，因為他們會接受所有模糊而普遍性的描述，同時自動忽略掉那些和自己不相符的描述。

如果所謂的「射手男」去閱讀其他星座的性格特點，那麼，他們會發現，無論哪個星座的性格描述，都有至少七十五％以上是可以套用到自己身上的。這就是「巴南效應」的厲害之處——「主觀驗證」（Subjective Validation）的作用。

主觀驗證能對我們產生影響，主要是因為我們心中想要相信某件事的欲望。如果想要相信一件事，我們總可以蒐集到各種各樣支持這件事的證據。就算是毫不相干的事情，我們還是可以找到一種邏輯，讓它符合自己的設想。

佛瑞之後，還有一位心理學家做了一個更極端的實驗，他透過明尼蘇達多項人格問卷（MMPI）對學生進行人格測試。測試完成後，他先根據測試結果寫下正確評估。同時，又使用一些模糊的泛泛而談的描述，偽造了另一份評估。最後，當學生們被問到他們覺得哪一份評估報告更切合自身實際時，居然有超過一半的學生（五十九％）選擇了那份假的評估報告。

可見，人們喜歡「看上去跟自己相關的觀點」勝過了「正確的觀點」，而什麼樣的觀點能讓絕大多數人覺得跟自己相關呢？當然是那些似是而非、模棱兩可的模糊描述。

這也是「巴南效應」給我們的重要啟示：對於「看上去跟自己相關」的觀點和模糊不清的表述時，我們要保持頭腦冷靜，對自己的判斷慎之又慎。

可以說，「巴南效應」是我們正確認識自己的嚴重阻礙，尤其是現在各種星座、血型等偽性格學大行其道，會使很多人誤以為那段言之無物的「性格描述」與自己的真正性格相符。

但是，反過來，能夠真正認識自己，也是我們避開「巴南效應」陷阱的重要方法。只有真正面對自己的各個方面，才能學會不輕易給自己貼上籠統的標籤，有效地分辨出那些「性格描述」中哪些是與自己相關的，哪些是與自己無關的，哪些是模棱兩可的，哪些是彰明較著的，從而認識真正的自己。

TOPIC 05

奧坎剃刀

砍掉一切繁瑣的旁枝

十四世紀，英國邏輯學家、聖方濟各會修士奧坎（William Ockham）指出：在對於同一理論或者同一命題的論證過程中，多種解釋和證明過程中，步驟最少、最為簡潔的證明是最有效的。概括起來就是「如無必要，勿增實體」。後來，人們為了紀念他，就把這一原則稱為「奧坎剃刀」（Ockham's razor）[4]。

怎樣理解這一原則呢？打個比方：

有人提出了一個理論，說月亮其實是方的！然而，為什麼我們平時看到的月亮都是圓的呢？那是因為月亮有靈性，它知道我們在看它，於是，在被看到的瞬間，它就變圓了，當我們一轉身，它又變成方的了。

而有人提出了另一個假設，說月亮本來就是圓的。

這兩個理論哪個符合觀測事實？答案是，都符合——在邏輯上它們都是自洽的。但是相對於「圓月亮」理論，「方月亮」涉及的假設實在太多了，根據「奧坎剃刀」，簡潔的理論才是好理論——所以我們相信，月亮是圓的而不是方的。

這把「剃刀」出鞘後，「剃禿了」幾百年間爭論不休的經院哲學和基督神學的質疑，經過數百年的磨礪，現在早已超越了理論領域，影響著我們生活的各方面。一個典型的例子，就是當前非常流行的「少即是多」的極簡式設計潮流。

而在經濟管理領域，這一理論也得到了越來越多的應用。

美國著名行銷大師博恩．崔西（Brian Tracy）曾幫助一家大型企業完善銷售計畫，為了實現一百萬件的銷售量。該公司召集了最優秀的行銷人才，不分晝夜地開會討論，最後，得出了幾十種針對不同類型客戶的銷售方案。

4 審訂註
又稱「簡約法則」。

這時，輪到博恩·崔西發言，他建議在這個問題上應用「奧坎剃刀」：「為什麼你們只想著透過這麼多不同的管道，向這麼多不同的客戶銷售數目不等的新產品，卻不選擇透過一次交易，向一家大公司或買主銷售一百萬件新產品呢？」

這句話幾乎推翻了這幾天的全部討論結果。於是，大家不得不重新坐在一起，繼續一次次地進行「腦力激盪」，一次次地比對各種方案，試圖找出共同點來簡化、合併方案。最後，大家終於提出了一種獲得眾人一致認可的方案：「在我們的合作企業中，有一家公司擁有數百萬客戶，而且，這家公司在推廣新產品時需要向他們的客戶贈送禮物。」

於是，數十種方案簡化成了一套方案：搞定這個公司的客戶禮品單子。最終，他們的目標實現了。

隨著社會分工越來越精細，管理組織越來越完善化、體系化和制度化，各種紛繁複雜的官僚作風和文山會海的工作模式也隨之而來，這在很大程度上影響了企業的工作效率。因此，近年來，越來越多的有識之士開始推崇「扁平化管理」，即透過減少行政管理層次、裁減冗員，從而建立一種緊湊、幹練的扁平化組織結構。

當然，奧坎剃刀不是割草機，不能亂砍一氣，只有在對事物的規律有深刻的認識和把握之後，去粗取精，去偽存真，才能真正化繁為簡。打著奧坎剃刀的旗幟狂轟濫炸，甚至砍掉了不該砍的東西，這毫無疑問是錯誤的。

近幾年，隨著人們知識水準的不斷提高，除了在設計上講究「簡約主義」，在組織管理上講求「精兵簡政」，在生活上也越來越多地提倡「簡單生活」的理念，這其實都是「奧坎剃刀」的體現。

愛因斯坦有句格言：「萬事萬物都應盡可能地簡潔，但不能過於簡單。」簡潔而不簡單，這便是「奧坎剃刀」的正確使用方式。

本章總複習

- **墨菲定律**：如果一件事情有可能以錯誤的方式被處理，那麼，最終肯定會有人以錯誤的方式去處理它。
- **醞釀效應**：反覆尋求問題的答案卻毫無頭緒時，暫時將問題擱置一旁去做其他事，反而可能得到意想不到的靈感。
- **羊群效應**：在群體中缺乏自我見解的人，容易受心理暗示影響，不加思索便接受他人意見並採取行動。
- **巴南效應**：當我們心中想要相信某件事時，我們總可以搜集到各種各樣支持這件事的證據，使其符合自己的設想。
- **奧坎剃刀**：越簡潔反而越接近真理。找到問題的根本，「化繁為簡」才能更有效率地解決問題。

CHAPTER 3

踢貓效應

壞情緒會傳染，
但也可以被管理

TOPIC 01

踢貓效應

壞情緒的連鎖反應

「踢貓效應」（Kick the cat effect）源自一則有趣的寓言：一位騎士在晚宴上被領主訓斥了一頓，他怒氣沖沖地回到自己的莊園，對沒有及時迎接的管家大發了一頓脾氣。管家心裡惱火，回家後找了個雞毛蒜皮的理由，又把自己的妻子罵了一頓。妻子受了委屈，正好看到兒子在床上蹦跳，上去就給了兒子一耳光。最後，那孩子莫名其妙地挨了一耳光，心情極度糟糕，一腳把正在身邊打滾的貓踢了個跟斗。

心理學家用這則寓言描繪了一種典型的情緒傳染鏈——人的不滿情緒和糟糕的心情，一般會隨著社會關係鏈條依次傳遞，由地位高的傳向地位低的，由強者傳向弱者。最終，無處發洩的最弱小者便成了犧牲品。

這種情緒轉移現象在生活中並不少見。一個人一旦無法正常宣洩和排解自己的不良情緒，就往往會找一個出氣筒，把情緒轉移到其他人或物的身上，而且，往往會宣洩到那些比自己弱的人或物身上——非但憑空發怒，而且欺軟怕硬，事情過後往往因此更加自責。有時自己也明知不對，卻很難控制。

現實生活中的「踢貓效應」未必有寓言中那麼誇張，但是，不可否認，「情緒傳染」（Emotional contagion）的現象卻十分普遍——某人工作受挫，帶著滿肚子悶氣繃著臉回到家，看什麼都不順眼，便立刻將壞情緒傳染給了家裡其他人，於是整個晚上甚至連續幾天全家都不得安寧。同樣，某人在家裡受了氣，也會把壞情緒帶到工作中……

這就像一個圓圈，以情緒不佳者為中心，向四周延展開來，這就是常被人們忽視的「情緒傳染」。用心理學家的話說：壞情緒會像「病毒」一樣從這個人身上傳播到那個人身上，一傳十，十傳百，其傳播速度有時比有形的病毒和細菌的傳染速度還要快。被傳染者常常一觸即發，越來越嚴重，壞情緒有時還會在傳染者身上潛伏下來，到一定的時期重新爆發。這種壞情緒傳染給人造成的身心損害，絕不亞於病毒和細菌引起的疾病危害。

因此，我們既要學會控制自己的情緒，也要學會疏解他人的情緒，截斷「踢貓效應」

或者說「情緒傳染」的傳播鏈條。

心理學家蘭斯・蘭登在他的部落格裡記錄過這樣一個故事：某家小餐館裡，一個顧客指著面前的杯子，對一名女服務生大聲喊道：「服務生，你過來！你們的牛奶是變質的，把我的紅茶都糟蹋了！」

這名女服務生連忙說：「真對不起！我立刻給您換一杯。」

新紅茶很快就準備好了，碟邊放著新鮮的檸檬和牛乳。

那名女服務生把那些食物輕輕地放在那個顧客面前，輕聲地說：「先生，如果您要在紅茶裡放檸檬，就不要加牛奶，因為檸檬酸會使牛奶結塊。」

顧客聽了這話，臉一紅，小聲地說了聲「謝謝」，語氣也沒那麼憤怒了。

當時，蘭登正好在旁邊目睹了這一切，於是，等那個顧客走後，蘭登問那名女服務生：「明明是他的錯，您為什麼不直說呢？」

服務生笑著說：「因為他當時很生氣，我不能跟著他生氣，否則他對著我發火，我又找誰去發火呢？」

生活中，每個人都是「踢貓效應」長長鏈條上的一環，情緒確實會透過你的姿態、表情、語言傳達給對方一些資訊，在不知不覺中感染對方。明白了「情緒傳染」的危害，你就要學會及時調整自己的情緒，不讓你的壞情緒傳染給他人。如果這樣去做了，相信你的生活會充滿陽光。

TOPIC 02

野馬結局

憤怒是一種自我毀滅

非洲草原上的野馬最怕吸血蝙蝠，這種蝙蝠靠吸食動物的血生存，常叮在野馬的腿上，不管野馬怎樣暴怒、狂奔，吸血蝙蝠始終不依不饒，一定要從容地吸飽血之後再離開。而野馬拿這些「吸血鬼」毫無辦法，最終會被活活折磨致死。

然而，動物學家研究發現，這些吸血蝙蝠所吸的血量極少，對野馬來說根本不足以致命。真正導致野馬喪命的，是牠們被蝙蝠叮上以後的暴怒和狂奔。

換句話說，吸血蝙蝠只是野馬死亡的誘因，而野馬對這一誘因的劇烈情緒反應，才是造成牠們死亡的最直接原因。因此，有心理學家將生活中因芝麻小事而大動肝火，以致因別人的過失而傷害自己的現象，叫作「野馬結局」[5]。

莎士比亞說：「不要因為你的敵人燃起一把火，你就把自己燒死。」當你發怒的時候，怒火也許會燒及他人，但在更多的情況下，它燒的是發怒者自己。

醫學心理學家還用狗做過類似的實驗：把一隻飢餓的狗關在一個鐵籠子裡，讓籠子外面的另一隻狗當著牠的面吃肉。最終的結果是，籠子裡的狗在出現飢餓性病理反應之前，就已經被急躁、忌妒和憤怒的負面情緒支配而產生了神經症性的病態反應。

其實，憤怒是一種很正常的情緒反應。在憤怒的過程中，血液會大量集中在四肢末端，令人的肌肉緊繃，並使得挑戰、無畏等感性思維取代理性思維，使人迅速地進入攻擊狀態。可以說，「憤怒」這種情緒是人類自我保護的手段，確保了人類在逆境中瞬間擁有異乎尋常的戰鬥力。在人類進化初期，這種從心理到生理的連動反應無數次挽救了我們祖先的生命。但是，與憤怒的爆發力相對應，它對人體自身的破壞性也是顯而易見的。

5 審訂註
一野馬結局也是指情緒的力量，劇烈的情緒反應，連帶造成身體的嚴重負擔，控制情緒是每個人必修的課題。

就像瞬間超負荷運轉的機器一樣，憤怒情緒所帶來的爆發力，也意味著對人體機能的過度損耗。是以，憤怒情緒不僅是誘發心臟病的致病因素，還會使人增加患其他病的可能性——不誇張地說，這是一種典型的慢性自殺。

正如一位心理學家所說：「人類要開拓健康之坦途，首先要學會寬容。」憤怒的情緒最容易傷害人體的器官，第一個傷害的就是心臟。如果我們常常心懷憤怒，那麼，我們的心臟罹患動脈硬化的機率就會比心態平和的人高出幾乎三倍！在情緒非常激動的時候，我們的血壓迅速上升，血小板凝結在一起，容易造成動脈硬化。

憤怒會導致食欲下降，引發消化系統的疾病。憤怒的情緒也會影響我們的肝臟，引發肝氣不順、肝膽不和。

「高血壓患者主要的特徵就是容易憤怒」——許多健康專家都會反覆告誡他們的病人，「假如不能克制憤怒情緒的話，長期性的高血壓和心臟病就會隨之而來」。

美國華盛頓州警局檔案中就記錄了這樣一起離奇的命案：一個小餐館老闆——六十八歲的威廉和他的廚師發生了衝突，衝突的理由令人啼笑皆非——廚師一定要用茶碟喝咖啡，而威廉認為用茶碟喝簡直是莫名其妙，於是兩個人開始吵架。威廉越吵越生氣，憤怒中抄起一把左輪手槍對著廚師大喊大叫，廚師拔腿就跑，他也揮舞著槍追了出去。結果，威廉卻倒地而死。是因為槍走火嗎？並不是，根據法醫驗屍報告，威廉死於心臟病——極度的憤怒加上劇烈運動，誘發了急性心肌梗死。

因此，為了確保自己的身心健康，必須對自己進行意識控制。當忿忿不平的情緒即將爆發時，要用意識控制自己，提醒自己應當保持理性，還可以進行自我暗示：「別發火，發火會傷身體。」醫學專家透過實驗證明，在有效抑制易怒情緒的受試者中，死亡率和心臟病復發率會大大下降。

那麼，如何有效地抑制傷人又害己的壞情緒呢？具體方法有很多，但是一個最重要的法則是，提高自己對外界刺激的承受力和對外界刺激的客觀評價能力，當怒火上升時，反覆地告訴自己——這並不值得憤怒。另一個重要途徑是主動釋放憤怒情緒，將心中的憤懣、不平向人傾訴，從親朋好友處得到規勸和安慰，也可以緩解怒氣。或者在即將發怒時透過轉移注意力來減輕憤怒，盡快離開當時的環境，避免進一步的刺激。如此一來，憤怒的情緒便會漸漸消退。

TOPIC 03

霍桑效應

適度發洩，才能輕裝上陣

「霍桑效應」（Hawthorne effect）這一概念，源於一九二四年至一九三三年間以哈佛大學心理專家喬治．愛爾頓．梅奥（George Elton Mayo）教授為首進行的一系列實驗研究。

一九二四年十一月，為了找到一個透過改善工作條件與環境等外在因素來提高勞動生產率的途徑，梅奥教授的研究小組進駐美國西部電氣公司的霍桑工廠。他們選定了繼電器裝配室的六名女工作為觀察對象。在七個階段的試驗中，不斷改變工人的工資、休息時間、午餐以及照明等因素，希望能發現這些外在因素和勞動生產率之間的關係——遺憾的是，不管這些因素怎麼改變，試驗組的生產效率一直沒有上升。

為了搞清楚狀況，梅奥教授團隊又花了約兩年的時間找工人談話，前後達兩萬餘人次，耐心地聽取工人對公司的意見。在這個過程中，工人們暢所欲言，盡情地宣洩著自己的負面情緒，結果，霍桑工廠的生產效率大大提高——正是這種情感宣洩，讓工人釋放了工作中積累的情緒壓力。同時，由於專家團隊的耐心傾聽，工人感覺自己受到了關注，加倍努力工作，以證明自己是優秀的，是值得關注的。這種奇妙的現象從此就被稱作「霍桑效應」。[6]

情緒的宣洩是平衡心理、保持和增進心理健康的重要方法。不良情緒來臨時，我們不應一味地控制與壓抑，而應該用一種恰當的方式，給不良的情緒找一個適當的出口，讓它遠離我們。

情緒應該宣洩，但是要以合理的方式宣洩。當有負面情緒產生的時候：一不要遷怒，

6 審訂註

霍桑效應是心理學上的一種實驗者／被觀察者效應，是指當被觀察者知道自己成為被觀察對象而改變行為傾向的反應。在霍桑工廠的實驗中受試者對於被選為實驗對象一事感到光榮；實驗者態度和藹，受試者覺得受到尊重；工人彼此間形成團體意識高的小團體；實驗者接納工人的建言，甚至准許他們改變實驗過程。換言之，工人因為得以發揮自己的潛能，工作效率變得更好。此實驗帶來的啟示是，人的社會及心理因素，是影響行為和績效的關鍵因素，遠超過體力、精力，甚至是經濟誘因。本篇文章較著重於情緒宣洩的部分，不能完整涵蓋霍桑效應。

把怒氣發洩在別人身上；二不要自我傷害，如自己打自己耳光、自己咒罵自己，甚至選擇自戕，將怒氣發洩在自己身上；三不要在他人面前大叫、大鬧、摔東西，這樣雖然發洩了情緒，卻把壞情緒傳染給了其他人，製造了「情緒傳染」，同時也傷了自己的顏面，非但於事無補，反而會使事態進一步惡化，為自己帶來更大的傷害。

日本的松下公司一直非常重視員工的情緒管理，認為員工的情緒和工作效率有極大的關係，因此，在這方面動了不少腦筋，也下了不少功夫。

一個很典型的例子是「出氣室」。在松下的各個生產基地都設有一個專門的、很隱蔽的房間，這個房間裡放置了一些橡皮人，任何員工如果遇到煩惱的事，只要是感到心裡悶得慌，就可以到這個房間裡對著橡皮人大喊大叫，甚至拳打腳踢，以此宣洩心中的不良情緒。這個小房間在松下公司內部被稱為「出氣室」。

「出氣室」設立之後，松下公司的員工心理學專家對出入「出氣室」的員工進行了細微的觀察，結果發現：八十五％以上的員工進去時往往是神情抑鬱或怒氣衝衝，而出來時則顯得輕鬆多了。之後，經統計發現，這些員工「出氣」之後的工作績效較「出氣」之前的有了明顯的提升。應該說，松下公司的做法是比較極端、投入也較大的，不是每個人都能享受到這種專業的「出氣室」待遇。不過，這至少說明了一個道理——一個合理的宣洩出口，對個人的心理健康有著不容忽視的作用。

從心理學角度分析，負面情緒的積累會嚴重影響人的精神和心情，這不僅會影響個人健康，還會破壞人際關係。而「霍桑效應」又告訴我們，在工作、生活中總會產生數不清的情緒反應，其中很大一部分是負面的。對那些負面的情緒，切莫一味壓制，而要千方百計地讓它宣洩出來，由此帶來的激勵效果甚至遠遠超過了物質激勵。

心理學家透過對情緒的深入研究發現，情緒宣洩的手段主要有三種：狂暴行為、傾訴和哭泣。

松下公司的「出氣室」屬於第一種狂暴行為宣洩，「霍桑實驗」中的談話屬於第二種傾訴宣洩，而除此之外，放聲痛哭也是極佳的宣洩方式。研究證明，情緒性的眼淚和別的眼淚不同，它含有一種有毒物質，會引起血壓升高、心跳加快和消化不良等不良症狀。透過流淚，把這些物質排出體外，會帶來生理和心理上雙重的輕鬆感。因此，如果實在不知道該怎麼宣洩情緒，那就大哭一場吧。

TOPIC 04

習得無助

沒有絕望的環境，只有絕望的心態

「習得無助」（Learned helplessness）是由美國心理學家馬丁・塞里格曼（Martin Seligman）於一九六七年研究動物時提出的。他用狗做了一項經典實驗：起初把狗關在一個帶蜂音器的籠子裡，只要蜂音器一響，就對狗進行電擊，狗被關在籠子裡逃避不了電擊，每次都被電到倒地呻吟、大小便失禁為止。這種折磨反覆多次後，塞里格曼更改了試驗流程，在蜂音器響後，不急著電擊，而是先把籠門打開，但這個時候，狗非但不逃，反而不等電擊開始，就先倒在地上開始呻吟和顫抖。

本來可以主動地逃避，卻因之前的絕望體驗而放棄逃避希望，默默等待痛苦的來臨——這就是塞里格曼所說的「習得無助」。

所謂「習得無助」，本質上是長期積累的負面生活經驗使人喪失了信心，繼而喪失了追求成功的驅動力。而要避免習得無助，最重要的就是要有一個辯證的挫折觀，經常保持自信和樂觀的情緒。沒有絕望的環境，只有絕望的心態。如果能在挫折中堅持下去，挫折實在是人生中一筆不可多得的財富。但是如果在挫折中沉淪，那便是跌入了「習得無助」的陷阱，就像實驗中的那條狗一樣，再也無法突破挫折了。

美國海軍陸戰隊的退役軍官米契爾（W Mitchell）在一次飛行事故中受到重傷，身上六十五%以上的皮膚都燒壞了，為此他動了十六次手術。手術後，他無法拿起叉子，無法撥電話，也無法一個人上廁所。這樣的挫折並沒有讓他陷入絕望，最後一次手術做完後，米契爾用保險賠償金為自己在科羅拉多州買了一棟維多利亞式的房子，同時繼續進行康復訓練。六個月後，他又能開飛機了。

康復後的米契爾和兩個朋友合資開了一家公司，專門生產以木材為燃料的爐子，這家公司後來變成佛蒙特州第二大私人公司。米契爾得以繼續駕駛著新買的飛機翱翔於天空。沒想到四年後，米契爾所開的飛機在起飛時又摔回跑道。這一次，他胸部的十二塊脊椎骨全被壓得粉碎，腰部以下永遠癱瘓！

對於這次事故，米契爾幾乎絕望：「我始終搞不清楚，為何這些事老是發生在我身上？我到底是造了什麼孽，要遭到這樣的報應？」但他最終還是挺了過來，出院後，他的第一句話是：「我完全可以掌握自己的人生之船，我可以選擇把目前的狀況看成倒退，或是一個全新的起點。」

經過數年不懈努力，米契爾被選為科羅拉多州孤峰頂鎮的鎮長，以保護小鎮的美景及環境，使之不因礦產的過度開採而遭受破壞。後來，米契爾甚至還參選了國會議員，他用一句「不只是另一張小白臉」的口號，將自己在事故中被毀得面目全非的臉轉化為廣受大眾推崇的寶貴資產。

面對絕境，米契爾自始至終沒有絕望。在一次公開演講中，米契爾說道：「我癱瘓之前可以做一萬件事，而現在我只能做九千件。我可以把注意力放在我無法再做好的一千件事上，或是把目光放在我還能做的九千件事上。我曾遭受過兩次重大的挫折，如果我能選擇不把挫折視為放棄努力的藉口，那麼，或許，你們也可以從一個新的角度來看待一些一直讓你們裹足不前的經歷。你們可以退一步，想開一點兒，然後，你們就有機會說：『或許，那也沒什麼大不了的！』」

如果要選擇成功，那麼同時就必須學會面對失敗——失敗從不憐惜弱者。沒有鐵一般的意志，就會被絕望的環境打垮，你就不會看到成功的曙光。

「習得無助」的陷阱，是我們的大腦為了讓自己適應絕望環境、免於崩潰而做出的妥協姿態。但平庸的人才需要妥協，只有堅強，只有走出「習得無助」為我們營造的心理舒適區，才能抵達成功的彼岸。

本章總複習

- **踢貓效應**：負面情緒會隨著社會關係，由地位高的傳向地位低的，由強者傳向弱者，而最弱小者便成了最後的犧牲品。
- **野馬結局**：「憤怒」是傷人又害己的壞情緒，雖然它可以確保人類在逆境中自我保護，但破壞性也是顯而易見的。
- **霍桑效應**：宣洩負面情緒有助於平衡心理、保持和增進心理健康。一味地控制與壓抑，最終可能為自己帶來更大的傷害。
- **習得無助**：長期累積的負面生活經驗，會使人喪失追求成功的動力，認為一切都無法改變，進而產生消極行為。

CHAPTER 4

約拿情結

從自我提升到
自我突破

TOPIC 01

約拿情結

不僅害怕失敗，也害怕成功

「約拿情結」（Jonah complex）是美國著名心理學家馬斯洛（Abraham Maslow）提出的一個心理學現象。在馬斯洛的筆記中，他把「約拿情結」描述為：「我們害怕變成在最完美的時刻和最完善的條件下，以最大的勇氣所能設想的樣子。但同時，我們又對這種可能極為推崇。」

也就是說，這是一種「對自身傑出的畏懼」或「躲開自己的卓越天賦」的心理。

之所以命名為「約拿情結」，是因為《聖經》上的一段記載，說的是先知約拿奉上帝之命前往尼尼微城傳道，這本是難得的使命和很高的榮譽，也是約拿平素所嚮往的。可當他完成了這項使命，榮譽擺在面前時，約拿卻感到了畏懼。於是，他把自己隱藏起來，不讓人紀念他，認為自己名不副實——他做的事是不得已的，是蒙了神的大恩才完成的。是以，他想把眾人的目光引到神那裡去。

這種在渴望機遇，但是當機遇真正到來時自我逃避、退後畏縮的心理，便是馬斯洛所說的「約拿情結」。正是這種心理，導致我們不敢去做自己能做得很好的事，甚至逃避發掘自己的潛力。

「約拿情結」是一種看似十分矛盾的現象。人害怕自己失敗，這可以理解，因為人人都畏懼自己最低的可能性。但是，人們還會畏懼自己最高的可能性，這很難理解。但這的確是事實：人們渴望成功，又害怕成功，因為要抓住成功的機會，就意味著要付出相當的努力，面對許多無法預料的變化，並承擔可能失敗的風險。

毋庸諱言，「約拿情結」其實是我們平衡內心壓力的一種表現。我們每個人其實都有成功的機會，但是在機會的面前，只有少數人敢於衝破這種壓力，認識並擺脫自己的「約拿情結」，最終抓住機會取得成功。

德國一家電視臺有一檔叫《誰是未來的百萬富翁》的智力遊戲節目，透過答題可以贏得豐厚的獎品。但是這個遊戲設置了一個小小的陷阱：每闖過一關，贏得了該關卡獎勵後，就需要參賽者自己選擇是否進入下一關。下一關的獎勵會比上一關更加豐厚，直到最後一關，累計可以贏得一百萬大獎。但問題是，如果未能闖過下一關，那麼，之前贏得的所有獎金也就跟著泡湯了。

在節目開播的前十幾期裡，沒有一位參與者能夠獲得一百萬大獎，因為所有有能力繼續挑戰到底的參賽者都選擇了見好就收，最多當獎金累計到十萬左右的時候便放棄答題，退出比賽，而真正一路過關斬將、戰鬥到最後的人始終沒有出現。

直到幾年後，一位叫克拉馬的青年人，在獲得十萬大獎之後，他決定繼續挑戰。他破天荒地挑戰到五十萬獎金的關卡，經過一番深思熟慮，他毅然決定不放棄，衝擊一百萬元的關口。

最終，他獲得了節目開播以來的第一個一百萬大獎。據當地媒體評論說，成就克拉馬的不是他的學問，而是他的心理素質和雄心。在獲得五十萬獎金之後，每一道題都相當簡單，只需略加思考，便能輕鬆答出，但是，很多人卻沒有膽量挑戰這一關。

正是「約拿情結」阻礙了這些人進一步挑戰自我，他們篤信「沒有嘗試，就不會失敗；沒有失敗，就不會遭受更大的損失」。這是一種典型的自我妨礙心理，使得他們雖然可能比克拉馬更有能力、知識更淵博，卻達不到克拉馬所能達到的高度。

這就是為什麼大部分人只能一世平庸，成功的永遠只是少數人的重要原因。「約拿情結」使人的真實能力大打折扣。想要開創人生新局面，就必須敢於打破「約拿情結」，敢於突破自己、超越自己。

TOPIC
02

目標設定理論

合理的目標才是合適的目標

愛德溫・洛克（Edwin Locke）是美國馬里蘭大學的心理學教授，他於一九六八年提出了一個著名的「目標設置理論」（Goal Setting teory），或簡稱為「目標理論」[7]（Goal Theory）。

「目標設定理論」指的是，當目標既是未來指向的，又是富有挑戰性的時候，它便是最有效的。洛克以籃球架為例，籃球運動能吸引那麼多人參與，其中一個原因就是籃球架的高度設置合理。要是把籃球架設計得像兩層樓那樣高，就根本不可能進球了；反過來，要是籃球架只有一個普通人那麼高，進球就太容易了。

正是因為籃球架有著一般人跳一跳就夠得著的高度，挑戰性跟合理性達到了完美平衡，才使籃球運動能如此吸引人。

所以，「目標設定理論」認為，目標並不是越高越好，更不應該不切實際。一個像籃球架一樣「跳一跳能夠得著」的目標，才是最能激發人們積極性的。因此，「目標設定理論」又被叫作「籃球框定律」。

被譽為「數學王子」的德國數學家約翰·卡爾·弗里德里希·高斯（Johann Carl Friedrich Gauss）在十九歲的時候做過一件令所有人瞠目結舌的事情。那是一七九六年的某一天傍晚，當時，就讀於德國哥廷根大學的高斯吃完晚飯之後，開始做導師單獨安排給他的每天例行的三道數學題。

前兩道題他在兩個小時內就順利完成了，而第三道題寫在另一張小紙條上：要求只用圓規和一把沒有刻度的直尺畫出一個正十七邊形。這讓高斯感到十分吃力，他發現，

7 **審訂註**

目標設定理論認為，工作目標的設定會直接影響到工作表現，目標本身就具有激勵作用，能把個人的需要轉變為動機，使人的行為向特定方向努力，從而能實現目標。此理論在強調一個明確（specific）、具有挑戰性（challenging）的目標，配合合適的反饋（feedback），可以令個人的工作表現獲得更大的提升。

自己學過的所有數學知識似乎都對解開這道題沒有任何幫助，半個晚上下來，他的思考毫無進展。

這個難題激起了高斯的鬥志。之前，高斯每次都能完美地解答導師安排的題目，這對他來說絕不是難事，這次也不會例外！於是，他拿起圓規和直尺，一邊深入地思索，一邊在紙上畫著，嘗試著用一些超乎常規的思路去尋求答案。

一直到第二天一早太陽升起時，高斯長舒了一口氣，他終於完成了這道難題。見到導師時，高斯略帶著慚愧地對導師說：「您安排給我的第三道題，我竟然做了整整一個通宵，辜負了您對我的看重……」

導師接過高斯的作業一看，驚呆了。他用顫抖的聲音對高斯說：「這是你自己做出來的嗎？」高斯回答道：「是我做的，只不過沒能很快解答出來，花了整整一個晚上。」

導師讓他坐下，並取出圓規和直尺，在書桌上鋪開紙，讓他當著自己的面再畫出一個正十七邊形。看到高斯很快就熟練地又畫出了一個正十七邊形，導師激動地對他說：「你知不知道，你解開了一道有兩千多年歷史的數學難題！從古至今，這道數學難題阿基米德沒有解決，牛頓也沒有解決，你竟然一個晚上就解出來了，你真是一個天才！」原來，導師也一直想解開這道難題。那天，他是因為一時失誤，才將寫有這道難題的紙條交給了高斯。

後來，高斯成了近代數學奠基者之一，和阿基米德、牛頓並列為世界三大數學家，一生成就斐然。但是，每當回憶起這一幕時，他總是說：「如果有人告訴我，那是一道有兩千多年歷史的數學難題，我可能永遠也沒有信心將它解開。」

一個小小的失誤，成就了一段傳奇。高斯相信，他的目標是解出導師給他的作業題，這個目標並不難，只要努力一把，就肯定能夠實現。正是這個目標讓「目標設定理論」在高斯身上發揮出了最大的作用，使他調動了自己所有的智慧，順利解出了這一難題。

試想一下，若是當時他知道這是一道兩千年來無人能解的題目，那麼，高斯的目標就變成了「用一個晚上超越史上偉大的數學家解出一道千年難題」，那麼，可想而知，這個目標雖然宏偉，卻失去了激勵作用——因為它聽上去是如此的荒謬，根本不可能辦到。

在現實生活中，目標很重要。但是訂定目標的作用是激發出自己的全部潛能。若是這個目標本身超越了潛能的極限，那麼它的激勵作用也就無從談起了。這就是目標設定理論帶給我們最大的啟示：目標要高，但是同樣要合理。

TOPIC 03

瓦拉赫啓示

補足短板，還是經營優勢

德國化學家、諾貝爾化學獎得主奧托・瓦拉赫（Otto Wallach）在讀中學時，父母希望他成為一名文學家。不料一個學期下來，教師為他寫下了這樣的評語：「瓦拉赫學習勤奮，但思想拘泥，文學創造力極弱。」後來，瓦拉赫又改學油畫。可瓦拉赫毫無藝術天賦，對構圖和調色等基本功缺乏理解力，校方給出的評語更是難以令人接受：「你在繪畫藝術方面毫無造就的餘地。」

對此，瓦拉赫的父母都感到有些絕望了，幸好，他的化學老師認為他做事一絲不苟，具備做好化學實驗應有的品格，建議他學習化學。沒想到的是，在化學領域，瓦拉赫智慧的火花一下被點著了，二十二歲便獲得了博士學位，最終榮獲了諾貝爾化學獎。

可見，每個人的智慧發展都是不均衡的，都有智慧的強點和弱點，他們一旦找到自己智慧的最佳點，使智慧潛力得到充分發揮，便可取得驚人的成績。這種現象就被稱為「瓦拉赫啟示」[8]。

二十世紀中後期，科技發展日新月異，優秀的技術極客[9]層出不窮，但為什麼比爾・蓋茲、賈伯斯等科技界奇才能獨領風騷？

早在IBM占據市場的時代，蓋茲一眼看出像IBM這種巨頭已陷入自身無法意識到的困境了。他這種對趨勢的把握能力和市場眼光，是遠遠超越他技術實力的真正強項——許多時候，他能比他的對手更清楚地看到未來科技的走勢。因此從一開始，他就保持著對

8 審訂註
瓦拉赫的生平故事，鼓勵每個人可以找到自己的強項發展。相關的概念可能是哈佛大學認知心理學教授迦納博士（Howard Gardner）提出「多元智能論」（The Theory of Multiple Intelligences），此理論在台灣教育心理學中普遍被使用。「多元智能論」旨在說明每個孩子都有獨特的天賦，應透過陪伴、觀察、多元智能測驗評量及多元的課程活動等方式，發現每一位學生的優勢智能和天賦，繼而運用多元智能教學法因材施教。

9 編註
英文單詞 geek 的音譯兼義譯。在「美國俚語」中，這個詞意指智力超群，善於鑽研但不愛社交的學者或知識分子。

微軟市場方向的決定權，而把技術細節管理的工作交給在這方面更專業的格林伯格（Aaron Greenberg）。

微軟公司的同事們都盛讚蓋茲的技術知識讓他獨具優勢，他總是能提出正確的問題，他對程式的複雜細節幾乎瞭若指掌。在比爾．蓋茲的掌舵下，微軟公司把開發新產品作為事業的中心，不斷根據市場需求推陳出新，牢牢把握住了世界資訊產業市場的未來。

微軟公司今日的成功，很大程度上得益於比爾．蓋茲對未來形勢精確的分析和其獨有的戰略眼光，由此帶來的精準市場定位和產品創新。

日本經營之神松下幸之助曾說過：「人生成功的訣竅在於經營自己的個性長處，經營長處能使自己的人生增值，否則，必將使自己的人生貶值。」不管我們是否承認，這個世界上真的存在「天賦」這種東西，更不用說由於成長環境不同，每個人的優勢和擅長方向必然有天壤之別。

瓦拉赫的故事並不是讓我們徹底放棄自己短處，而是告訴我們，必須把有限的時間和精力放在最擅長的領域，這樣才能獲得最高的投入產出比。就像瓦拉赫的故事中，他若是把一生的精力都投入文學或者藝術中，他依然有可能獲得成功，但是絕對達不到他在化學領域的崇高地位。

每天我們都在做很多事情，有些事情大費周章，卻發現自己內心深處根本就認為這件事情毫無意義，只不過是因為「必須做」而不得不做。這時候，心中帶著糾結，帶著後悔，只想著盡快完事，卻失去了把事情做到極致的內部驅動力。

因此，無論做什麼事，內心都要有一把尺，衡量一下哪些事情是自己認為真正值得做的，哪些事情是讓自己覺得做了有意義的。「選擇你所愛的，愛你所選擇的」，這樣才能激發我們的鬥志，心裡才不空虛，才能夠心安理得。

而實現自我價值的最佳途徑，同樣莫過於做自己真正想做的事。如果你問那些事業得意的人：「為什麼你目前的事業頗為成功？」很多人都會回答：「因為我熱愛我的事業。」

胡適先生曾經這樣說過：「譬如一個有作詩天才的人，不進中文系學作詩，而偏要去醫學院學外科，那麼，文學院便失去了一個一流的詩人，而醫療界卻添了一個三四流甚至五流的外科醫生，這是國家的損失，也是他自己的損失。」顯然，一個人沒有客觀地評估好自己，就不能找到適合自己的位置，從而埋沒了自己的才能。不能選擇最適合自己的是一大錯誤，而做對了選擇，卻不能熱愛並堅持自己的選擇，也是一種錯誤。

安東尼．羅賓斯（Anthony Robbins）認為：「人生長期在考驗我們的毅力，唯有那些能夠堅持不懈的人才能得到最大的獎賞。」我們應該選擇那些最適合自己的東西，並且熱愛它、堅持它，唯有這樣，我們才能穩穩地掌控生命前行的方向，進而把所有的力量釋放在對正確目標的追求中。

很多年前，英國一位叫克里斯托．萊伊恩的年輕建築設計師，很幸運地被邀請參加了溫澤市政府大廳的設計。他運用工程力學的知識，結合自己的經驗，巧妙地設計了只用一根柱子支撐大廳天頂的方案。一年後，市政府請的權威人士進行驗收時，對他的設計提出了異議。

他們認為，用一根柱子支撐天花板太危險了，要求他再多加幾根柱子。但是他認為：「只用一根柱子便足以保證大廳的穩固。」他透過計算和列舉相關實例進行了詳細的說明，拒絕了工程驗收專家們的建議。他的固執惹惱了市政官員，險些讓自己被送上法庭。

迫不得已，他只好在大廳四周增加了四根柱子，令其他專家感到滿意。不過，這四根柱子全部沒有接觸天花板，其間相隔了不易察覺的兩公釐。

時光如梭，歲月更迭，一晃三百年過去了。三百年的時間裡，市政官員換了一批又一批，市政府大廳堅固如初。直到二十世紀後期市政府準備修繕大廳的天頂時，才發現了大廳天頂由一根柱子支撐這個祕密。消息傳出，世界各國的建築師和遊客慕名前來，觀賞這根神奇的柱子，並把這個市政大廳稱作「嘲笑無知的建築」。最令人們稱奇的是，這位建築師當年刻在中央圓柱頂端的一行字：自信和真理只需要一根支柱。

這根支柱是來自心靈深處最執著的堅持，很多時候，敢於堅持自己正確的選擇，敢於在巨大的壓力之下不改變自己的初衷，這本身就是一種勇氣。所以，我們一旦發現或者選擇了正確的東西，就一定要敢於說出自己的想法，敢於堅持自己的想法，並以此來指導自己的行動。

水滴石穿，繩鋸木斷。如果三心二意，哪怕是天才，也將一事無成；只有仰仗恆心，點滴積累，才能獲得成功。

TOPIC 04

內卷化效應

跑起來，別讓生活原地打轉

二十世紀六〇年代末，美國文化人類學家克利弗德・紀爾茲（Clifford Geertz）前往印尼的爪哇島進行田野考察。紀爾茲深入到當地居民的農耕生活中，潛心研究族群文化狀態，發現當地人千百年來一直維持著刀耕火種的原始農業型態，生活方式和世界觀也同樣保持著千百年前的狀態，換句話說，他們日復一日、年復一年地長期停留在一種簡單重複、沒有進步的輪迴狀態中。

回到美國後，紀爾茲將他的考察結果寫成報告，並把這種現象取名為「內卷化」（Involution）。

「內卷化效應」的根源是缺乏革新的動力。因為爪哇島土地肥沃、物產豐富，即使採用千百年前的生產方式依然產出驚人，所以，當地人完全沒有欲望也沒有必要改變自己的生活。而在現代社會中，這樣的「內卷化」也無處不在。

二〇〇九年六月一日，美國通用汽車公司正式向紐約破產法院遞交破產申請——這家成立於一九〇八年的汽車製造業巨頭因未能靈活地應對汽車產業發展的巨變，終於，在外國製造商的猛攻下，不得不宣布破產重組。

一九〇八年，馬車製造商威廉·杜蘭特（William C. Durant）創立了通用汽車公司。最初，通用汽車旗下只有別克一個品牌，而後在幾年內收購了凱迪拉克等二十多個品牌。一九二九年，通用汽車收購了德國歐寶品牌。到一九三一年，通用汽車已經一躍成為全球最大的汽車生產商。

然而，當時汽車行業的巨大時代紅利和龍頭地位所帶來的驕傲，最終卻斷送了通用汽車的大好前程。在汽車工業的巔峰時代，通用汽車內部從上到下都彌漫著陳腐的官僚氣息，在民用小轎車需求量暴增的時代依然高度依賴大型車這一傳統車型，一味滿足於吃老本，而疏於加強自身的競爭力。

結果，一九七三年石油危機過後，日本車憑藉小型和低能耗加強了出口攻勢，導致以通用為首的美國三大汽車巨頭陷入了巨額虧損。到了二〇〇八年，席捲全球的金融危機終於給了通用汽車致命的一擊，公司的資金鏈斷裂，不得不申請破產。

大到一個社會，小到一個組織，再具體到一個人，一旦陷入原地踏步的「內卷化效應」，就如同車入泥潭。表面上看，車輪依然在瘋狂轉動，實際上卻在原地踏步、裹足不前，無謂地耗費著有限的資源，最終難逃被時代淘汰的命運。

我們的周圍總有著這樣的人：他們以無所謂的態度應付著工作，對於自己身上的潛力無動於衷，永遠滿足於現狀，寧願始終待在原地也不肯花點心思向上攀登，就這樣一輩子碌碌無為、敷衍了事，過天算一天。

在現代社會的叢林裡，他們和爪哇島上的居民沒有兩樣——沉醉在當下的舒適生活中不思進取，日復一日地過著「內卷化」的生活。直到某一天，遭到來自大海另一邊的工業文明的無情碾壓。

那麼，如何避免「內卷化效應」呢？最好的方法就是不要原地打轉，而要讓自己跑起來。在非洲大草原上，每天當太陽剛剛升起，羚羊就開始成群結隊地跑過平緩的山崗，找到水源。

而在羚羊的不遠處，狼群也在奔跑——牠們不停地奔跑是為了獵食羚羊。當狼群開始奔跑的時候，獅子也開始了奔跑——它必須趕在狼群之前找到食物，否則，今天可能又是一個忍飢挨餓的日子……

這是每天發生在大草原上的一幕，每天都在上演的生存競賽——沒有任何外在的力量在引導這一切，動物們不知疲倦地奔跑完全是出於內心的驅使——要麼生存，要麼死亡。也正是這種「奔跑」，讓非洲大草原永遠煥發著生機。

人類社會同樣是一個永不閉幕的競技場，每天都在進行著淘汰賽。只有讓自己「跑起來」，才能更好地生存，避免被無情的淘汰。也只有跑得比同類更快，才能獲得比同類更好的生存環境。

不光要「跑起來」，還要時刻與最優秀的人賽跑，在一個所有人都在奔跑的環境中，跑得不夠快，就依然擺脫不了「內卷化」的陷阱。而只有比別人更快，才能在未來的競爭中贏得主動。

TOPIC 05

煮蛙效應

無視危機才是眞正的危機

十九世紀中期，美國康乃爾大學的研究者曾進行過一次著名的「煮蛙試驗」：實驗者將一隻青蛙丟進沸水中，青蛙觸電般地立即竄了出去。後來，人們又把它放在一個裝滿涼水的大鍋裡，然後慢慢加熱，青蛙雖然可以感覺到外界溫度的變化，卻因惰性，而沒有立即往外跳，慢慢地，直到高溫難忍時，青蛙也已經失去了逃生的能力。最後，這隻青蛙被活活煮熟了。

後來，一個叫作海茵茨曼（Heinzmann）的人又做了一個更精確的實驗，他用九十分鐘把水從攝氏二十一度加熱到了攝氏三十七．五度，平均每分鐘升溫速率不到攝氏〇．二度。在此期間，他沒觀察到青蛙的行為出現異常。經過不斷實驗，他發現，青蛙可耐受的臨界高溫是攝氏三十六到三十七度。如果水溫加熱到攝氏三十七．五度，青蛙就失去了一躍而起的能力，最終被活活煮死。

在較慢升溫過程中，由於類似「感覺適應」的原因，持續細微的溫度變化使得青蛙適應了這種刺激，沒能產生緊迫反應，錯過了最佳逃生時機。直到達到可耐受的臨界高溫，這時，青蛙即使想跑也已經跑不了了。

對於溫水煮青蛙的實驗效果，儘管目前還有爭議，但是，這種「未死於沸水而滅頂於溫水」的結局，卻十分耐人尋味。一百多年來，有許多人重複過這個實驗，有很多青蛙成功地跳出了熱水，也有很多葬身其中，凡是跳出溫水的青蛙都有一個共同特點：溫水升溫過快，沒來得及麻痺青蛙的意志，就已經觸發了它的神經性緊迫反應。而被煮死的青蛙，則都是死於極為緩慢的加溫過程。

為什麼會這樣？因為在緩慢的加溫過程中，青蛙感受不到溫度上升，神經系統放鬆了警惕，在麻木中迎來了死亡。

失去了危機意識的青蛙死了，而一個人如果喪失了憂患意識，也會像溫水中的青蛙一樣，在不知不覺中錯過了行動的最佳時機，最終很可能會遭受無法估量的損失。

比爾·蓋茲曾經多次強調：「微軟離破產只有十八個月。」這正是一種時刻保持危機意識的表現。其實，不光是高科技企業如此，很多傳統製造業巨頭也會在企業文化中融入憂患意識。

美國波音公司曾經別出心裁地攝製了一部影片，劇情是「波音公司的倒閉」。在影片中，天空灰暗，公司總部高高掛著「廠房出售」的招牌，擴音器中反覆播放著「今天是波音公司時代的終結，波音公司關閉了最後一個產線」的通知。而與此同時，公司的全體員工們正在一個個垂頭喪氣地離開工廠……

這部影片的攝製是為了讓員工保持一種危機心態，而事實上，也確實讓員工受到了巨大震撼。那壓抑的影片畫面傳達出的強烈危機感使員工們意識到：只有全身心投入生產和革新中，公司才能生存，否則，今天的模擬倒閉將成為明天無法避免的事實！在這部影片面世以後，波音公司內部掀起了一個工作狂潮，整體工作積極性和主動性都有了質的飛躍。

正是這種憂患意識，讓波音公司始終保持著強大的發展後勁。二十世紀七〇年代，美國製造業受到日本產品崛起的強烈衝擊，而波音公司始終屹立不倒，靠的就是這種危機感。

時刻保持危機意識，才能在危機來臨時全身而脫。要知道，最壞的情況不是身處險境，而是置身險境卻沒有自救能力；真正的危機也不是災難來臨的那一刻，而是逐漸地退化而不自知，慢慢被蠶食，慢慢被吞沒，當最終醒悟的時候已經太遲。

本章總複習

- **約拿情結**：每個人都有成功的機會，但機會來臨時，多數人不敢去做自己可以做很好的事，只有少數人能勇於面對壓力，成為最後的贏家。
- **目標設定理論**：訂定目標有助於自我激勵，開發更多潛能；然而，目標並非越高越好，更不能不切實際，否則只會使人毫無動力。
- **瓦拉赫啟示**：把有限的時間和精力放在最擅長的領域，讓自己的能力充分發揮，你也可以成為最棒的自己。
- **內卷化效應**：輕易滿足於現狀、一味拒絕改變的人，勢必會被社會淘汰。記得，優秀的人不會一直在原地踏步。
- **煮蛙效應**：一個人如果缺乏危機意識，就會像溫水中的青蛙一樣，不知不覺就錯過了行動的最佳時機。

CHAPTER 5

馬太效應

優秀源於
一次次試錯

TOPIC 01

馬太效應

成功是成功之母

「馬太效應」（Matthew effect）是指強者越強、弱者越弱的現象，最早是美國科學史研究者羅伯特．莫頓（Robert Merton）在一九六八年提出的。當時莫頓是為了描述科學史上的一個奇特現象——越是聲名顯赫的科學家，通常越容易得到更高的聲望。後來，人們用它來描述各個領域中兩極分化、強者通吃的狀態。

而「馬太效應」則典出《新約聖經．馬太福音》中的一則寓言：

從前，一個國王要出門遠行，臨行前，交給三個僕人每人一錠銀子，吩咐道：「你們去做生意，等我回來時，再來見我。」

待國王回來時，第一個僕人說：「主人，您交給我一錠銀子，我已賺了十錠。」於是，國王獎勵他十座城邑。

第二個僕人報告：「主人，你給我一錠銀子，我已賺了五錠。」於是，國王獎勵他五座城邑。

第三個僕人報告說：「主人，你給我的那錠銀子，我一直包在手帕裡，生怕丟失，一直沒有拿出來。」

於是，國王將第三個僕人所保存的那錠銀子賞給了第一個僕人，說：「凡有的，還要加給他，叫他有餘；凡沒有的，連他所有的也要奪去。」這就是「馬太效應」的由來。

任何個體、群體或地區，一旦在某一個方面（如金錢、名譽、地位等）獲得成功和進步，就會獲得更多成功和進步的機會。可以說，「馬太效應」對於領先者來說是一種優勢的累計，強者隨著積累優勢，將有更多的機會變得更強，而弱者將被拉開更大的距離。

英國有句諺語：「成功繁殖成功。」或者叫：「成功是成功之母。」

我們平時常常聽說「失敗是成功之母」，卻很少聽說「成功是成功之母」。大概人們認為，只有在逆境中才能成就林肯、愛迪生這樣的偉人，而從小就有天賦的年輕有為者總會出現「夭折」的悲劇；也許正是因為人們覺得林肯、愛迪生之輩在成功者中所占居多，才使人們有了「成功無法孕育成功」這個結論。

但事實上，這是一種大眾傳播的偏差。我們時常聽說那些在逆境中成功的英雄，是因為這些英雄的故事本身曲折且少見，更具備廣泛傳播的可能性。事實上，絕大多數的成功者都是「從成功走向成功」，只不過他們的故事太過於平淡無趣，在「馬太效應」的影響下，他們的成功邏輯大多是「因為他們很成功，所以他們變得更加成功了」。

失敗確實可以磨練人的意志，能讓人清醒，能激起人更大的鬥志。但「馬太效應」是這個社會中最冷酷無情的規則，不會因為失敗者堅忍不拔的意志而網開一面——從失敗中走出來的人畢竟只是少數，大多數成功之路無疑都是由成功本身造就的。

「馬太效應」一個最大的表現形式是資源的累積。擁有資源的人可以吸引更多資源，因為資源本身會尋找別的資源去整合。與此同時，馬太效應也會對個人的心理產生巨大的影響。成功者因為成功而自信，然後因為自信而更成功；而失敗者因為失敗而自卑，然後因為自卑而更失敗。

不過，這個看似冰冷的現實背後，依然有一層辯證的核心。

對於成功者來說，「馬太效應」同樣有著消極作用：付出同樣的努力，成功者獲得成功比失敗者更容易，這也就意味著必然有一些人無法清醒地認識自我，把「馬太效應」帶來的成功誤認為是自己努力的結果。而對於失敗者來說，「馬太效應」同樣有著消極作用：它可以使自己過早地成為輿論焦點，而捲進競爭的旋渦中不能自拔。

TOPIC 02

安慰劑效應

暗示能帶來扭曲現實的力量

嗎啡是鴉片類毒品的重要成分，具有良好的鎮痛效果，所以被長期用作止痛藥物。在一次醫學實驗中，科學家使用嗎啡持續為一位患者控制疼痛，但是在實驗的最後一天，他們偷偷用生理食鹽水取代嗎啡溶液，結果發現，生理鹽水產生了和嗎啡一樣的功效，成功抑制了受試者的疼痛。

在這個實驗中，生理食鹽水充當了一種「安慰劑」，它並沒有實際療效，卻產生了和嗎啡一樣的功效。這就是所謂的「偽藥效應」，又稱「安慰劑效應」（Placebo effect），它是美國麻醉學和醫藥學家畢闕博士（Henry Beecher）提出的概念。指的是病人雖然獲得無效的治療，但由於預料或相信治療有效，而讓病患症狀得到緩解的現象。

「安慰劑效應」其實是一種潛意識的自我暗示。心理學家佛洛伊德在其《精神分析引論》(*Introductory Lectures on Psycho- Analysis*)中，對「潛意識」下了一個精確的定義。他認為，潛意識是在我們的意識底下存在的一種潛藏的神祕力量，這是一種相對於意識的思想；而意識與潛意識具有相互作用，意識控制著潛意識，潛意識又對意識有重要影響。

可以說，潛意識具有無窮的力量，它隱藏在心靈深處，能夠創造奇蹟。一九一〇年，法國心理學家埃米爾·庫埃（Émile Coué）利用潛意識，發明了一套簡短有效的「庫埃療法」。他要求那些因為萎靡不振而導致出現各種各樣身體狀況的患者，每天早晚閉上眼睛坐在（或躺在）安樂椅上，讓全身肌肉放鬆，然後小聲地念出一句話：「每一天，我生活的各個方面都變得越來越好。」這段話必須早晚重複二十遍。

庫埃指出，在說出這這段話的時候，人們的潛意識會把它們記錄下來。這時，不要讓任何具體的事情侵擾自己的思想——不論是疾病還是生活中的麻煩，它們必須變成一個被動的受體。只保留這個「一切都變得越來越好」的願望，從而讓身體真的慢慢接近最好的狀態。

庫埃的這種治療方法，其實就是對「安慰劑效應」的一種現實運用。在日常生活中，心理暗示所擁有的力量，有時大到超乎我們的想像。

義大利著名歌劇男高音卡魯索（Enrico Caruso）在一次表演中突然喉嚨痙攣，無法登臺演唱。眼看還有幾分鐘就要出場了，卡魯索感到很恐懼，大滴的汗水從臉上淌了下來。他渾身顫抖地對自己說：「他們要嘲笑我了，我無法唱了。」

這時候，他意識到，再不自我調整就無法收場了。於是，他迅速冷靜下來，開始利用心理暗示進行自我調整。他跑到後臺，大聲地對著所有人大喊：「我要唱歌了，我馬上就要開始表演了，我的表演會非常成功！」如此這般重複許多遍後，他沉浸在表演成功的自我催眠意識中，喉部的痙攣居然開始慢慢消失。最終，他鎮定地走上台，那場演出也獲得了極大成功。

在心理學中，「暗示」指的是人或環境以自然的方式向個體發出資訊，個體無意中接收了這種資訊，從而做出相應反應的一種心理現象。換句話說，它是用含蓄、間接的辦法對人的心理狀態產生迅速影響，讓我們在不知不覺中受到影響。

事實上，心理暗示現象在我們的日常生活中非常普遍，暗示每天都在不同程度地影響著人們的生活。當然，暗示的作用可以是積極的，也可以是消極的。最典型的例子是，在工作中一旦我們覺得某件事情很難辦，存在著「不求有功，但求無過」的想法，就等於給了自己「我不行」的暗示，因此，最後往往無法做成這件事。

因此，在生活和工作中，大家應該多給自己一些積極的暗示，避免消極的暗示。最簡單的辦法就是接到一個任務之後，首先對自己說：「我可以，這個對我來說太簡單了。」

「安慰劑效應」在醫療領域的研究，已經充分證明了潛意識的巨大力量，甚至可以在不依賴藥物的情況下讓身體自行產生藥理反應。但是，在日常生活中，並沒有醫生來給我們開「安慰劑」，因此，我們只有不斷地用充滿希望與期待的話語來與潛意識交談。同時，盡量不去想那些影響心情的事情，而是建立積極、正面的心態，如此，我們會活得更快樂、更成功。

TOPIC 03

馬蠅效應

如何把壓力轉化爲動力

再懶惰的馬，只要身上有馬蠅叮咬，牠也會立即抖擻起精神，飛快地奔跑，這就是所謂的「馬蠅效應」（Horse Flies effect）。

「馬蠅效應」源於美國總統林肯的一段有趣的經歷。一八六〇年，林肯贏得大選後開始組建內閣，一個叫作巴恩的大銀行家看見參議員薩蒙・波特蘭・蔡斯（Salmon Portland Chase）從林肯的辦公室走出來，就對林肯說：「您千萬不能讓蔡斯進入您的內閣。」

林肯問：「你為什麼這樣說？」巴恩答：「因為他本想入主白宮，卻敗在您的手下，他肯定會懷恨在心。」林肯說：「哦，明白了，謝謝。」但是，出人意料的是，隨即林肯就把蔡斯任命為財政部長。

林肯就任後，有次，他接受《紐約時報》的亨利・雷蒙德（Henry Jarvis Raymond）的專訪。在專訪過程中，雷蒙德問林肯為什麼要把這樣一個勁敵安排到自己的內閣中。於是，林肯講了一個故事作為回答：

林肯少年時和他的兄弟在肯塔基老家的一個農場裡犁玉米地。林肯吆馬，他兄弟扶犁，而那匹馬很懶，慢吞吞地走走停停。可是，有一段時間，馬卻走得飛快。林肯感到奇怪，到了地頭後，他發現有一隻很大的馬蠅叮在馬身上，就隨手把馬蠅打落了。看到馬蠅被打落了，他兄弟就抱怨說：「哎呀，你為什麼要打掉它，正是那傢伙使馬跑起來的啊！」

講完這個故事，林肯對雷蒙德說：「現在，你知道為什麼我要讓蔡斯進入內閣了吧？」

林肯把一個時刻威脅著自己地位的政客引入內閣，就是希望自己能像被馬蠅盯上的馬一樣，毫不懈怠地往前跑。

馬蠅叮咬馬，馬才會跑得飛快，人其實也一樣。心理學家研究發現，與站立相比，人們更喜歡坐著——人的本質是喜靜不喜動，這是由人內心尋求安逸的天性決定的。有人曾經這樣說：「安逸、舒適的生活足以毀滅一個天才。」的確，無數的例子證明，過於安逸的生活能消磨掉人的鬥志，並在日常瑣事中將個人的才華、潛力消耗殆盡。

日本本田株式會社創始人本田宗一郎提出一個觀點，一個優秀企業的員工基本可以分為三類：二十%的骨幹型人才，六十%的勤勉型人才，以及二十%資質平平的普通員工。但是，公司不可能一刀切地將那二十%的普通員工裁掉，因為那樣做的管理成本太大。而且，這二十%的員工也不都是「蠢才」，他們只是缺乏進取心、甘於平庸而已。

後來，本田宗一郎受「馬蠅效應」的啟發，決定從人事方面改革，激勵這些普通員工。經過周密的計畫和努力，本田宗一郎找來了這樣一隻馬蠅——松和公司的銷售副理、年僅三十五歲的武太郎。本田宗一郎選擇武太郎，正是因為看中了他「雷厲風行的才幹和刻薄無情的管理風格」。

武太郎接管本田銷售業務後，因其極度嚴厲、近乎苛刻的管理風格幾乎遭到了所有員工的痛恨，但是痛恨之餘，卻不得不打起十二分精神投入工作中，原因在於武太郎的綜合能力極強，他可以開除掉任何一個他覺得拖了部門後腿的人，而不讓部門業務受到任何影響。

在這只「大馬蠅」的叮咬下，那二十％的普通員工爆發出了驚人的潛力，公司銷售額直線上升，公司在歐美市場的知名度也因此不斷提高。

人都是「激」出來的，因為人皆有惰性，如果沒有外力的刺激或震盪，許多人都會四平八穩、舒舒服服、得過且過地走完人生之路。那些優秀的人才固然能力出眾、天賦過人，但是，許多算不上優秀的庸才卻未必真的平庸，很可能只是缺乏激勵，沒能把自己真正的潛力發揮出來而已。

因此，想取得成功，我們就要學會主動接受外在的激勵，讓外在壓力變成內在的動力，挖掘出潛藏於自身的、真正的實力！

TOPIC 04

布里丹效應

選擇之前不猶豫，選擇之後不後悔

布里丹有隻小毛驢，這隻小毛驢像牠的主人一樣，智慧而理性。僕人每天都會準備一堆草料餵養小毛驢。有一天，僕人有事要出門兩天，於是他額外多準備了一堆一模一樣的草料放在旁邊。誰知道，當第三天僕人回來的時候，毛驢卻餓得奄奄一息。

原來，布里丹的毛驢站在兩堆數量、品質和與牠之間的距離完全相等的乾草之間左右為難——牠雖然享有充分的選擇自由，但由於兩堆乾草價值相等，客觀上無法分辨優劣；於是，這隻可憐的毛驢就這樣站在原地，一會兒考慮數量，一會兒考慮品質，一會兒分析顏色，一會兒分析新鮮度，猶猶豫豫，來來回回，最終整整兩天兩夜沒有進食——在無所適從中差點把自己餓死。

這個就是「布里丹毛驢」的故事，是根據十四世紀的法國哲學家讓・布里丹（Jean Buridan）提出的一個悖論而演繹出來的。「布里丹悖論」原命題是這樣的：「一隻完全理性的驢，恰處於兩堆等量等質的乾草中間將會餓死，因為牠對究竟該吃哪一堆乾草，不能做出任何理性的決定。」

布里丹提出這個悖論的最初目的，是反駁當時的理性主義思潮，為信仰做辯護，認為如果人過於理性的話，就會像那隻挨餓的毛驢，陷於無盡的決策危機中不能自拔。在心理學上，就把這種因為反覆權衡利弊而猶豫不定、遲疑不決的現象稱為「布里丹效應」（Buridan's Ass）。

但事實上，真正的極端理性是不存在的，就如很多心理學家反駁「布里丹效應」時所說的——其對理性的理解過於狹隘，而事實上，理性是允許人跳出選擇惡性循環進行思考的。換句話說，布里丹的毛驢面前除了兩堆稻草的選擇之外，還有另一個選擇方式，那就是在隨意選擇一堆稻草和餓死之間做出選擇。

當我們優柔寡斷、舉棋不定的時候，往往會認為自己是一個理性而謹慎的決策者，優柔寡斷的人總是徘徊在取捨之間，無法定奪，卻把畏首畏尾理解為「細緻的理性對比」。

這樣會使得本該得到的東西，輕易地失去了；而本該捨去的東西，又耗費了自己的許多精力。

但正如那些反對者所言，這種理性是狹隘的，本質上是對選擇本身的恐懼：現實世界中沒有兩堆一模一樣的稻草，任何一種選擇都意味著放棄另一個選擇，同時意味著不得不面對一個未知的結局。沒有人知道自己的選擇會帶來怎樣的結果，於是，在恐懼心理的驅使下反覆權衡利弊。殊不知，很多抉擇時刻都不會留給我們足夠的時間慢慢思考。哪一個都不敢選的結果，很有可能是哪一個都得不到。

在印度流傳著這樣一個笑話：古印度有一位哲學家，以其過人的智慧迷倒了無數女性。有一天，一個漂亮的女子來敲他的門，說：「讓我做你的妻子吧！錯過我，你將再也找不到比我更愛你的女人了！」哲學家雖然很興奮，但是仍理智地回答：「讓我考慮考慮！」

哲學家將結婚和不結婚的優點和缺點分別羅列出來，卻發現兩種選擇好壞均等。於是，他陷入了苦惱之中。最後，他得出一個結論——人在面臨抉擇而無法取捨的時候，應該選擇自己尚未經歷過的。不結婚的處境自己是清楚的，但結婚會是怎樣的情況，自己還不知道。於是，他決定答應那個女人的請求。

哲學家來到女人的家中，問女人的父親：「你的女兒呢？請你告訴她，我考慮清楚了，我決定娶她為妻！」女人的父親冷漠地回答：「你來晚了十年，我女兒現在已經是三個孩子的媽了！」

雖然這個笑話充滿了反智主義傾向，但它表達的道理卻發人深省：哲學家表面上是以一種絕對理性的態度來決斷自己的婚姻的，但實際上是因為對選擇充滿了恐懼，希望能以一種自以為理性的手段來對抗自身的恐懼情緒。

這則笑話後來又被人加了一段結局：哲學家第二年就抑鬱成疾，臨死時，他將自己所有的著作丟入火堆，只留下一段對人生的批註——如果將人生一分為二，前半段人生哲學是「不猶豫」，後半段人生哲學是「不後悔」。

選擇之前不猶豫，選擇之後不後悔——這才是對「布里丹效應」最好的反擊。

TOPIC 05

控制錯覺

相信直覺，但別迷信直覺

所謂「控制錯覺」（Ilusions of control）[10]，是指人類高估自己的非邏輯和非統計直覺，僅僅是在直覺的引導下做出一些非理性的判斷。這是人類的本能，在漫長的進化過程中，人類一次次面臨窮途末路，必須要相信自己的直覺，而不是把命運交給未知。可以說，「控制錯覺」所帶來的自信，正是人類一步步走上進化鏈頂端的動力之一。但很多時候，也正是這種本能，讓我們常常會「自信地犯錯」。

為了具體闡釋「控制錯覺」的負面效應，心理學家做過這樣一個實驗：

他們在一家公司出售一批彩票，大獎是五百萬美元，每張彩票的售價都是一美元。這其中，一半彩票是買主自己挑選的，另一半彩票則是由賣票人挑選的。到了開獎的那天，心理學家找到那些買了彩票的人，告訴他們有其他人想買這期彩票，希望他們能轉讓，同時詢問他們能夠接受的轉讓價格。結果，那些一開始自己挑選彩票的人，他們開出的平均轉讓價格是八．一六美元，高於售價的八倍，而那些沒有親自挑選彩票的人，他們的平均轉讓價格只有一．九六美元。這其中的原因就在於，自己選彩票的人對於中獎的信心更強烈，因此對彩票的估價也就更高。

但從客觀上來講，偶然性的事件發生與否僅與機率相關，無論是自己選的還是別人選的，中獎機率都是恆定的。可是，在實際操作中，大家往往認為，自己精心挑選的彩票中獎的可能性會更大一些，因為從一開始，他們手裡的彩票就是自己透過直覺選擇出來的，而且，彩票作為一種純機率遊戲，選哪個號不選哪個號，除了直覺之外，沒有任何可依據的。因此，在「相信自己的直覺」和「把命運交給機率」之間，那些自己選擇彩票的人，幾乎都傾向於選擇前者。

10 審訂註
——出自一九七五年哈佛大學心理學教授艾倫．蘭格（Ellen Langer）發表一篇《控制錯覺》（*The illusion of control*）的研究報告。
——該現象定義為對個人成功概率的期望不適當地高於客觀概率的期望值。

這個世界充滿了未知，像「運氣」這種近似神祕主義的存在，更是讓很多事情不可控。但是，人類在認知世界的過程中，會習慣地將物質世界劃分成有次序、有組織、可預測、可控制的世界。而「直覺」就是人類對抗世界未知性的重要武器。

在美國西部地區的鄉下住著一個農夫，他的家緊靠著一個大池塘，每天晚上，池塘裡的蛙鳴聲都擾得農夫難以入眠。終於有一天，他被吵得忍無可忍了。農夫來到城裡的一家餐館，向老闆打聽是否需要青蛙，並說他那兒有數萬隻。餐館老闆聽後嚇了一跳，他告訴農夫：「你知道數萬隻青蛙是什麼概念嗎？我敢打賭，即使是一千隻青蛙你都不會有。」

但是農夫信誓旦旦地保證，他「親眼看到」自家後院的池塘裡密密麻麻全是青蛙。「至少都有一萬隻！」農夫反覆保證，他可以確信這一點。於是，農夫和餐館簽訂了一項協議，在接下來的幾個星期裡向餐館供應青蛙，每次五百隻。

結果，第一次交貨的時間到了，結局顯而易見：農夫違約了。他家後院的池塘裡只有兩隻青蛙，而平日那令人心煩意亂的雜訊都是牠們發出的。

「池塘裡有數萬隻青蛙」，這是農夫根據自己聽到的聲音做出的直覺判斷。任何一個有常識的人都可以判斷出他的直覺是錯的，但為什麼農夫一口咬定青蛙的數量有幾萬隻，還保證自己看到過呢？事實上，農夫沒有撒謊，他確實「自以為」看到過，那是因為他對自己的直覺極度信任，進而產生了錯覺。

農夫的「控制錯覺」是一個十分極端的案例，因為「池塘裡有多少隻青蛙」這件事情本身是可以透過現場觀測和常識判斷來實際控制的。事實上，生活中還有很多事情我們沒有能力做出任何判斷。比如，彩票中獎這類機率性事件，或者我們自身沒有能力解決的技術問題，這個時候，我們就會依賴直覺來做出判斷。[10-1]

這個行為本身沒有任何問題，直覺至少是一種比「聽天由命」更積極的應對措施，在「醞釀效應」中我們提到，直覺有時候甚至會扮演比理性思考更有價值的角色。

但是，千萬要記住，不要讓自己陷入「控制錯覺」之中。要時刻提醒自己——憑直覺做出的決定也僅僅是直覺而已，畢竟不是真正意義上的理性決策，它沒有其他依據。

10-1 **審訂註**
控制錯覺主要是在談人們知道偶然事件是講究機率的，卻仍然誤以為憑自己的能力可以支配不可控的因素，例如：算彩票或股價的數字（但這些無謂的動作其實並不會改變結果）。而作者似乎把這個「控制」的概念等同於「直覺」，並延伸出這個例子，可能稍微偏離「控制錯覺」的定義。

本章總複習

- **馬太效應**：每獲得一點成功，就會累積更多成功的優勢。因此，絕大多數的成功者都是「從成功走向成功」。
- **安慰劑效應**：用「積極暗示」取代「消極暗示」。潛意識的力量會讓你越來越接近「最好」的狀態。
- **馬蠅效應**：你並非庸才，只要將惰性排除，主動接受外在的激勵，就能「激」出自己的無窮潛力。
- **布里丹效應**：哪一個都不敢選，很有可能哪一個都得不到。做不出選擇的下場，就是死路一條。
- **控制錯覺**：「控制錯覺」所帶來的自信，正是人類一步步走上進化鏈頂端的動力之一。但很多時候，也正是這種本能，讓我們常常會「自信地犯錯」。

初始效應

CHAPTER 6

人際交往中的
心理學法則

TOPIC 01

初始效應

良好的第一印象是成功的一半

「初始效應」（Primary effect）是由美國心理學家洛欽斯（A. S. Lochins）提出。一九五七年他做了一項實驗：用兩個杜撰故事為實驗材料，描寫一名學生詹姆的生活片段。在一個故事中，作者把詹姆描寫成熱情且外向的人，另一個故事則把他寫成冷淡而內向的人。然後洛欽斯把這兩個故事分別給A、B、C、D四組水準相當的中學生閱讀。

其中A、B兩組中學生讀到的故事一模一樣，區別只是順序不同：A組先讀了描寫詹姆熱情外向性格的故事，然後再讀描寫他冷淡內向的故事，而B組讀到的故事順序則相反，描寫詹姆性格冷淡內向的故事放在前面，描寫他性格外向的故事放在後面。剩下的C組唯讀到描寫詹姆外向的故事，D組則唯讀到描寫詹姆內向的故事。之後，洛欽斯讓這些中學生對詹姆的性格進行評價。結果表明，A組中有七十八%的人認為詹姆是個比較熱情而外向的人，B組有八十二%的人認為詹姆是個冷淡而內向的人，而C組有九十五%的人認為詹姆外向，D組有九十七%的人認為詹姆內向。

洛欽斯的研究證明了第一印象對認知的影響，並將其稱為「初始效應」，指交往雙方形成的第一印象對今後交往關係的影響。雖然這些第一印象並非總是正確的，但卻是最鮮明、最牢固的，並且決定著以後雙方交往的進程。這就是為什麼在與某人第一次打交道之前，我們常常會聽到這樣的忠告：「要注意你給別人的第一印象！」一旦建立起不良的「第一印象」，那麼，接下來的交往過程中，我們可能都會受到這種糟糕的第一印象影響。

在人際交往中，第一印象有時是來源於他人的評價，就像洛欽斯設計的實驗一樣，但更多的時候，是來源於對一個人的視覺觀感。絕大多數人確實會在見到某個人的頭幾秒鐘內捕捉一系列圖像或快照，然後，他們將其中最重要的一些資訊轉化為對那個人的潛意識判斷。所謂的以貌取人，便是初始效應的直觀反映。因為外型、衣著和所表現出來的精神面貌，往往可以表現一個人的身分和個性。畢竟，要對方瞭解我們的內在美需要較長的時間，只有外在的儀容舉止能讓人們一目了然，第一眼就留下深刻印象。

在被稱為「新時代銷售聖經」的暢銷書《銷售潛能》中，作者說了這樣一段經歷：

某天，一位業務員來拜訪他。這位業務員的專業素養並沒有太大的問題，推薦的產品也確實很不錯，唯一的問題是，作者第一眼看到這位業務員的時候，就覺得他的衣服非常不合身，顯得十分邋遢。於是，在整個過程中，作者一直在走神，大部分時間都看著他的鞋子、他的褲子，再掃過他的襯衫和領帶，然後心想：如果這位專業銷售人員說的都是真的，那他為什麼穿得如此落魄呢？「他告訴我他手中有很多訂單，他有許多客戶，那些客戶也大量地購買了這種產品。但他的外表實在讓我難以相信他說的話是真的。我最後沒有購買，因為我對他的陳述沒有信心。」在書中，作者這樣說道。可見，第一印象確實非常重要，而其中視覺印象尤其重要。一個人得體的著裝和飽滿的精神等於在告訴大家：這是一個重要的人物，聰明、成功、可靠。大家可以尊敬、仰慕、信賴他。他很自重，我們也尊重他。

儘管很多時候一個人的內在和外在並不對等，但「初始效應」本身就是一種純感性的判斷。一旦形成了一個感性的負面認識，想透過理性判斷來改觀，就需要花一些力氣了。畢竟第一印象的烙印是非常深刻的，很長時間內都不容易改變。

TOPIC 02

時近效應

留下最好的「最後印象」

「時近效應」（Recency effect）同樣是由洛欽斯提出的，但指向卻和「初始效應」相反。洛欽斯把「初始效應」的試驗流程做了修改，他先讓A、B兩組學生閱讀詹姆的其中一則故事，然後中途插入了一些其他不相干的作業，例如做一些數字演算、聽歷史故事，之後再讓他們讀第二則故事。最後，讓A、B兩組學生描述詹姆的性格。

這時候，實驗結果就和「初始效應」反過來了，兩組學生都對最後一個故事印象深刻，並影響了他們對詹姆性格的描述。

所謂「時近效應」，是指在多種刺激呈斷續性出現的時候，印象的形成主要取決於最近一次出現的刺激。表現在人際交往中，即我們對他人的最新認識占了主體地位，掩蓋了以往形成的對他人的評價。

「時近效應」和「初始效應」的區別之處在於「多種刺激呈斷續性出現」。

洛欽斯認為：在關於某人的兩種資訊連續被人感知時，人們總傾向於相信前一種資訊，並對其印象較深，這個時候起作用的是「初始效應」；而在關於某人的兩種資訊斷續被人感知時，起作用的則是「時近效應」。

同時，也有心理學家指出，「初始效應」和「時近效應」區別的前提條件在於：與陌生人交往時，「初始效應」起較大的作用；而在與熟人交往時，「時近效應」起較大的作用。這也是最符合常識的一種解釋——我們和陌生人相處時，最看重的是首次見面的感覺，而和朋友分別後，最懷念的往往是分別之前的情景。

也就是說，前者能影響兩個素未謀面的陌生人是否會成為朋友，而後者能影響兩個許久未見的朋友是否還能繼續維持朋友關係。

菲比和林奇是鄰居，從小在一起長大。菲比比林奇年紀大些，平時就像姐姐一樣關心林奇。林奇也從心底裡喜歡菲比，把菲比當作情同姐妹的知心朋友。可是有一次，因為一件很小的事情，她們鬧翻了，菲比和林奇吵了一整天的架，之後兩個人心裡都生著悶氣，相互不理不睬。

一個月後，林奇因為父母換工作搬家了，搬去了一個很遠的城市。走之前，她和菲比依然沒有和好，因為她們固執地認為，對方應該先向自己道歉。

接著，她們就斷絕了聯繫。幾年後，林奇和菲比都長大了，小時候鬧過的矛盾突然變得幼稚可笑。於是，林奇開始給菲比寫信，而菲比也回覆了。兩個人恢復了信件往來，但是，她們的關係卻再也回不到以前了——因為她們所記得的分別前的最後一幕，是兩個人憤怒的爭吵，以及相互間冷漠的眼神。

在菲比和林奇多年的友誼中，肯定有許多值得回味的溫情時刻，但是，由於她們分離了，所以時近效應發揮了作用，離別前最後發生的事情掩蓋了曾經的溫情。由此，我們不難看出，在熟人間的交往中，最近、最後的印象往往是最強烈的，甚至可以沖淡在此之前的印象。

在我們的生活中，這種現象並不罕見。一個一直以來惡貫滿盈的人，因為最後幡然悔悟，放下了屠刀，就會讓我們感動落淚，甚至將其當作聖人；相反，一個一直以來規行矩步的人，因為一時不慎鑄成大錯，就會讓我們咬牙切齒、口誅筆伐，甚至把他當作敗類……產生這類現象的原因都是「時近效應」。

因此，無論是初始效應還是時近效應，其實都是一種偏激的認知方式。我們在為人處世的時候，要懂得用初始效應和時近效應與他人良好地相處，但也要時刻提醒自己，千萬不要落入這些心理陷阱中。在與人交往時，應該全面、深入地瞭解他人的情況，避免以片面的印象做論斷。

TOPIC 03

月暈效應

別被「光環」迷了慧眼

「月暈效應」（Halo effect）最早是由美國心理學家愛德華・桑代克（Edward Lee Thorndike）於二十世紀二〇年代提出的，又稱「光環效應」、「光暈效應」，是指人們對他人的認知和判斷往往只從局部出發，擴散而得出整體印象。月暈效應本質上是一種以偏概全的認知上的偏誤，就像月亮周圍的光環一樣向周圍彌漫、擴散，從而掩蓋了其他品質或特點。

桑代克用一個實驗來證明「月暈效應」的存在。他隨機選取了一些人的照片並展示給志願者看，這些照片上的人有的魅力十足，有的邋遢猥瑣，還有的則是毫無特色。然後，桑代克讓志願者根據照片評價這些人的性格特點。結果表明，被試者對有魅力的人比對無魅力的賦予更多的理想特徵，如和藹、沉著、好交際等。

這就是所謂的「月暈」了。一個人如果展現出了某項優秀的特質，他就會被一種積極肯定的光環籠罩，從而被賦予一切優點；如果一個人展現出的是某項糟糕的特質，那麼他同樣被一種消極否定的光環所籠罩，所有的缺點都會被加到他的頭上。

「月暈效應」的本質就是一種以偏概全、以點帶面的評價傾向，是個人主觀推斷泛化和擴張的結果。由於光環效應的作用，一個人的優點或缺點一旦變為光圈被誇大，其他優點或缺點也就退隱到光圈背後了。

「情人眼裡出西施」說的就是這個道理。戀愛中的男女，看對方都是優點而沒有缺點。這就是因為一方被對方身上的某個優點所吸引，之後受「月暈效應」的影響，會使其覺得對方身上全是優點。

「月暈效應」中最典型的一種，當屬所謂的「名人效應」（Celebrity effect）。

顯而易見，那些名不見經傳的人很少出現在各種類型的廣告中，在廣告裡出現的大多是那些婦孺皆知的影視明星的身影。因為那些明星的魅力形成的光環足以說服普通消費者，讓他們相信明星無所不能，明星說的都是對的。如此一來，明星推銷商品的行為更容易得到普通消費者的認可。

不僅廣告業裡有「名人效應」，文學界裡也有這種「名人效應」。

一個文學青年在沒有成名之前，想要出版一本書往往頗費周折，退稿是常有的事。可一旦成名，即使是以前初學寫作時寫的那些並不成熟的作品，也會被人翻箱倒櫃地找出來競相發表。

企業界同樣也有「名人效應」。那些將企業形象或產品與名人相連結，聘請名人為企業做宣傳的企業，常常能夠依靠名人的名氣為企業聚集旺盛的人氣，從而使企業形象深入人心，進而使自己旗下品牌的產品暢銷不衰。

TOPIC 04

刻板印象

最不靠譜的「第零印象」

「刻板印象」（Stereotype）是一個社會心理學概念，主要是指人們對某個事物形成的一種概括固定的看法，並把這種看法推而廣之，認為這個事物具有這種特徵，而忽視了個體差異。

心理學家曾做過一個實驗：將同一個人的照片分別給兩組被試者看，對甲組說「這個人是個罪犯」，對乙組說「這個人是位大學教授」。然後，請兩組被試者分別對這個人照片中的面相特徵進行評價。結果，甲組普遍認為：這個人眼睛深陷表明他兇狠、狡猾，下巴外翹反映其頑固不化的性格；而乙組則普遍認為：這個人眼睛深陷表明他具有深邃的思想，下巴外翹反映他具有探索真理的堅毅精神。

同一個人，同樣的面部特徵，卻因為不同的身分獲得了不同的評價，這就是刻板印象的體現。因為在大多數人眼中，罪犯等同於兇惡、狡猾，而教授則更容易和睿智、博學等正面評價連結起來。

在社會知覺中，個體往往將資訊分門別類地處理。「物以類聚，人以群分」，人們總是傾向於以一定的標準將人歸類，這一過程就是類別化。「刻板印象」就是類別化的產物，它是指人們對某個群體中的人形成的一種概括而固定的看法。生活在同一地域或文化背景中的人們常表現出許多相似性，人們便將這種相似的特點加以歸納，概括到普遍認識中並固定下來，便形成了刻板印象。

事實上，刻板印象本身並不可笑，在人類歷史上的很長一段時間內，刻板印象都是一種很有價值的社交心理。因為在工業革命以前，社會階層與人員流動率低，資訊交流也不發達，所以群體中個體的相似度也較高。

但是，放在現代社會中，刻板印象就顯得非常不合時宜了，消極作用也非常明顯。如果我們在人際交往中總是以刻板印象去評價他人，套用對群體的普遍認知去和某一個體進行交流，就很容易造成誤解，甚至得出荒謬的結論。

一九三三年，美國社會心理學家曾做過一次調查實驗，先讓一百名白人大學生看一組人物照片，這些照片中既有黑人也有白人。然後，再給他們一組形容詞，讓他們將這些形容詞和照片中的人物一一對應。最後的調查結果表明，很大一部分負面詞彙，比如「迷信」、「懶惰」、「好鬥」等，都被分配給了黑人。

到了二〇〇九年，美國總統是有著黑人血統的歐巴馬。於是，又有心理學家做了一次同樣的調查，只不過這次他們將被試者分成了兩組，其中一組被要求在分配詞語之前先想一想歐巴馬，結果發現那些事先聯想過歐巴馬光輝形象的被試者，在對黑人的照片做評價的時候明顯分配了更多的正面詞彙。

有人把這種現象戲稱為「歐巴馬效應」，說的是一旦從個體的角度去考慮，「刻板印象」就會被打破。因此，在與人交往時，我們要盡量避免「刻板印象」的消極影響，要懂得考慮事情原因和結果的多樣性、複雜性，而不是「一個事物，一種現象，一個結果」。

畢竟，世界上沒有兩片完全相同的樹葉，也沒有兩個完全相同的人，學會多方位、多角度地觀察社會，真正認識到「群體普遍性」與「個體獨立性」之間的差異，才能免於落入刻板印象的陷阱。

當然，刻板印象也並非一無是處。在處理很多問題的時候，都可以將這種社交心理應用其中。例如，很多公司在做家戶訪問（Door to door）的時候，一般都選擇女性調查員，這是因為人們對女性的刻板印象就是比較善良、攻擊性較小、力量也比較單薄，因而家戶訪問對主人的威脅較小；男性則更容易使人聯想到一系列與暴力、攻擊有關的事物，使人們增強防衛心理，所以，身強力壯的男性如果要求登門訪問，則很容易被拒絕。

TOPIC
05

錯誤共識性偏誤

換位思考，而不是以己度人

一九七七年，史丹佛大學的社會心理學教授李．羅斯（Lee Ross）進行了一項實驗。首先，他讓志願者做出一個選擇：是否願意掛上寫著「來喬伊飯店吃飯」的看板在校園裡閒逛三十分鐘。羅斯選取的志願者中，有大約一半的人同意掛上看板，另一半則不同意。

然後，羅斯讓同意的和不同意的志願者分別猜測其他人是否會同意掛看板，同時會選擇哪種方式；同時猜測那些與他們選擇不一致的人的特徵屬性。

結果，在那些同意掛看板的志願者中，六十二％的人認為其他人也會同意這麼做。並且說：「那些拒絕的人是怎麼回事？這有什麼不好？假正經！」而那些拒絕這麼做的志願者中，只有三十三％的人認為別人會同意掛看板，並且說：「那些同意掛看板的人真是古怪至極。」

李・羅斯的這項實驗是為了論證「錯誤共識性偏誤」（False bonsensus bias）。「錯誤共識性偏誤」又叫「錯誤的同意性偏誤」，指的是人們常常高估或誇大自己的信念、判斷及行為的普遍性，人們在認知他人時總喜歡把自己的特性強加在他人身上，假定自己與他人是相同的。

簡單來說，即我們每個人都覺得別人和自己想的一樣，而那些和我們想法不一樣的人，無疑都是某些方面的「怪胎」。

錯誤共識性偏誤就是一種典型的缺乏換位思考的心理表現，即我們常說「以小人之心度君子之腹」。也就是說，在人際交往中，我們習慣用自己的標準去衡量別人的行為，衡量周圍的事物，並把自己的感情、意志、特性投射到其他事物上，並未想到將自己擺在對方的位置，用對方的視角看待世界，所以才會覺得別人的所作所為無法理解。

我們不僅不能把自己的想法強加給別人，而且，還必須學會從他人的角度思考問題。溝通大師吉拉德（Joe Girard）說：「當你認為別人的感受和你自己的一樣重要時，才會出現融洽的氣氛。」我們需要多從他人的角度考慮問題，如果對方覺得自己受到重視和讚賞，就會報以合作的態度。如果我們只強調自己的感受，別人就不會與你交往。

法國穆蘭兄弟公司高級經理人約翰．威爾的女兒妮可．威爾十六歲時十分叛逆、乖張，令威爾夫婦傷透了腦筋。

一天，約翰．威爾在房間裡親眼看到樓下的女兒回來了，但是，妮可．威爾卻挑釁般地與送她回來的男孩親吻！然後，她無視父親因為憤怒而發抖的模樣，走回了自己的房間。

約翰．威爾氣得暴跳如雷，像一頭憤怒的獅子一樣在原地低吼打轉。這時，約翰．威爾的妻子小心翼翼地對他說：「約翰，我們也許並不愛妮可。」「什麼？不愛她我們為何還要如此管教她？否則，早就放任她遊蕩了。」「是這樣的，」妻子說，「但我們從來沒有站在她的角度思考。我們也許都太自私了，我們一味地教訓她，從不考慮她的感受，或許，她正為這個惱火呢。」

威爾夫人的這番話，讓威爾若有所思地點了點頭。他決定試一試妻子的方法。於是，他來到女兒的房間，為自己剛才的態度道歉。

奇蹟出現了，妮可第一次痛哭流涕地說：「我原來以為你們對我很失望，而且，也不打算再管我了……」

生活中，很多人都非常努力地試圖改變別人，卻事與願違，其原因就在於不會換位思考。無法深入體察對方的內心世界，自然也就解決不了對方的問題。

然而，值得注意的是，真正的換位思考是一個移情的過程，需要你發自內心地體諒別人，並真正地站在他人的立場，像感受自己一樣去感受他人。

不幸的是，許多人的換位思考缺少了移情這一根本要素。他們或是站在自己的位置上去猜想別人的想法及感受，或是站在一般人的立場上去想別人應該有什麼想法和感受，或是想當然地假設一種別人感受。這樣的換位思考，其實，仍局限於自己設定的小圈圈之中，根本無法體會他人真正的感受和思想。

而只有真正地移情，真正設身處地為他人著想，換位思考才能起到積極的作用。

本章總複習

- **初始效應**：要讓對方瞭解我們的內在美需要較長的時間，不如善用「以貌取人」，讓別人第一眼就對你留下深刻的好印象。
- **時近效應**：熟人交往中，人們往往會受「時近效應」影響，最後的印象往往最強烈，甚至可以沖淡先前留下的印象。
- **月暈效應**：人們對他人的認知和判斷往往只從局部著眼，一個人的優點或缺點一旦被誇大，其他優點或缺點也就難以被看見了。
- **刻板印象**：每個獨立個體都有不同特質，一旦落入「刻板印象」的圈套，用群體的普遍認知去看待，很容易形成誤解。
- **錯誤共識性偏誤**：人喜歡把自己的特性強加在他人身上，假定自己與他人相同。這種缺乏換位思考的偏差想法，最終將使你事與願違。

CHAPTER 7

自重感效應

成爲社交達人的
心理學技巧

TOPIC 01

自重感效應

讓人覺得自己重要，這很重要

心理學泰斗佛洛伊德曾說：「人一生最大的需求只有兩個，一個是性需求，一個是被當成重要人物看待的自重感需求。」[11]

美國實用主義哲學家杜威（John Dewey）也曾說過：「自重的欲望，是人們天性中最急切的要求。」後來，這一理論被著名成功學大師戴爾．卡內基發揚光大，進而成為「卡內基人際溝通學」的一個重要理論基礎。

在卡內基的《人際交往的藝術》主題演講中，他曾講過這樣一個故事：

二十世紀四〇年代，美國警察局長馬羅尼發現了一個奇特的現象：那些年輕的犯人在被捕後的第一個要求並不是見律師，而是閱讀那些把他們寫成「英雄」的街頭小報。

當看到自己的照片和愛因斯坦、托斯加尼或者羅斯福等名人占據了同樣的篇幅時，他們甚至會忘記自己馬上要被處決的事實。

每個人都渴望被認同和尊重。這是所有人的共同需求，這種需求就是「自重感」。人們總是極度重視他人對自己的看法，因此，在卡內基的理論中，「滿足他人的自重感」是一種重要手段。讓他人自重感得到極大滿足後，他人自然也會反過來認同我們。

自重感的呈現方式因人而異，但是依然有一些規律可循，最重要的一點是獲取他人的認同，而最重要的一種認同方式就是主動讚美他人。

膠卷的發明者、柯達公司的創始人喬治·伊士曼（George Eastman）有一個親密好友，叫艾達遜。他們結為摯友是源自一樁生意。當時，伊士曼正打算建造一座劇場用以紀念他的母親，而艾達遜則希望能承辦該劇場裡的座椅專案。於是，艾達遜便透過劇場建築

11 審訂註

佛洛伊德在與自我有關的學說中，認為人格主要分成三個部分，即本我（id）、自我（ego）與超我（superego）。此處所說的「自重感」，看下文描述應該譯為「self respect」，但在台灣幾乎沒有看到專業學術上使用這個詞，心理學上常用的相似詞是「Self-esteem」，也就是自尊，然而意義也不一樣。這裡看起來比較像過度尋求他人認同。

師的介紹去拜訪伊士曼。

那時候，伊士曼並不認識艾達遜，建築師告誡他，伊士曼非常忙，如果艾達遜在五分鐘內還沒能把事情說清楚，那就別想做成這筆生意了。因為伊士曼脾氣非常大，絕大多數業務員都被要求迅速說明來意，然後馬上離開他的辦公室。

艾達遜得知這一點後，確實也打算這麼做。但是，當他走進伊士曼的辦公室的時候，突然鬼使神差地冒出了一句：「伊士曼先生，我很羨慕您有這樣美輪美奐的辦公室。如果我也有一間像您這樣的辦公室，那麼，工作時一定很愉快。老實說，我從事室內傢俱製作多年，卻從沒有見過這樣漂亮的辦公室。」

艾達遜的這個開場白讓伊士曼有些出乎意料，他從文件堆裡抬起頭說：「謝謝提醒，我都差不多忽略了這一點。當初，這間辦公室布置好後，我確實非常喜歡，只是現在太忙了，很少注意到它了。」艾達遜接著又摸了摸辦公室的壁板，說：「這是英國橡木嗎？它和義大利橡木的品質稍有不同。」

「是的，這是進口的英國橡木，是一位專門研究橡木的朋友特地替我挑選的。」伊士曼對這個話題似乎很感興趣，站起身來陪著艾達遜參觀了辦公室的室內陳設，甚至還饒有興致地講述起他幼年時的貧苦生活。

艾達遜上午十時十五分進入伊士曼的辦公室，然而，一兩個小時過去了，他們仍然在熱切地交談，而且根本沒提到承包座椅專案的事情。

而最後，艾達遜得到了這個價值九萬美元的合約。而且，從那時候開始直到伊士曼去世，他們一直保持著良好的友誼。

艾達遜透過他獨特的方式，滿足了伊士曼的自重感。他先是稱讚了伊士曼的辦公室，這是一種直接的讚美；然後又聊起了壁板，而這正是伊士曼的得意之處；接下來，又聊到伊士曼的發家史……在這些話題上，艾達遜雖然沒有繼續直接讚美，但是，透過多次提及伊士曼感興趣並且頗為自得的話題，間接地讚美了他，也讓伊士曼的自重感得到了很大的滿足。當然，艾達遜因此得到的回報也是驚人的。

在人們的社交行為中，「滿足他人的自重感」是一項重要原則，每個人的骨子裡都渴望別人尊重自己的想法和意願，當我們認同了這一渴望，便能獲得別人的喜愛和認同，所得到的回報，也將遠遠大於「滿足他人的自重感」的過程中所付出的一切。

TOPIC 02

得失理論

我們厭惡那些帶給我挫敗感的人

隨著獎勵減少而態度逐漸消極，隨著獎勵增加而態度逐漸積極的心理現象，在社會心理學中被稱為「得失理論」（Gain loss theory）[12]。簡單地說，就是從倍加褒獎到小的讚賞，乃至不再讚賞，這種遞減會導致一定的挫折心理，而這種遞增的挫折感很容易引起人的不悅及反感。為了驗證這個效應，心理學家艾略特·阿倫森（Elliot Aronson）曾做過一個心理實驗。

他邀請了四組志願者，並讓其中一人擔任專案臨時負責人，負責在每次實驗的間隙向阿倫森彙報他對其他志願者的印象和評價。整個彙報過程是在阿倫森的辦公室裡完成的，但是，其他志願者卻都能「恰好」聽到彙報內容——他們不知道的是，這個臨時負責人是個「偽裝者」，即所謂的「實驗助手」。而彙報也是被提前安排好的，分為四種情景：

第一種：讓「實驗助手」對A組志願者每次都給予正面評價。

第二種：讓「實驗助手」對B組志願者每次都給予負面評價。

第三種：讓「實驗助手」先對C組提出負面評價，然後逐漸轉向正面評價。

第四種：讓「實驗助手」先對D組提出正面評價，然後逐漸轉向負面評價。

——當然，這個過程都確保被志願者們「偷聽」到了。

最後，阿倫森發起一個調查：這些志願者們有多喜歡這個「臨時負責人」。調查發現，A組的喜歡程度是六．四二分，B組二．五二分，C組七．六七分，D組最低，為〇．八七分。

12 審訂註
得失理論指出，當他人對我們的評價由負向轉為正向時，我們是處於一種「獲得」（gain）的狀況。且當對方的評價有正有負時，顯示該評價是有區辨性的，也因此由負轉正的評價尤其難能可貴，也更肯定了我們的好，所以我們喜歡對方的程度會更勝於一直獲得正向評價的情形；當評價由正轉為負時，我們是處於一種失去（loss）的情境，有正有負的評價，也顯示了評價的區辨性，但最終結果卻是不喜歡我們的，其中的衝擊可想而知。舉例來說：當讚美來自至關重要的人而非來自可靠的支持者（評價總是正面）時，讚美會變得更有意義。

阿倫森實驗論證了人際關係中的一個原則：人們最喜歡那些原先否定自己但後來越來越喜歡自己的人，同時最厭惡原先肯定自己但後來越來越否定自己的人。換言之，人們不光喜歡那些喜歡自己的人，而且更喜歡那些越來越喜歡自己的人。可見，在人際交往中，一成不變地講好話並不像先講壞話然後再慢慢地變成講好話的情形來得更討人喜歡。同時，我們對這樣的人的喜歡程度也會比那些一直說好話的人來得多些。

人與人之間的交往，歸根結底是一種自我需求的滿足，我們十分看重他人對自己的評價，這種評價本身的變化所帶來的成就感或挫折感尤其強烈。我們不喜歡挫折感，連帶著不喜歡帶給我們挫折感的人。

相反，我們喜歡成就感，連帶著帶給我們成就感的人，也變得格外討人喜歡了。

除了人際交往之外，「得失理論」在其他各個領域也發揮著重要作用。英國知名管理諮詢師梅倫．沃爾夫斯特常常引用這樣一個案例：

在一家食品店裡，有一位店員特別受歡迎，顧客們寧願排長隊也要在他那兒購買食品。那麼，他的訣竅在哪裡呢？原來，別的店員秤糖時，總是先裝得滿滿的，而後往外取出多餘的部分，而這位店員卻總是先裝得少一些，過秤時添上一些，同時不經意地說一句：「再送您兩顆，謝謝光臨。」

對於顧客來說，雖然最後買到的還是足磅的糖果，但其他店員帶給他們的是從歡欣（好多糖）到失落（一顆顆被拿掉）的心理過程，而從這位店員身上感受到的卻是從失落到歡欣的過程。所以在潛意識裡，他們自然就會更喜歡這個店員。

「得失理論」的本質，是人類自我意識中對負面情緒的本能厭惡。這種負面情緒，無論是阿倫森實驗中的「挫折感」，還是上述店員案例中的「失落感」，都是被人類本能排斥的。在從積極的評價或情緒向消極的評價或情緒跌落的過程中，由此帶來的厭惡感會逐漸增強，反之亦然。

因此，無論是日常人際溝通，還是在商業談判、行銷領域，都有必要學會靈活使用得失理論，透過把握他人情緒的節奏來博取他人的好感。實際上，這個過程是很多人不曾意識到的，但在很多時候，它卻影響著溝通、交流或商務談判的最終結果。

TOPIC 03

重複曝光效應

提高曝光度，提升好感度

在二十世紀六〇年代，心理學家羅伯特．扎瓊克（Robert Zajonc）進行了一系列心理實驗，其中的一個是這樣的：

扎瓊克在一所中學挑選了一個班的學生作為受試者。他在黑板上不起眼的角落裡寫下了一些奇怪的符號、圖案，包括英文單詞、漢字、繪畫、人像、幾何圖形和其他毫無意義的符號。這些符號、圖案一直保留在黑板的角落上，班裡的學生每天上課時都會瞥見它們，但沒人知道它們的意義，老師也從不提起。久而久之，學生們都把這些符號當成了某種裝飾。

但是，幾乎沒有人注意到，這些奇怪的符號與圖案一直以一種有規律的方式改變著——某些符號只出現過一次，而一些卻出現了二十五次之多。

到學期末，扎瓊克給學生做了一份問卷，問卷上列出了所有曾在黑板上出現過的奇怪符號，並要求學生對每個符號的「滿意率」進行評估。最後的統計結果是，一個單詞在黑板上出現得越頻繁，學生們對它的滿意率就越高。

扎瓊克的這個實驗，是為了證明「只要多次看到不熟悉的事物，人們對該事物的評價就要高於其他沒有看到過的事物」——在心理學上，這種現象被稱為「重複曝光效應」（Mereexposure effect），又稱「單純曝光效應」。

簡單地說，「重複曝光效應」揭露了我們對自己熟悉的事物的偏好。延伸到人際交往中，重複曝光效應證明了我們一直以來隱隱認識到的一個交際法則：彼此接近、常常見面是建立良好人際關係的必要條件。

我們都有過這樣的經歷：曾經親密無間的朋友，在轉校或者搬家之後相隔兩地，儘管依然透過電話和郵件保持著聯繫，但數年後再次重聚時，卻發現彼此的感情已經生疏很多，甚至比不上身邊那些只來往了幾個月的朋友。

這並非友誼禁不起時間的考驗，而是親密度禁不起距離的考驗。接觸越頻繁就越親密，越陌生就越冷漠，這就是「重複曝光效應」帶來的影響。

事實上，扎瓊克的「重複曝光效應」系列實驗中，的確有一個是涉及人際交往的：在這個實驗中，扎瓊克把十二張照片隨機分為六組，然後，按不同的方式給被試者看。

第一組照片讓被試者看一次，第二組看兩次，第三組照片讓被試者看五次，第四組看十次，第五組則讓被試者看了二十五次，而第六組照片卻一次都沒讓被試者看。

看完照片後，扎瓊克將六組十二張照片全部給被試者看，要求所有被試者按自己喜歡的程度將照片排序。最終結果是，被試者對這十二張照片的好感度，與他們看到的照片次數呈現明顯的正相關關係。

從心理學上解釋，「以最小代價換取最大報酬」的心理本能影響著人們之間的交往。隨著交往頻率的增加、交往距離的拉近，使得雙方的瞭解程度逐漸加深；而瞭解程度越深，交往所帶來的默契度就越高，溝通成本自然也就越低。換句話說，和熟悉的人交往比和陌生人交往更輕鬆，而這種輕鬆感正是我們交友的一個原始動機。

可見，想提升好感度，首先要留心提高他人對自己的熟悉度。一個自我封閉的人，或一個面對他人就逃避和退縮的人，即使人再好，被人喜歡的機率也不會高。正因為如此，我們常說，人際關係是需要維護的，並非兩個人情投意合就一定能成為親密夥伴，只有平時做足功夫，多接觸、多交往，友誼之樹才能長青。

當然，「重複曝光效應」的一個重要前提，是「初始效應」發揮良好，若是不能給人留下不錯的第一印象，那就會變成見面越多就越招人煩了。

任何事物都是辯證的，心理學證明了交往的次數和頻率對好感度的影響，但在人際交往中同樣有「刺蝟困境」（Hedgehog's dilemma）[13]的說法。「重複曝光帶來好感」和「距離帶來美感」兩者相輔相成，只有保持合適的距離，才是最好的人際距離，就好比中國古人所說的「君子之交淡如水」。

13 審訂註
由德國哲學家叔本華提出。故事描述一群刺蝟在寒冷的天氣時會想要靠近彼此來取暖，但是當兩隻刺蝟碰在一起時，又會被彼此的刺所刺傷，因此彼此必須保持一段距離。這則故事用來比喻人們在建立人際關係時的一種情境：雖然雙方都想保持一個親近的關係，但又無法不刺傷彼此。

TOPIC 04

出醜效應

做別人眼中「不完美的人」

「出醜效應」（Pratfall effect）[14]，又稱「犯錯效應」，是指才能平庸者固然不會受人傾慕，但全然無缺點的人也未必討人喜歡，事實上，最使人喜愛的人物往往是精明而帶有小缺點的人。

心理學家阿倫森曾做過這樣一個試驗，他把四段情節類似的訪談錄影分別放給測試對象看：

第一段錄影中的受訪對象是個非常優秀的成功人士，整個受訪過程中，他的態度非常自然，談吐不俗，表現得非常自信。

第二段錄影中受訪對象也是個非常優秀的成功人士，不過，他在臺上的表現略有些羞澀和緊張，竟把桌上的咖啡杯碰倒了。

第三段錄影中接受主持人訪談的是個非常普通的人，同樣，他表現得並不緊張，但也沒有什麼吸引人的發言，可以說是毫無亮點。

第四段錄影中受訪對象也是個很普通的人，在採訪的過程中，他表現得非常緊張，而且和第二段錄影中一樣，他也把身邊的咖啡杯弄倒了。

阿倫森播放四段錄影後，讓測試對象從中選出一位他們最喜歡的和最不喜歡的人。最終結果是，最不受歡迎的自然是第四段錄影中的那位先生，而最受歡迎的居然是第二段錄影中打翻了咖啡杯的那位成功人士——有九十五%的測試者選擇了他。

從這個實驗中我們可以看到，對於那些取得過突出成就的人來說，一些微小的失誤不僅不會影響人們對他的好感，相反，還會讓人們感覺到他很真誠、值得信任。而與之相反，如果一個人表現得完美無缺，根本看不到任何缺點，反而會讓人產生距離感——因為

14 審訂註
一也譯作「仰巴腳效應」。

人是不可能是沒有任何缺點的，別人看不到缺點，只能說明這個人的缺點隱藏得太深了。

「出醜效應」不光適用於人際溝通，在廣告行銷領域也同樣適用。尤其是現場推銷中，很多業務員都會適當地透露自己產品的缺陷，從而獲得客戶的信任——在很多場合中，只講優點不一定對推銷有利，反倒是適當地把產品的缺點暴露給客戶，一方面可以贏得客戶的信任，另一方面也能淡化產品的劣勢而強化優勢。

適度地、有技巧地透露產品的某些缺陷，非但不會使顧客退卻，反而有可能贏得他的深度信任。正如看待他人一樣，客戶看待產品時，同樣相信世上沒有完美的產品，與其讓客戶在心中疑慮，挖空心思尋找產品的問題，不如由銷售人員坦白產品的缺陷。

芝加哥金牌房產經紀人Ｋ．拉爾斯在他的回憶錄中就曾提到一個房產銷售案例。當時，他在推銷一塊兩百平方公尺左右的住宅用地。這塊地靠近車站，交通非常方便。但是，這塊地的缺點也很明顯——從附近的一座鋼材加工廠時常會傳出鐵錘敲打聲和大型研磨機的噪音。當拉爾斯向一位客戶推銷這塊地時，他對客戶說：「實際上，這塊土地比周圍其他地要便宜得多，這主要是由於附近工廠的噪音大。如果您對這一點不在意的話，其他如價格、交通等條件都符合您的要求，買下來還是划算的。」

而這位客戶原先的房子恰好在另一個工業區附近，早已習慣了工業噪音，當他跟拉爾斯來到現場時，發現這裡的噪音也並不是無法忍受。於是，他對拉爾斯說：「您特意提出噪音問題，我原以為這裡的噪音大得驚人呢。其實，這點噪音對我來講不成問題。」

同時，他還告訴拉爾斯：「我一直住在電動機全天轟鳴的地方，整天震得我家門窗作響，而這裡一到下午五時就安靜了，噪音就停止了，我覺得挺不錯。其他不動產商人都是光講好處，像這種缺點都設法隱瞞起來，您把缺點講得一清二楚，我反而放心了。」

最後，拉爾斯拿下了這單交易。

在拉爾斯敘述的案例中，這塊地皮的缺點是無法迴避的，即使不講出來，客戶也遲早會知道。而拉爾斯提前暴露產品的缺陷，反而使客戶增加了對他的信任，從而相信他說的產品優點也是真的。

優秀的業務員應善於靈活運用「出醜效應」，在日常人際溝通中，這個效應同樣是獲取他人信任和喜愛的利器。記住，所有人都喜歡十全十美，但是，沒有任何人相信真的存在十全十美，與其讓人在心裡猜測自己可能存在的缺點，不如直接暴露它。

本章總複習

- **自重感效應**：人都渴望被認同和尊重。一旦「滿足他人的自重感」，他人自然也會反過來認同我們。
- **得失理論**：人們不只是喜歡那些喜歡自己的人，而且更喜歡那些原先否定自己但後來越來越喜歡自己的人。
- **重複曝光效應**：接觸越頻繁就越親密，越陌生就越冷漠，因此常常見面是建立良好人際關係的必要條件。
- **出醜效應**：如果一個人表現得完美無缺，反而會讓人產生距離感；適度且技巧地透露某些不足，更能贏得好感。

路西法效應

CHAPTER 8

所謂「心術」，
不過是人性的賽局

TOPIC 01

路西法效應

好人真的好，壞人真的壞嗎

社會心理學史上有一個繞不開的經典實驗：史丹佛監獄實驗。美國史丹佛大學的心理學家菲利普．金巴多（Philip Zimbardo）希望透過這個實驗來論證一個古老的問題：人性到底是善的，還是惡的。

一九七一年，金巴多透過廣告招募了二十四名男性大學生志願者，並在史丹佛大學心理系的地下室建了一個模擬監獄。這二十四名志願者被平分為兩組，一組扮演獄警，一組扮演囚犯，而金巴多本人則扮演典獄長。為了保證實驗順利進行，每個志願者志願簽訂了協議，同意在實驗過程中放棄部分人權。

實驗開始後，志願者並沒有很快進入角色，尤其是扮演囚犯的志願者。受當時嬉皮文化的影響，囚犯絲毫沒有顧及獄警的威嚴，而扮演獄警的志願者也無法硬下心腸來懲罰囚犯。於是，第二天一早，監獄就發生了「暴動」。

在典獄長金巴多的介入之下，一些獄警開始學著鎮壓囚犯：逼迫囚犯裸睡在水泥地上，強迫囚犯做羞辱性的工作，並以不允許洗澡相威脅。在這方面，獄警學得很快，隨著實驗的推進，獄警們採用的懲戒措施日益加重，以至於研究人員不得不干預制止。

當實驗進行到第三十六個小時的時候，一名囚犯因精神壓力過大而出現了歇斯底里的症狀，不得不退出實驗。到第四十八小時的時候，囚犯們——這群原先心理正常的大學生志願者已經被那些由原先同樣心理正常的大學生志願者扮演的獄警折磨得瀕臨崩潰。

這十二名獄警中最臭名昭著的，是一個被稱為「約翰・韋恩」（John Wayne）的志願者。他多次被觀察到痛罵囚犯，甚至對囚犯們無故動粗。其他志願者也同樣漸漸開始享受折磨囚犯的過程——甚至，連金巴多本人也逐漸進入到典獄長的角色中，每當看到獄警懲罰犯人時，他都會興奮地對女友說：「快來看，這個場景真是太棒了！」

這個實驗進行到第六天的時候，場面已經完全失控了——那些扮演獄警的志願者徹底沉迷於恣意妄為的權力中不能自拔。最後，在金巴多女友的強烈抗議下，金巴多才不得不終止了實驗。對此，有部分獄警還表達了不滿。事實上，無論是金巴多、約翰・韋恩還是其他志願者，他們在現實生活中都是不折不扣的好人。可是，在「史丹佛監獄」，人性中的「路西法」（魔鬼撒旦的別名）被徹底釋放了出來。

史丹佛監獄實驗證明了一個道理：這世上沒有絕對的善人，也沒有絕對的惡人，善與惡同時潛伏在人性深處，在不同的環境中輪流出場。只不過，在社會秩序良好的環境下，「惡」的因數被深深地掩藏在人們心底，但只要有合適的土壤，比如說像「史丹佛監獄」這樣的法外之地，攫取到權力的「路西法」便會毫不猶豫地甦醒，把一個「好人」轉換成「壞人」。

這就是所謂的「路西法效應」（The Lucifer effect）。

這是一個驚人的發現。在這之前，我們的道德和社會教條永遠糾結於區分善與惡，我們強調的是培養好人，防範壞人。可是，史丹佛監獄實驗明確地告訴我們，沒有什麼好人和壞人，只有「表現得像好人的人」和「表現得像壞人的人」。

不要以為自己面對的是個「好人」就疏於防範——「好人」只是特定場合下的「好人」，或許，換一個環境，「好人」突然擁有了可以恣意施暴而不受懲罰的權力，他立刻就會化身為魔鬼。英國有句諺語：「每個人的衣櫃裡都藏著一具骷髏。」換句話說，即使是好人，心裡也深藏著魔鬼，一旦我們對某人給予了絕對的信任，就等於把自己的命運交給了那個隨時會甦醒的「路西法」。

TOPIC 02

米爾格蘭實驗

所謂「良知」，底線有多堅固

「米爾格蘭實驗」（Milgram experiment）又被稱為「權力服從研究」（Obedience to Authority Study），是一個非常知名的社會心理學實驗，一九六一年由耶魯大學心理學家史丹利・米爾格蘭（Stanley Milgram）於耶魯大學舊校區的一間地下室裡進行，主要是為了測試受測者在遭遇權威者下達違背良心的命令時，人性所能發揮的拒絕力量到底有多大。

米爾格蘭招募了一批志願者，並謊稱這是一項關於「體罰對於學習行為的效用」的實驗。參與者被告知，他會被隨機挑選扮演老師，並要面對在隔壁房間裡的另一名扮演學生角色的志願者——其實那是研究人員扮演的「偽被試者」。老師和學生相互間看不到對方，但可以透過聲音溝通。另外，研究人員還交給老師一具電擊控制器，並告知他這具電擊控制器能使隔壁的學生受到電擊。

實驗過程很簡單，老師會拿到一份考卷，逐一朗讀上面的問題和答案給學生聽，朗讀完畢後，開始考試，考卷上都是選擇題，學生要按下相應的按鈕選擇正確答案。如果學生答對了，老師繼續考下一題；如果學生答錯了，作為懲罰，老師必須用那具電擊控制器電擊學生——隨著錯誤次數的遞增，電壓也會隨之提升。

事實上，當老師按下電擊控制器的時候，他會聽到隔壁房間裡的學生被電擊後的慘叫聲，電壓越大，叫聲越淒厲。當然，這都是「偽被試者」假裝出來的聲音，但是老師並不知道，以為是學生真的被電擊得死去活來。

當電壓達到一百三十五伏特時，隔壁傳來淒慘的尖叫和抓撓牆壁的聲音，很多志願者都要求暫停實驗來檢查一下學生的狀況，並且開始質疑實驗目的。這時，實驗人員便會透過慫恿和命令的方式來使實驗繼續下去，同時向志願者保證，他們不需要承擔任何責任。

在得到這個保證後，所有志願者都同意繼續試驗，並且繼續增大電壓，直到達到三百伏特，隔壁的「偽被試者」突然不再發出任何聲音，也不再答題，沒有了任何動靜。這時候，幾乎每個志願者都要求停止實驗，但實驗人員再次命令他們繼續，同時再次保證，他們不需要承擔任何責任。

在這種情況下，只有三十五%的志願者堅決中止了實驗，剩下的六十五%最終還是同意了繼續試驗，直到把電壓增大到四百五十伏特，直至實驗完成。米爾格蘭設計這個實驗的初衷，是為了測試當年那些屠殺猶太人的納粹分子，他們真的是天生殺人狂，還是單純的上級命令執行者。在進行實驗之前，米爾格蘭的同事曾預測實驗結果，認為會有十%，甚至只有一%的人會狠下心來把電壓一直提升到四百五十伏特，但實驗結果卻出乎他們的意料。

米爾格蘭在他的文章〈服從的危險〉（*The Perils of Obedience*）中寫道：「我在耶魯大學設計了這個實驗，是為了測試一個普通的市民因一位輔助實驗的科學家所下達的命令，會願意在另一個人身上施加多大的痛苦。這個實驗顯示了成年人對於當權者有多麼大的服從意願，會做出幾乎是任何尺度的行為，而我們必須盡快對這種現象進行研究和解釋。」

實驗結果充分證明了：那些參與大屠殺的納粹分子並不是天生殘忍或者被希特勒洗腦成了惡魔，他們只是接到上級的命令，然後按下毒氣室的開關或者扣動扳機而已。同樣，他們的心中毫無負罪感，因為他們只是在執行命令。

在「米爾格蘭實驗」中，我們看到了人性中最陰暗的一面：在極端情況下，人類所謂的良知居然如此脆弱，甚至不需要透過威脅或者利益誘惑，只需要一道無可置疑的命令，就可以讓許多人放棄對善惡的判斷和對良知底線的堅守。

TOPIC
03

破解囚犯困境

引入重複賽局，化被動爲主動

「囚犯困境」（Prisoner's dilemma），是一九五〇年由美國蘭德公司（RAND Corporation）提出的理論[15]，後來由顧問艾伯特．塔克（Albert Tucker）以囚犯故事加以闡述，並命名為「囚犯困境」。

艾伯特．塔克的故事是這樣的：兩個人因合夥盜竊殺人被捕，警方將他們隔離囚禁，並給他們三個選擇：

1. 如果兩個人都沉默，各判刑一年。
2. 如果兩個人都認罪，各判八年。
3. 如果兩個人中一個認罪而另一個沉默，認罪的會被釋放，沉默的判刑十年。

於是，每個囚犯都面臨兩種選擇：認罪或沉默。

很顯然，最有利的選擇是兩個人都沉默，各判一年。但由於兩個人處於隔離狀態，不知道同夥會選擇什麼策略，但是，從基本的人性出發，他們肯定會認為自己的同夥必然選擇對自己最有利的策略：認罪。既然同夥被默認為認罪了，那麼，自己沉默就會被判十年，太虧了。於是，自己也就會選擇認罪——最壞也就判八年，運氣好的話還能被提前釋放。

這樣一來，為了防止最糟糕的情況出現（同夥認罪，自己沉默），兩個人只能放棄最佳策略（同時沉默），而選擇了一個相對糟糕的策略（同時認罪）。

「囚犯困境」就是這樣最大限度地衡量著人性。在這場賽局中，唯一可能達到的雙方最佳方案，就是雙方同時放棄最佳策略。

15 編註

理論最初是由當時任職於蘭德公司的梅里爾．佛拉德（Merrill Flood）和梅爾文．德萊歇（Melvin Dresher）擬定。蘭德公司是美國的一所智庫，其成立之初，主要是為美國軍方提供調研和情報分析服務。後來組織逐步擴展，開始為其他政府以及盈利性團體提供服務。雖名稱冠有「公司」（Corporation），但實際上是登記為非營利組織。

在這個困境賽局中，每個人都自私地尋求個人最大效益，但是，因為相信其他人也都會自私地尋求個人最大效益，反而因此兩敗俱傷。

那麼，有沒有什麼辦法能破解「囚犯困境」，讓人在這種深陷弱勢的環境中占據主導權呢？

英國廣播公司BBC有個著名電視節目《金球》（*Golden Balls*），節目開始有四名選手參加，然後淘汰到只剩下兩名選手來角逐一筆巨額獎金。角逐環節是這樣的：主持人給每個人兩個球，其中一個寫著「平分」，另一個寫著「偷走」，兩名選手需要從中選擇一個球。

根據兩個人的選擇，會出現三種情況：

1. 兩個人都選擇了「平分」，那就兩個人平分全部大獎。
2. 如果一個人選擇「平分」而另一個人選擇「偷走」，那麼選擇「偷走」的人拿走全部獎金，選擇「平分」的人出局。
3. 如果兩個人都選擇了「偷走」，那麼兩個人同時出局，一分錢都拿不到。

在做出各自的選擇前，兩個人可以互相商量，但是最後選擇的時候必須單獨選擇。

這是一個典型的囚犯賽局遊戲，相當於兩個人被捕前串供，但審訊時仍然隔離囚禁——在這個規則下，常常出現這樣的情況：其中的一人信誓旦旦地保證說自己一定會選擇「平分」，同時讓對方也選擇「平分」，這樣兩個人可以平分獎金。但事實上，最後要麼就是他選擇了「偷走」，真的偷走了全部獎金，要麼就是兩個人都選了「偷走」，最後全部出局。

這個節目將囚犯困境玩到了極致，一度沒有任何選手能夠成功擺脫這種困境。後來，一個叫尼克·凱瑞甘的選手成功打破了這種困境。

那期節目，殺入最後角逐的是尼克·凱瑞甘和亞伯拉罕·海森。當時，海森和以往幾期的選手一樣，向凱瑞甘保證自己一定會選擇「平分」，並懇請凱瑞甘也選擇「平分」。但沒想到的是，凱瑞甘卻態度強硬地向海森表示，自己一定會選擇「偷走」，但他同時表示，只要讓他拿走全部獎金，他會在節目結束後再和海森平分這筆錢。

這種前所未有的情況讓主持人和現場觀眾大跌眼鏡，海森更是氣得直罵凱瑞甘「無恥」，但凱瑞甘絲毫不肯讓步。

這樣一來，海森就只剩下兩種選擇了：選擇「偷走」，兩個人都拿不到錢；選擇

「平分」，凱瑞甘拿走全部獎金，但是有可能會在節目結束後跟自己平分。在這種情況下，海森只能選擇「平分」，至少還有可能拿到一半獎金（如果凱瑞甘守信用的話）。

結果出人意料。海森選擇了「平分」，而凱瑞甘並沒有像他之前強硬宣稱的那樣選擇「偷走」，他同樣選擇了「平分」。最後，兩個人平分了獎金，終於打破了節目組設下的這個人性困局。

「囚犯困境」，其實是利用了人性中的極度自私，在單次賽局中逼得人不得不放棄最佳解而去追求避免最壞情況發生的次佳解。而它的破解之道也很簡單，就是引入重複賽局，簡單地說，就是這次賽局結束後，賽局雙方還將繼續發生別的關係。

最典型的例子，就是黑社會集團的報復。回到「囚犯困境」最初的情景，試想，如果兩個罪犯背後還有個制度森嚴的犯罪組織，並且兩個罪犯都知道，如果自己供出了同夥將遭到嚴厲的報復（二次賽局），那麼，即便是在「囚犯困境」之下，他也會義無反顧地選擇沉默。

同樣的道理，在《金球》節目中，凱瑞甘向海森承諾節目結束後平分獎金，也等於是將一個單次賽局變成了重複賽局，從而使囚犯困境失去了作用。

TOPIC 04

智豬賽局

多勞多得，少勞也不少得

「智豬賽局」（Boxed pigs game）是賽局理論經濟學中的一個重要概念，由美國著名數學家約翰．奈許（John Forbes Nash）在一九五〇年提出。他假設有一個豬圈，一頭是豬食槽，另一頭則安裝著控制豬食供應的按鈕，踩一下按鈕會有十份的豬食進槽。豬圈裡有大小兩頭豬，大豬最多能吃九份豬食，小豬最多能吃四份。同時，任何一頭豬跑去踩按鈕，都要吃兩份豬食才能彌補體能消耗。

現在，問題來了：誰去踩按鈕？如果小豬去踩按鈕，大豬就會先吃掉九份豬食，只給小豬留下一份；如果大豬去踩按鈕，小豬就會先吃掉四份，給大豬留下六份。

那麼，對於大豬來說，牠有兩個選擇：先去踩按鈕，然後吃六份，或者等小豬踩按鈕，自己吃九份；小豬也有兩個選擇：等大豬踩按鈕，自己吃四份，或者自己踩按鈕，然後吃一份。

但是，由於踩按鈕這個動作本身要消耗掉兩份豬食的體能，所以，對小豬來說，後一個選擇是絕不可能存在的——花兩份豬食的體能卻只能吃倒一份豬食，牠會被餓死。因此，對小豬來說，只剩下一個選擇：不去踩按鈕。那麼，對大豬來說，也只剩下了一個選擇：先去踩按鈕，讓小豬先吃四份，自己吃剩下的六份。

看上去，這是一道雙選題，其實是道單選題，大豬小豬的鬥智，最後以小豬不參與競爭，大豬參與競爭，大豬小豬都吃飽喝足而告終。

「智豬賽局」給我們的啟示是，作為競爭中的弱者（小豬）應該講究競爭策略（選擇等待），看準時機以逸待勞。因為企業競爭也是同樣的道理：大企業是競爭中的強者（大豬），小企業是競爭中的弱者（小豬）。在殘酷的企業競爭中，小企業要想生存，就得像「智豬賽局」中的小豬一樣，學會等待。這種「小豬躺著大豬跑」的現象在經濟學上有一個更加形象的名字，叫「搭便車」。

與此相關的「搭便車問題」（Free-rider problem）是由美國經濟學家曼瑟爾．奧爾森

（Mancur Lloyd Olson）提出的，其基本含義是像小豬一樣不付成本而坐享他人之利，典型例子便是所謂的「市場跟隨者」，當某個大企業花了數額巨大的投資探索出某種商業模式後，很快就會有一些小的廠商模仿跟進，像小豬一樣搭便車，既省去了前期研發投入，又享受了大公司開拓出來的成熟市場。商業史上，這種大豬栽樹、小豬乘涼的案例數不勝數，如：IBM開發了個人電腦市場，卻被蘋果的圖形化作業系統掠奪；網景炒熟了流覽器，卻被微軟的捆綁戰略蓋過。而蘋果和微軟，現在也成了大豬，他們開拓出來了智慧手機和應用系統市場，同樣被無數小豬跟隨著。

但是先驅者又不能不栽樹，就像故事中的大豬一樣，踩按鈕吃冷飯，不踩按鈕就只能餓死了。而且像蘋果、微軟這種後來居上的畢竟只是少數，絕大多數時候，雖然擋不住小豬不勞而獲，但大豬依然是多勞多得的。

在「智豬賽局」的影響下，大豬要防止被小豬多吃多占，盡可能地讓自己多勞多得，唯一的辦法就是占據先發優勢，在小豬還沒來得及做出反應之前，就迅速占據市場的壟斷地位。

洛克斐勒集團壟斷美國石油業的過程，便是對「智豬賽局」的一個有力抗擊。

十九世紀末，受經濟危機的影響，美國鐵路貨車總裝運量不斷下降，這時，同樣陷入石油業惡性競爭危機的洛克斐勒提出了一個方案，號召各大鐵路公司與主要煉油商們聯合起來，共同解決石油的流通問題。為此，洛克斐勒組建了南方改良公司。該公司的合作商可以享受每桶油二十四美分的優惠價格，而非成員的運費則要高出不少。

洛克斐勒先下手為強，聯合了各大鐵路公司，這樣一來，他的對手們只有兩個選擇：要麼成為美孚石油公司的附庸，要麼最後在運費折扣制的壓力下破產倒閉。結果，五年之後，洛克斐勒領導的美孚石油公司成功地壟斷了全美九十五％的石油生產量。

我們常說「後發優勢」，這便是「智豬賽局」的強烈體現。而同時我們也常常說「先發制人」，先發的目的就是讓小豬搭便車的收益降至最小。而洛克菲勒選擇主動做「大豬」，以雷霆手段迅速實現了市場壟斷，正是將大豬的利益最大化的體現。

因此，即便有「智豬賽局」，即大豬多勞多得，而小豬少勞卻未必會少得的現象的存在，但到底大豬和小豬之間的利益怎麼分配，歸根結底還是得看雙方的實力賽局。

TOPIC 05

懦夫賽局

最壞的結果是兩敗俱傷

「懦夫賽局」（Chicken game）或者說「膽小鬼賽局」[16]也是賽局論中一個經典的策略理論。在鬥雞場上，兩隻好戰的公雞展開大戰。這時，每隻公雞都有兩個行動選擇：一是退下來，二是進攻。如果一方退下來，而對方沒有退下來，對方獲得勝利，這隻公雞很丟面子；如果對方也退下來，雙方則打了個平手；如果自己沒退下來，而對方退

16 審訂註
Chicken game 的由來是一種危險的遊戲，遊戲中兩名車手相對驅車而行。若兩人拒絕轉彎，任由兩車相撞，最終兩人都會死於車禍；若有一方轉彎，而另一方沒有，那麼轉彎的一方會被恥笑為「膽小鬼」（chicken），另一方勝出，因此這個賽局模型在英文中稱為「The Game of Chicken」（懦夫遊戲），此術語在政治學和經濟學中被普遍使用。

下來，自己勝利，對方則失敗；如果兩隻公雞都前進，則兩敗俱傷。因此，對每隻公雞來說，最好的結果是對方退下來而自己不退，最壞的結果是對方沒有退下來而自己先退了，而中間值的結果，就是雙方各退一步。顯然，最壞的結果是很難接受的，而最好的結果是很難實現的（因為這是對方都很難接受的最壞結果）。

那麼，事實上，就只剩下兩種策略可以選擇：雙方互不相讓，兩敗俱傷，或者雙方各退一步，海闊天空。

現實生活中，競爭雙方都明白，兩虎相爭，必有一傷，但往往又過於自負，覺得自己的勝算大而不甘心後退，尤其是對於表面上占據優勢的一方，往往不決出勝負不甘休。

那麼，最終的結果即便不是兩敗俱傷，也是「殺敵一千，自損八百」。這個時候，如果能有一方先撤退，最終，獲利的將是雙方，特別是占據優勢的一方。如果具有這種以退為進的智慧，提供給對方轉圜的餘地，反而會給自己帶來勝利，使兩敗俱傷變成雙贏。

第二次世界大戰結束後，日本石橋公司位於京橋的總部大樓廢墟上出現了一大片違章建築，它們都是當年「東京大轟炸」後無家可歸的人們建造的。石橋公司準備重建計畫時，律師提出，必須及早下令禁止修建房屋，並拆除違章建築，否則後果不堪設想。

但這些違章建築的主人都是在大轟炸中失去家園的無家可歸者，如果強行拆除，必然會招致他們的堅決反對，甚至可能會引發騷亂。雖然石橋公司有信心在政府的支持下最終壓制住騷亂，但依然沒有選擇這種硬碰硬的策略，而是派出高級主管來到現場和那些違建戶談話，對他們說：「你們的遭遇實在值得同情，那麼，你們就暫時住在這裡，先多賺點錢，等公司要改建大廈時，再搬到別的地方去吧。」

這些違建戶本來已經做好了對抗工程隊的準備，下定決心玉石俱焚，卻沒想到石橋公司如此體貼他們的難處，這使那些違建戶十分感動。因此，數年後，當石橋大廈籌備完畢開工建設時，這些人不僅沒有抱怨，還心懷感激地遷居到別的地方去了。一場對抗就這樣在無形中消弭了。

現實中，我們常會見到這樣的事，雙方爭鬥，各不相讓，小事變為大事，大事轉為禍事，最終導致問題不能解決，落得個兩敗俱傷的結局。其實，如果採取較為溫和的處理方法，先退一步，待時機成熟，再採取適當的措施以達到自己的目的，那麼結局就可能會好得多。可見，退卻有時是進攻的第一步，以退為進，由低到高，才是最穩妥的制勝之道。

無論是做人還是做事，都需要有進有退，有所為有所不為。在很多時候，必要的退讓可以換來更大的利益，而一味地咄咄逼人，卻有可能陷入「懦夫賽局」，落得兩敗俱傷的結局。

TOPIC 06

槍手賽局

決勝負不一定要靠實力

有三個快槍手，他們之間的仇恨到了不可調和的地步，於是相約決鬥。

這三個人中，槍手甲槍法最好，十發八中；槍手乙槍法平平，十發六中；槍手丙槍法拙劣，十發四中。現在，問題來了：如果這三個人同時開槍，並且每人只准開一槍，那麼，誰活下來的機率大一些？

不忙著下結論，我們可以先考慮一下這三個快槍手的最佳策略：

對於槍手甲來說，最佳策略當然是優先幹掉槍法僅次於自己的槍手乙。

對於槍手乙來說，如果先對付槍手丙，那麼，他必然先被槍手甲幹掉了，所以，槍手乙的優先目標只能是對自己威脅最大的槍手甲——只有幹掉槍手甲，他才能從容地對付槍手丙。

對於槍手丙來說，他的最佳策略也是先幹掉槍手甲，畢竟，槍手甲的威脅要比槍手乙大。

由此可見，在這個對決中，最先死的將是槍法最好的槍手甲，而槍法最差的槍手丙反而活下來的機率最大。

這就是著名的「槍手賽局」。在槍手甲、槍手乙、槍手丙都知道對手的槍法水準的情況下，一輪槍手對決的勝負率居然和槍法好壞不成正比——槍法最差的槍手丙活下來的機率最大。

從中不難看出，在一輪多方對決中，能否獲勝不單純取決於參與者的實力。槍手丙和槍手乙，實質上構成了一種聯盟關係，只有聯手把甲幹掉，乙、丙二人才會有一線生機。其中的道理很容易理解，就是要優先考慮對付最大的威脅，正是這個威脅為他們找到了共同利益，即聯手打倒這個人，他們的生存機率才會增大。

與競爭對手合作，從而在多人賽局中以弱勝強，這是在商業競爭中被多次用到的策略。一個非常明顯的例子就是百事可樂和可口可樂這兩家公司之間的賽局。在飲料消費市場上，它們是水火不相容的對手，雙方之間的激烈競爭一刻也沒有停止過，一旦某一方出現重大變故，另一方立刻趁火打劫蠶食對方的市場份額。但是很奇怪，儘管這麼多年來兩家公司都賺了個盆滿缽滿，但在這個市場上從來沒有第三者異軍突起。

這是因為，在整個飲料市場上，可口可樂和百事可樂兩大巨頭實際上一直在進行著一種類似於槍手乙和槍手丙之間的攻守同盟，從而形成了一種有合作的競爭關係。只要有企業想進入碳酸飲料市場，它們就會展開一場心照不宣的攻勢，讓挑戰者知難而退，或者一敗塗地。可以說，兩大巨頭相互之間衝突迭起，卻從未拼到魚死網破的境地。而兩大巨頭真正防備的對手，卻始終是那個還未出現的槍手甲。

因此，在多方對決中，一決生死並非唯一的解決之道。並且，克敵制勝的因素也絕非僅限於實力。懂得合作，尤其是懂得在對比實力後找到潛在的合作盟友，有時才是真正的制勝之道。

本章總複習

- **路西法效應**：世上沒有絕對的善人，也沒有絕對的惡人，別以為自己面對的是個「好人」就疏於防備。
- **米爾格蘭實驗**：面對權威者下達的命令，人們往往會容易屈服，放棄對善惡的判斷，作出違背良心的事情。
- **破解囚犯困境**：破解「囚犯困境」的方法，就是引入「重複賽局」，也就是說，讓這次賽局結束後，賽局雙方還會繼續發生別的關係。
- **智豬賽局**：若能善用賽局規則，學會「搭便車」技巧，即便弱者也能夠以逸待勞，坐享他人之利。
- **懦夫賽局**：以退為進，給他人轉圜的餘地，有時反而會給自己帶來更多利益，使兩敗俱傷變成雙贏。
- **槍手賽局**：在多方對決中，一決生死並非唯一的解決之道。聯手打倒最強威脅，自己的生存機率才會增加。

CHAPTER 9

互惠原則

如何讓他人對自己
言聽計從

TOPIC 01

互惠原則

說服力不是說出來的，而是做出來的

康乃爾大學教授丹尼斯．雷根（Dennis Regan）曾做過一個有趣的實驗。

首先，雷根教授邀請了一些志願者進行所謂的「藝術欣賞」，也就是給一些畫評分。雷根的助手喬也混了進去，並且和每位志願者都搭訕、套關係。

在一部分志願者評分的過程中，喬會暫時離開幾分鐘，然後帶兩瓶可樂回來。他把一瓶可樂遞給其中的一位志願者，另一瓶留給自己，同時對志願者說：「我剛才問主持人能否買瓶可樂回來，他說可以，所以我也給你帶了一瓶。」

而在另一部分志願者評分的時候，喬則什麼都沒做。

等每位志願者都給畫打完分之後，主持實驗的人暫時離開了房間。這時，喬就上前對志願者們聲稱，他在銷售一種新彩票，如果他賣掉的彩票最多，公司就會獎勵他五十美元獎金。喬請志願者們幫他一個忙，買幾張彩票。

其實，這才是實驗的真正目的：比較兩種情況下受試者從喬那裡購買的彩票數量。最後的實驗結果表明，喬送了可樂的那組志願者購買的彩票數量遠遠多於沒有被贈送可樂的那一組。

由此，雷根教授提出了一個著名的「互惠原則」（Principle of reciprocity）。他認為，小恩小惠會給人造成「負債感」，這種「負債感」會使人們更輕易地接受在平時可能會拒絕的要求。

更有趣的是，雷根教授在實驗結束前，還讓志願者填寫了一份表格，用來分析志願者對喬的喜愛程度。事實證明，沒有收到喬的可樂的那一組，他們購買彩票的意願和對喬的喜愛程度是成正比的。但是，接受了可樂的那一組中，情況則相反。換句話說，不管喜不喜歡喬，這一組志願者都表現出了強烈的購買彩票的意願。

在我們一般的認知中，我們更願意答應朋友以及喜愛的人的要求，但是，「互惠原則」否定了這個常識。

雷根教授的互惠實驗表明，當人們由於接受他人的小恩小惠而產生「負債感」之後，就會產生強烈的「我必須也為他做點什麼」的償還心理，哪怕是對自己並不喜歡的人也是如此。

這種受到恩惠後必須想辦法償還的「互惠心理」，來源於人類社會形成早期的本能。考古學家理察・李奇（Richard Leakey）就曾在研究中指出，人類之所以成為人類，正是因為這種互惠系統，讓「我們的祖先在一個公平的償還網路中分享他們的食物和技能」。

正是這種本能，讓我們一旦受惠於人，就會有一種壓力，讓人迫不及待地想要卸下，這時，我們就會痛痛快快地給出比我們的所得要多得多的回報，以使自己能早點得到心理重壓下的解脫。

正是因為互惠是一種本能，所以，它根本不受個人喜好的左右，這也是「互惠原則」最強大的地方：即使只是一個陌生人，或者是讓對方很不喜歡的人，如果先施予對方小小的恩惠然後再提出自己的要求，也會大大減小對方拒絕這個要求的可能。

第一次世界大戰中，協約國和同盟國這兩大軍事集團間陷入了漫長的塹壕戰，雙方都常派出偵察兵穿越交戰區前往對方的塹壕進行偵察。

一次，德軍偵察兵漢斯很熟練地潛入了英法聯軍的戰壕中，一個落單的英國士兵正在吃東西，突然看到了全副武裝的漢斯。此時，他毫無戒備，大腦中一片空白，只是本能地把一片麵包遞給了漢斯。漢斯也正好處於高度緊張中，面對英軍士兵突然遞過來的麵包，他居然也本能地接了過去——然後，兩個人才意識到，這是在生死存亡的戰場上，而自己面對的是兇殘的敵人。

英國士兵反應過來後拋下了麵包，沒來得及舉起槍就被漢斯繳械了。沒想到的是，漢斯卻沒有把他綁回陣地，而是轉身走了——他放過了這個英國士兵，因為漢斯已經不知不覺地受到了「互惠原則」的左右。既然接了對方的麵包，哪怕是敵人，也必須做出報答。

這就是互惠的力量——想要有求於人，就先給予對方恩惠。只要對方接受了，那麼，接下來的說服就不用再花太大的力氣了。

TOPIC 02

承諾一致性原理

讓對方自己說服自己

心理學家湯瑪斯·莫里亞蒂在賭馬的賭徒身上發現了一個有趣的現象：一旦某個賭徒對自己選中的馬下了賭注，他立刻就會對這匹馬信心大增，並堅信這匹馬一定是所有馬中最好的。於是，莫里亞蒂認為，一旦人們做出某種決定，或者選擇了某種立場，就會強迫自己採取某種行為，以證明他們之前的行為的正確性。

為此，莫里亞蒂特地設計了一個實驗：他在海灘上隨機找了二十名遊客，然後，派一名研究人員偽裝成小偷，逐個在所選遊客面前偷走另一個正在睡覺的遊客的錢包（當然，這個遊客也是研究人員假扮的）。在整個實驗過程中，這二十名遊客中，只有四個人挺身而出，制止了偷竊行為。

隨後，莫里亞蒂更改了實驗流程，讓假扮受害遊客的研究員在入睡前簡單地要求受試者幫忙照看下錢包，在得到受試者的承諾後，「小偷」這才登場。這一次，在二十個受試者中，有十九個人挺身而出，喝止了「小偷」的盜竊行為。

據此，莫里亞蒂認為，當你決定（或承諾）了一件事情之後，你接下來的行為就會不自覺地按照原先的承諾來進行——這就是「承諾一致性原理」（Commitment and consistency）。

承諾一致性現象的主要誘因並不是人類的心理本能，而是某種社會心理規範。在通常的價值觀中，如果一個人不能堅持自己的觀點，就會被人們認為是兩面三刀、表裡不一。因此，一旦我們做出了某種承諾，就會執著於之前的承諾——因為這是一種簡單而機械的應對社會生活的捷徑。

簡單地說，就是哪怕我們明知自己錯了，也絕不願意承認。

在日常生活中，「承諾一致性原理」常被以說服人為職業的人利用。他們首先引誘我們採取某種行動或者對某事表態，然後，再利用我們要與過去保持一致的壓力來迫使我們屈從於他們的要求。

在美國，《大英百科全書》的業務員就會經常用到這種心理法則。

不同於其他套書，《大英百科全書》是以直銷模式銷售的，也就是說，透過業務員直接上門銷售的方式售賣。但是，為了避免某些衝動型消費帶來的不良影響，銷售公司規定：客戶在買下這套書之後，擁有十五天的「猶豫期」，在這個期限內，顧客可以申請無條件退貨。

通常情況下，在「猶豫期」的退貨率會高達七十％——因為業務員離開後，那些衝動的客戶往往會冷靜下來，然後發現這套規模龐大的圖書對自己來說並沒有什麼用處。然而，有一些業務員的退貨率卻只有二十五％。

是什麼原因使他們能夠說服客戶不退貨呢？原因在於，他們不光說服顧客購買，同時，還會讓客戶自己來說服自己。

這些業務員在顧客掏錢買書之前，會當面連續詢問顧客三個問題：

「你確定你要買這本書嗎？」

「你確定你的購買行為是基於理性的嗎？」

「你確定你不會後悔嗎？」

而且，他們會把這三個問題問兩次，直到客戶連續兩次回答「確定」之後，他們才會完成交易。最後，所有做出過承諾的客戶的退貨率都非常低。

這些業務員用的方法就是基於「承諾一致性原理」。他們只是讓顧客自己做出承諾，然後，顧客就會自己說服自己，給自己尋找一大堆需要《大英百科全書》的理由——因為顧客必須讓自己的行為跟承諾保持一致。

沒有人願意向別人證明自己是錯的，所以，當你做出承諾的時候，你會採取各種措施來兌現你的承諾。例如，當你當著許多人的面承諾要戒菸的時候，你知道所有人都在看著你，你不願意在別人面前陷入「言而無信」的境地，這個時候，你會爆發出強大的意志力，它會支撐你的戒菸行為。哪怕你的菸癮發作起來十分痛苦，你也會努力控制自己不違背當初的承諾。相反，如果你只是私底下說要戒菸，那麼，你的戒菸行動十有八九會失敗——因為你沒有對他人做出承諾，所以你也不需要去堅守什麼。

可見，最好的說服技巧並不是說服的過程本身，能夠想辦法引誘對方做出承諾，讓對方自己說服自己，這才是真正的說服術。

TOPIC 03

登門效應

步步爲營，走進對方內心

「登門效應」（Foot in the door effect）是指一個人一旦接受了他人的一個微不足道的要求，為了避免認知上的不協調，或是想給他人留下前後一致的印象，就有可能接受對方更高的要求。這種現象，猶如登門檻時要一級臺階一級臺階地登，這樣能更容易、更順利地登上高處。

這個效應是美國社會心理學家喬納森．弗里德曼（Johnathan Freedman）與史考特．傅雷澤（Scott Fraser）在一九六六年做的「無壓力的屈從——登門檻技術」的現場實驗中提出的。

實驗過程是這樣的：

首先，研究人員會隨機登門拜訪一組家庭主婦，請求她們幫一個小忙：在一個呼籲安全駕駛的請願書上簽名。這是社會公益事件，而且需要做的只是簽個字而已，於是，除了少數人以「我很忙」為藉口拒絕了這個要求之外，絕大部分家庭主婦都很樂意在請願書上簽上自己的名字。

兩週後，弗里德曼又派出另一名研究人員，再次挨家挨戶地去訪問那些家庭主婦。不過，這次的拜訪對象，除了上次被要求簽名的那些家庭主婦之外，又另外隨機選取了一組與上一階段試驗毫不相關的人。

這一次，研究人員提出的要求是，請求那些家庭主婦把一塊呼籲安全駕駛的大招牌豎立在她們各自院子的草坪上。這個招牌又大又醜，與周圍環境極不協調。按照一般的經驗，這個有點過分的要求很可能被這些家庭主婦拒絕。

果然，在第二組（未參與第一階段實驗的）家庭主婦中，高達八十三％的人拒絕了這個要求。但是，在第一組家庭主婦（參與第一階段實驗並在當時的請願書上簽了字）中，只有四十五％的人拒絕了，遠遠低於第一組。

對此，心理學家的解釋是，人們都希望給別人留下前後一致的好印象，為了保證這種印象的一致性，人們有時會做一些理論上難以解釋的行為。例如，在弗里德曼的實驗中，答應了第一個請求（在請願書上簽名）的家庭主婦為了保持自己「關心交通安全」的形象，才會進一步同意在自家院子裡豎一塊粗笨難看的招牌。

「登門效應」可以說是對承諾一致性原理的進一步運用，但是做出了更進一步的推論：一個人接受了他人的一個小要求之後，如果他人在此基礎上提出一個更高一點的要求，那麼，在承諾一致性原理的影響下，他就會傾向於接受更高的要求。

在現實生活中，登門效應的運用十分廣泛。因為當我們對別人提出一個微不足道的要求時，對方往往很難拒絕，否則會顯得不近人情。而一旦接受了這個要求，就彷彿跨進了一道門檻，向他們提出一個更高的要求時，這個要求就和前一個要求構成了順承關係，讓這些人容易順理成章地進一步接受。

一個比較典型的例子是，在許多服裝店銷售員的推銷話術中，都要求銷售員在顧客登門的第一時間內不是介紹衣服，而是邀請顧客試穿一下衣服。很多顧客會想，自己並不一定要買，既然銷售員主動邀請自己試穿，那麼，試一下無所謂。

可是，一旦顧客這樣想了，那他可就落入了登門效應的「圈套」了。因為從顧客答應銷售員的第一個要求開始，顧客就需要花費更大的力氣才能拒絕下一個要求了。而隨著推銷活動的推進，顧客可能最後就會買下這件自己本來並不打算購買的衣服。

不僅僅是銷售員，我們在日常生活中也常常會在有意無意中大量應用「登門效應」。例如，男孩在追求自己心儀的女孩時，不是「一步到位」地提出要與對方共度一生，而是先提出一起看電影、吃飯、遊玩等小要求，然後一步步地達到結成親密伴侶的目的。

「登門效應」給我們最大的啟示是，在人際交往中，當我們要提出一個比較高的要求時，最好的方法是先提出一個小要求。另外，我們自己在做事情的時候，也可以把一個大的、較難實現的目標分解成一些小的、容易實現的階段性目標，透過這些小目標的逐步達成，最終實現大的目標。這其實也是「登門效應」的一種應用。

TOPIC
04

門面效應

用不可能完成的任務給對手下套

人類的心理充滿了玄妙，有時候兩種截然不同的方法，居然能夠用來實現同一個目標。「登門效應」是透過小要求最終讓對方答應更高的要求，而社會心理學中還有一個「門面效應」（Door in the face effect），則與之正好相反。它是指先提出很高的要求，接著提出較小的要求；對方拒絕你更高的要求的同時，面對你再次提出的那個小的要求，就會更傾向於接受。

就像我們原先打算在一座悶熱的房屋裡開個天窗，必然會招來一部分人的反對。但是，如果我們先要求掀掉屋頂，等反對者張惶失措的時候，再提出保留屋頂只開個天窗，那麼，提議被接受的機率就大大增加了——「門面效應」於是又被稱為「拆屋效應」。

「門面效應」其實是兩種心理學現象的綜合利用，首先是一種補償心理。對於任何人來說，拒絕所帶來的心理壓力都是遠遠高於贊同的，所以，拒絕別人並不是一件很容易的事情，也會讓人們產生負疚的心理。這時候，人們通常希望再做一件小的、容易的事來平衡內疚心理，這就是所謂的「補償心理」，即透過同意第二個較小的要求，來彌補拒絕第一個大要求時的負罪感。

而「拆屋效應」能夠起作用的另一個重要原因，則可以連結到「定錨效應」。以「拆屋」這個故事為例，當我們首先提出「掀屋頂」的時候，等於在對方潛意識裡種下了一個錨點，那就是掀屋頂是絕不能忍受的底線。那麼，當第二次提出只開一個天窗的時候，等於就是高於這個底線了，也就有了商量的餘地。但是，其實自始至終所謂的底線也不過是實現一個高一點的錨點而已。因為這個錨點提高了對方的底線和忍耐度，所以，對方也就更容易接受一個平常不會接受的要求。

美國的亞利桑那州立大學心理學教授羅伯特．席爾迪尼（Robert Cialdini）曾做過這樣一個實驗：他首先假扮成青年諮詢計畫部門的工作人員，在大學校園裡宣稱自己發起了一項活動——招募大學生志願者陪一群年齡各異的少年犯去參觀動物園，而且也沒有任何報酬。然後，席爾迪尼逐一詢問大學生們是否有興趣參加這個活動。這種毫無吸引力的活動自然響應者寥寥，八十三%的被詢問對象都拒絕了這個要求。

接著，席爾迪尼又去了另一所大學，但這次他更改了策略，號稱自己發起的活動是招募心理諮詢志願者——在至少兩年的時間裡，志願者需要每週花兩個小時的時間為少年犯們提供諮詢服務。當然，所有人都拒絕參加這種活動。

然後，席爾迪尼又提出一項活動：陪少年犯逛一天動物園。這一次，由於參觀動物園的要求是以讓步的形式提出來的，於是成功率明顯地提高了——有四十六%的大學生同意參加這個活動。

席爾迪尼的這一實驗，便是對「門面效應」的完美詮釋。由於為少年犯提供心理輔導本身是一個非常有價值的社會公益項目，對於大學生來說，拒絕參加便意味著拒絕自己的社會責任，因此，儘管從理性上他們不願意參加這種活動，但心理上的負疚感和不安卻無法避免。

與此同時，這個要求還在大學生的心裡種下了一個錨點，讓他們覺得：「只要不用在那些少年犯身上花兩年的時間，其他的事情都不是那麼難以接受的。」於是，在這兩種心理的驅使下，讓他們同意陪少年犯逛動物園也就不再是什麼難事了。

「門面效應」在生活中的應用非常廣泛，但它也是一把雙刃劍。對其善加利用可以使溝通、交流事半功倍；但使用不當就會變成道德綁架，那時候即使對方出於「補償心理」同意了不合理的要求，心理上的反感也是無法避免的。

TOPIC 05

禁果效應

越「禁」越「誘惑」

蘇聯心理學家普拉圖諾夫寫過一本《趣味心理學》，在書的前言中，他特意提示讀者請勿先閱讀第八章第五節。然而，有趣的是，事實上，絕大多數讀者採取了與作者的告誡相反的行動——先翻閱了第八章第五節。普拉圖諾夫會在書中開這個小小的玩笑，正是為了闡釋心理學上的一個有趣的現象——「禁果效應」（Forbidden fruit effect）。

越是禁果就越是甜美，就如同越希望掩蓋某個資訊不讓別人知道，人們就越是想透過各種管道瞭解它；越是禁止某件事情，就越是有人不計一切後果地去突破禁令——這種由於單方面的禁止和掩飾而造成的事與願違的現象，在心理學上就叫作「禁果效應」。

在莎士比亞的戲劇《羅密歐與茱麗葉》中，來自蒙特鳩家族的羅密歐與來自卡帕萊特家族的茱麗葉一見鍾情，但是，由於這兩大家族是世仇，所以他們的愛情受到了家族高層的堅決反對，這兩個年輕人沒有辦法在一起，最後雙雙殉情。

這是一個非常動人的故事，但是，心理學家卻從中看出了一個問題：兩個才認識的年輕人，為什麼會陷入如此激烈的愛情中，使得他們不惜用死亡來反抗家族的干涉？

答案出乎意料：正是這兩大家族的干涉，激起了兩個年輕人的「禁果心理」，使得羅密歐與茱麗葉的愛情更加堅固。這個故事可以說是「禁果效應」的完美注解，所以，「禁果效應」又被稱為「羅密歐與茱麗葉效應」。

「禁果效應」的心理學基礎是兩種心理：一個是逆反心理，另一個是好奇心——人們傾向於對自己不瞭解的事物產生好奇，而逆反心理則基於人們掙脫束縛、追求自由的基因。這兩種心理都是人類與生俱來的本能。因此，面對被禁的事物，人們首先會產生好奇：這種事物為什麼被禁？它是否真的會對我們產生危害？如果這種好奇得不到滿足，人們就傾向於叛逆，也就是親自嘗一嘗「禁果」的滋味。

除此之外，「禁果效應」還會帶來另一個副作用：禁止行為本身也會使很多原先對此並不感興趣的人產生逆反心理和好奇心，紛紛嘗試去品嘗「禁果」。這種例子在生活中比比皆是，例如，歐洲歷史上很長一段時間內把王爾德、勞倫斯、薩特等人的作品列為禁書，結果非但沒有使這些人的作品銷聲匿跡，反而使他們名聲大噪。連許多原本並不瞭解這些作者的人，也開始偷偷摸摸地傳播這類手抄本，而且，當局禁止手段越嚴厲，這些書在民間越受追捧。可見，很多時候，禁止是起不到任何作用的，反而會事與願違。既然如此，與其堵塞不如疏導，對於那些無法禁止的和沒有太大必要禁止的事情，取消禁令說不定能帶來意外的成效。比如，在美國憲政史上寫下濃墨重彩一筆的「德克薩斯州訴詹森案」（Texas v. Johnson）就非常能說明這一觀點。

一九八四年八月，為了抗議共和黨偏袒大企業的政策，格里高利・李・詹森（Gregory Lee Johnson）在德克薩斯州達拉斯的政府大樓門口當眾焚燒了美國國旗。

當時有不少旁觀者在場，但面對狂熱亢奮的示威者，他們敢怒不敢言。等到示威者散去後，一位叫丹尼爾・沃克（Daniel E. Walker）的旁觀者才小心翼翼地收拾起被焚國旗的殘片，傷心地把它埋葬在自家後院。隨後，員警逮捕了詹森，並以「褻瀆神聖」的名義判處詹森有期徒刑一年，並處以兩千美元罰款。

詹森不服，便將案子上訴到德克薩斯州的刑事上訴法院。出乎達拉斯地方檢察官的意料，上訴法院不僅推翻了定罪，而且以詹森的行為是一種表達自己觀點的「象徵性言論」為理由，認定他的行為受到《憲法》第一項修正案「言論自由條款」的保護。也就是說，非但詹森焚燒國旗的行為是無罪的，而且，德克薩斯州禁止損壞國旗的州法律也是違憲的！不過，由於德克薩斯州刑事上訴法院無權宣布德克薩斯州州法違憲，於是，案件又被推給了聯邦最高法院。

五年後，聯邦最高法院開庭審理，當時的大法官肯特投下關鍵性的一票，最終判決：詹森無罪。這個判決在當時引起了軒然大波，很多人猜測，這下子美國國旗一定會遭殃了——既然燒國旗無罪，那麼，不知道有多少人想嘗試一把燒國旗的快感。可是，出乎所有人意料的是，此案判決後，美國國內焚燒國旗的事件幾乎絕跡了——如果燒國旗是合法的，那麼，燒它還有什麼意思？

我們很多行為的原始動機都只是一種「禁果效應」，越是打壓，越是會激起逆反心理。相反，若是停止了打壓，採取認可、寬容的態度，人們做這件事的渴望和執著就不會那麼強烈了。由此可見，很多時候，與其一味打壓，不如讓事物自然發展。

本章總複習

- **互惠原則：** 接受他人的恩惠後，我們往往會產生強烈的「負債感」，迫使自己有「我必須也為他做點什麼」的償還心態。
- **承諾一致性原理：** 沒有人願意向別人證明自己是錯的，所以，當做出承諾時，人們通常會採取各種措施來兌現自己的承諾。
- **登門效應：** 一旦接受了他人的微小要求，為了避免認知上的不協調，或是想給對方留下前後一致的印象，就有可能接受更高的要求。
- **門面效應：** 先提出較難要求，接著提出簡單要求；對方拒絕較難要求的同時，會更傾向於接受你原先提出的那個簡單要求。
- **禁果效應：** 單方面的「過度禁止」，反而容易激起逆反心理和好奇心，無助於事情的發展。

CHAPTER 10

范伯倫效應

避開投資、消費中的
種種陷阱

TOPIC 01

范伯倫效應

揭穿價格的定位陷阱

經濟學上有一個眾所周知的概念：薄利多銷。但是，隨著對消費心理學的深入研究，這個顛撲不破的真理受到了挑戰，美國經濟學家托斯丹．邦德．范伯倫（Thorstein Veblen）在他的著作《有閒階級論》（*The Theory of the Leisure Class*）中就提出了一個反其道而行之的理論：商品價格越高，消費者反而越願意購買。這一理論被稱為「范伯倫效應」（Veblen effect）[17]。

從「薄利多銷」到「范伯倫效應」，這其中的一個重要背景，是二十世紀的消費主義崛起。消費者的消費行為不再只是為了獲取直接的物質滿足和享受，而在更大程度上是為了獲得心理上的滿足。

某些商品具有炫耀的效果，如購買高級轎車顯示地位的高貴，收集名畫顯示雅致的愛好等等。這類商品的價格定得越高，需求者反而越願意購買，因為只有商品的高價，才能顯示出購買者的富有和地位。所以，這種消費狀態隨著社會發展有增長的趨勢。

而另一個背景是消費者對價格和品質兩者關係的心理認知。面對琳琅滿目的消費產品，消費者沒有足夠的精力和時間去鑑別同類產品的好壞，這時候，價格就成了一個重要的參考因素。

通常的定價邏輯是，「因為好，所以貴」。但是，到了消費者這一邊，人們普遍的心理就變成了：「因為價格貴，所以肯定好。」在邏輯學上，這是不成立的，因為真命題的逆命題不一定為真，但是在心理學上，這種說法也確實是有說服力的。尤其是在自由競爭市場下，價格既表現了產品的價值，同時也為產品的品質做了背書。

有這樣一個故事：在柬埔寨吳哥窟旅遊景點中有一家玉器店，有一天，老闆讓銷售

17 審訂註
一或稱「炫耀性消費」。

員把兩隻相同的玉鐲標上不同的價格出售，其中一隻標價一百美元，一隻標價八百美元。年輕的銷售員覺得奇怪，就問老闆：「同樣的東西，為什麼一個比另一個貴七百美元？標價八百美元的那一隻能賣出去嗎？」

老闆笑而不答。不一會兒，一群外國遊客走了進來，開始挑選自己喜歡的商品。一位女士拿起那兩隻手鐲，很仔細地比較了一會兒，然後買下了那隻標價八百美元的玉鐲。這時，她的同伴說：「這隻看起來和那隻一百美元的沒什麼區別……」買玉鐲的那位女士立刻打斷了她的質疑：「有區別，這兩隻鐲子的質地不一樣。」

顧客走後，銷售員問老闆：「她為何要買八百美元的那隻？兩隻玉鐲真的質地不一樣嗎？」老闆聽了聳聳肩：「質地完全一樣，唯一不同的只有價格。」

外國遊客普遍對亞洲玉器瞭解程度不深，這時候，價格就成了他們分辨好壞的一個重要指標——雖然這是個錯誤的指標，但依然有很多人會陷入這個陷阱中不能自拔。

在很多場合，價格越貴，人們越瘋狂購買；價格越便宜，反而越銷售不出去。所以，許多經營者瞄準了這種消費心態，不遺餘力地提高價格，以使自己從中牟利。與此同時，消費者面對著琳琅滿目的商品時，也無法逐一進行專業的鑑別，只能盲目地相信「便宜沒好貨」、「一分錢一分貨」。

事實上，在絕大多數情況下，這種長年累月形成的消費常識也確實是沒有問題的，但是有個基本前提，那就是「完全不包含任何品牌附加價值的、完全自由競爭市場」。比如，在買鐲子那個故事中，旅遊景點玉器店的交易行為往往都是一次性的，同時也存在行業壟斷行為，並不是一個完全自由競爭市場，而對於很多奢侈品來說，它們的價格都是在品牌價值和由此產生的公關行銷成本上，「一分錢一分貨」的說法自然也就不存在了。

因此，作為消費者，我們應該關注的是產品本身的品質。對於普通商品，如果我們能夠分辨好壞，那麼，就可以大致相信自己的判斷。但是，如果是較為昂貴的高檔產品，那就需要專業人士陪同購買，把關注點放在產品品質上，堅信品質主導價格，而不是價格彰顯品質，這樣才能有效避免落入「范伯倫效應」的陷阱。

TOPIC 02

季芬悖論

透過價格迷霧看清供需本質

根據普遍的供需原理，商品的需求量和價格成反比，也就是說，價格上調，買家變少，價格下調，買家增多——這也是很多經濟調控手段的主要理論依據。但是一八四五年，愛爾蘭爆發了大災荒，導致馬鈴薯的價格在饑荒中急劇上漲，然而，愛爾蘭農民對馬鈴薯的消費需求量非但沒有下降，反而跟著持續上升了！

英國經濟學家羅伯特．季芬（Robert Giffen）觀察到了這種與需求原理不一致的現象，於是，這種現象也就被經濟學界稱為「季芬悖論」（Giffen's paradox），而具有這種特點的商品被稱為「季芬財」（Giffen good）。

其實，「季芬悖論」的背後，是一種極為樸素的消費行為學原理——追漲殺跌。

愛爾蘭馬鈴薯的「季芬現象」出現的原因就在於此，在饑荒這樣的特殊時期，麵包、肉類、馬鈴薯的價格都上漲了，但人們的收入大大減少，更買不起麵包、肉類，於是，相對便宜的馬鈴薯便成為人們的首選。如此一來，對馬鈴薯的需求反而增加，使得馬鈴薯的價格增長比其他食品的價格增長更快。反過來，馬鈴薯的價格進一步上漲，又逼得民眾不得不盡早購入更多馬鈴薯，從而產生惡性循環。

「季芬悖論」在許多商品上都存在，比如樓市和股市。

二十世紀八〇年代後，日本、東南亞和美國東北部製造業城市都經歷了房地產崩盤的慘劇。在房價暴跌的過程中，出現了「房價越跌越沒人買房」的現象，反倒是崩盤之前的房地產熱潮中，房價飆升，買房的人卻絡繹不絕。

再比如說，在股票市場上，某一種股票價格上漲的時候，人們都會瘋狂地搶購這種股票。而當一種股票的價格下跌的時候，購買這種股票的人反而很少，而擁有股票的人也希望盡快拋出去。

無論是愛爾蘭的馬鈴薯，還是房地產、股票，都有一個鮮明的屬性，那就是「可替代性極低的必需品」，而這種商品也被稱為「季芬財」，本身非但不受供需原理限制，還能反其道而行之。

在饑荒中的愛爾蘭，馬鈴薯越貴，人們越是瘋狂購買，這是人們在貧困中為了維持生存的一種不得已的選擇。而在樓市和房市，追漲殺跌也是一種必要的投資理念。但是，對於一些「非季芬財」，有時也會出現越漲價越買，一降價就沒人買的情況，這可能就是一種消費陷阱了。

在羅伯特．席爾迪尼寫的《影響力》（*Influence*）一書中，有這樣一個故事：

席爾迪尼的朋友開了一家販售印度珠寶的商店。當時，正值旅遊旺季，商店裡顧客盈門。那些綠松石珠飾品明明物超所值，卻怎麼也賣不出去。為了把飾品賣掉，她想了各種法子。比如，把它們移到中間的展示區，以引起人們的注意，卻收效甚微。她甚至告訴銷售員，要大力推銷這些寶石，但始終沒有效果。

最後，在出城採購的前一天晚上，她氣急敗壞地給銷售員寫了張字跡潦草的紙條：「這個盒子裡的每件商品，售價均乘以二分之一。」希望借此將這批討厭的珠寶賣掉，哪怕虧本也行。

幾天後，當她回到商店時，不出她所料，這批寶石果然全都被賣掉了。然而，當她得知由於銷售員沒有看清她潦草的字跡，錯將紙條上的「二分之一」看成了「二」，而以兩倍的價格將全部珠寶賣掉了之後，她驚呆了。

綠松石並不屬於「季芬財」，按理說，應該完全符合供需原理，可為什麼綠松石飾品突然漲價，銷量卻增加了？

席爾迪尼將其稱為「固定行為模式」（Fixed action patterns）。所謂「固定行為模式」類似於「條件反射」（conditioned reflex），是指動物經過長期訓練後對某種信號進行行為回饋。比如一發出「嗶嗶」的聲音，被訓練過的猴子就開始摘香蕉。

席爾迪尼認為，人類也有這種類似的行為模式，也就是說，當某個產品突然漲價的時候，我們首先想到的是「不好，我要立刻買入，否則它還會繼續漲價，再遲疑的話甚至再也買不到了」。要知道，我們的理性往往慢於本能。

絕大多數時候，這種本能反應一閃而逝，有可能會被理性立刻掩蓋住。但是，有些商家會同時製造某種緊迫感，讓我們在本能的驅使下迅速做出消費決策，讓我們對那些「非季芬財」也做出追漲殺跌的愚蠢舉動來——這就等於是自願落入消費陷阱了。

TOPIC 03

消費者剩餘

買得值不值，自己說了算

琳達、凱文、哈利和喬伊四個人參加了一場貓王專輯的小型拍賣會，他們的目標都是買下這張專輯。但是每個人的心理底價都不一樣。琳達的底價是一百美元，凱文的是八十美元，哈利的是七十美元，而喬伊只打算出五十美元。

拍賣開始後，起拍價為二十美元，開始叫價。當叫價達到五十美元時，喬伊退出競價拍賣。當專輯價格提升到七十美元時，哈利不再參與出價。最後，凱文出價八十美元，琳達加價到八十一美元，凱文退出競價拍賣，琳達得到了這張專輯。

那麼，在這場拍賣中，琳達的收益是多少呢？答案是一張專輯外加十九美元。因為琳達對這張專輯的心理承受價是一百美元，而事實上，最終她只為此支付了八十一美元，比預期節省了十九美元——這節省出來的十九美元就是琳達的「消費者剩餘」（Consumer surplus），同樣也屬於她的「心理收益」。

消費者剩餘理論是英國經濟學家阿爾弗雷德・馬歇爾（Alfred Marshall）基於邊際效用價值理論演繹出的一個消費心理學概念。他在《經濟學原理》（*Principles of Economics*）一書中為「消費者剩餘」下了這樣的定義：「人們願意為某種商品實際支付的價格，絕不會超過他所預期能承受的最高心理價格，因此，他購買此物所得的滿足，通常超過他因付出此物的代價而放棄的滿足。這樣，他就從這種購買中得到了一種滿足的剩餘。」

消費者對於「自己所能承受的最高價格」的預期是完全主觀的。實際上，「消費者剩餘」並不會真的讓消費者獲得實際價值，卻能帶來一種心理上的滿足感。同樣的道理，當消費者剩餘為負數的時候，也不會帶來金錢損失，卻會讓消費者有切切實實的心痛感覺，彷彿在割肉。

某日，某市場來了個賣陶罐的人。其中一個陶罐看上去破破爛爛，卻要五個金幣，要知道，那時候，一個普通的陶罐也就值一兩個銀幣。於是，有人試探著問：「我出一個金幣買你的陶罐吧？」賣陶罐的人生氣了，不做回應。於是又有個人說：「三個金幣總該行了吧？」賣陶罐的大怒道：「這陶罐雖然破舊，但工藝十分精美，一看就是來自羅馬的上等貨，少於五個金幣我不賣！」

恰巧，一個有錢人也來逛集市，聽說了這件事，也走上去仔細觀察了這個陶罐，發現，這陶罐的確如那個賣陶罐的人所說的來歷不凡。更重要的是，這並不是當代的工藝品，而是一件古羅馬時代的古董，至少值一百個金幣。於是，這個有錢人痛快地將陶罐買了下來。

在這個故事中，誰吃虧了？表面上看來是那個賣陶罐的人。但根據「消費者剩餘」理論，其實，兩個人都沒吃虧。對富人來說，他的心理底價是「不高於一百金幣」，結果以五個金幣買到手，消費剩餘是九十五個金幣，賺到了；而對陶罐商人來說，他能接受的底價是五個金幣，他得到了五個金幣，「消費者剩餘」並不是負數，同樣也不吃虧。當然，也存在一種情況：當陶罐商人得知陶罐的真正價值後，他必然會痛心疾首。因為那時候，他的心理底價同樣變成了一百金幣，「消費者剩餘」也就變成了負數。

「消費者剩餘」其實是一種很主觀的評價，每個人對於不同商品的價值評估截然不同，所以，即使是同一件商品，不同人在購買時能否獲得消費者剩餘、能獲得多大的「消費者剩餘」，也都是不同的。

例如，同樣是一件標價為五百個金幣的大理石雕刻藝術品，在普通人看來，會覺得：「居然有人用這麼多錢換一座破石雕？」而在藝術家看來，則會覺得：「多麼巧奪天工的藝術品，居然只賣這麼幾個錢？」撇開藝術品投資的因素，普通人不懂藝術，對藝術品的預期價格底線低，自然覺得虧了；而藝術家的預計價格底線高，自然覺得賺了。

可見，「消費者剩餘」在很大程度上依靠的是個人的主觀判斷。一個人在消費過後感覺「買虧了」或者「買值了」，其實與商品的真實價值無關，與標價也沒有太大關係，真正有關的只有一個——他最多願意為這個商品付出多少錢。

TOPIC 04

稀缺性

「飢餓」是刻意營造的心理壓迫

我們常說「失去了才珍惜，得不到的最珍貴」，有時候，可能原本對自己沒有多大吸引力的東西，當有一天要失去或者意識到自己永遠也得不到的時候，我們會突然變得十分渴求它，這是為什麼？因為當我們能夠獲得某種東西的機會越少，它的價值就會越發凸顯出來，這種「機會越少，價值越高」的心理，就是所謂的「稀缺性」（Scarcity）。

在消費行為學中，這種因為「物以稀為貴」而導致的購買欲望提高的現象，就是「稀缺性」的重要體現。

精明的商家針對「稀缺性」加以利用，便有了「飢餓行銷」這種行銷模式：透過調節供求兩端的數量，人為地製造稀缺，並造成供不應求的熱銷假像，從而提升消費者的渴望度和產品的知名度。

以蘋果手機的行銷為例。最初，iPhone 手機由於產能不足導致屢屢脫銷，經常連續幾個月斷貨，結果反而使得消費者的購買欲望空前高漲。於是，嘗到甜頭的蘋果公司開始刻意地保持市場的「飢餓」狀態，到 iPhone4 發布的時候，這種吊足消費者胃口的行銷方式被做到了極致。

在 iPhone4 發布之前，蘋果公司透露了新一代手機即將面世的消息，然後就不再發布任何消息。等消費者的好奇心完全被激發起來後，賈伯斯才現身發布大會，隆重介紹了 iPhone4 的產品性能，稱其為「再一次，改變一切」。之後，鋪天蓋地的廣告與之前的靜默形成了鮮明對比，同時也把消費者的渴求心態推向了頂峰。然後，到了 iPhone4 正式上市之後，蘋果公司無視龐大的市場需求，始終堅持與運營商簽訂排他性合作協定，嚴格控制出貨數量，時不時地讓市場陷入缺貨之中。

蘋果公司的這一手「飢餓行銷策略」，把稀缺性玩到了極致。自此以後，每一代 iPhone 新機發布都會效仿這一套路，一直到 iPhone7 上市時才有所收斂。

而之所以收斂，是因為模仿者太多。此時，消費者對傳統的「飢餓行銷」已經產生了排斥心理，但這並不代表稀缺性本身失效了，只是說明商家需要發明更多的行銷手段來重新利用稀缺性了。

在「稀缺性」中，其中最重要的一個手段就是搶購——本質上是透過引入競爭購買的方式來營造一種稀缺氛圍，從而觸發消費者心中的「稀缺性」。

我們都有過這樣的經歷：小時候，小夥伴們相互爭搶本來沒那麼好吃的食物，一番爭搶下來，那些食物似乎也變得美味了。原因很簡單，爭搶就意味著競爭，而一旦出現競爭，資源的稀缺性就體現了出來，我們心中的「稀缺恐懼」也就被成功地觸發了。

羅伯特．席爾迪尼在他的書中講過他弟弟理查的賣車經歷。在書中，席爾迪尼寫到，理查常常會在週末登廣告出售二手車，一般當天就有人打電話來要求看車。於是，他就會把這些潛在買家約在同一個時間來看車，這樣做就是為了製造一種競爭氣氛。

通常，第一個買家會按照標準的買車程式，仔細地檢查車子，指出各種缺陷，然後議價。但是，這時候，第二個買家也趕到了，然後，第一個買家的心理狀態馬上就發生了變化，開始萌生出了競爭意識。在這種心理下，第一個買家幾分鐘前的從容不見了，他會突然感到機不可失、時間緊迫；同樣，第二個買家也會被有限資源帶來的競爭搞得很緊張，在一邊踱來踱去，覺得這輛車突然間變得特別有吸引力。假如第一個買家沒有立刻決定買那輛車，甚至是沒能很快地做出決定，第二個買家就會立刻衝上來要求買車。

最後，席爾迪尼評價道：「所有那些為我弟弟的收入做出了貢獻的買主們都沒有察覺到，促使他們買車的強烈欲望與車本身的價值毫不相干。」

由此可見，競爭帶來的稀缺和飢餓一樣，容易激發人們對某一事物的渴望。這個手段不僅被賣家使用，其實，買家也可以將其運用於議價過程中：當我們需要購買某種商品或者服務，而賣家卻不停地討價還價時，我們只需要暗示他：因為我的報價足夠誘人，有許多人等著賣給我呢。這個時候，我們會發現，對方的氣勢慢慢就會弱下來。

同樣的道理，很多時候，想要人們提起對一件事的興趣，大可不必勞神費力地去說服他們，只需要為他們製造一個競爭對手。畢竟，人類對「飢餓」的恐懼是與生俱來的本能。

TOPIC 05

折扣效應

被理性驅使的感性消費

全球最大的日用消費品公司寶潔公司曾經實行過「折價券制度」，即向低收入顧客群體提供折價券，凡是擁有折價券的顧客都可以享受較優惠的價格。

一九九六年，寶潔公司以「區分消費者需求彈性成本太高」之名要取消這一制度。結果激怒了大量擁有折價券的顧客，一紙訴狀將寶潔公司告到了紐約州司法部。最後的結果是紐約州司法部強制要求寶潔公司繼續執行「折價券制度」。

折價，可謂現代零售業中的偉大發明，透過按原價給予買方一定比例的退讓，即在價格上給予適當的優惠，從而誘使消費者再次消費。儘管消費者明白「天下沒有免費的午餐」，但他們依然對各類打折商品趨之若鶩，這就是消費行為學中的「折扣效應」。

一般，我們認為為追求打折而買一大堆自己不需要的商品的行為是一種感性消費，但其實，「折扣效應」恰恰利用了消費者作為「理性的經濟人」的特點，即追求自己的利益最大化。

只是，商家也是「理性的經濟人」，同樣追求利益最大化，為什麼他們也願意把折價作為行銷利器來使用呢？

事實上，折價的價值本身對消費者或者商家並沒有任何傾向性，雙方都只是在追求自身利益最大化的過程中利用折扣進行賽局——誰能將折價的價值發揮到最大，誰就在賽局中勝出。

單純的打折優惠隱含的賽局邏輯很簡單：將潛在的未來消費提前。

一般而言，消費者購買打折商品的心理是「我現在並不需要這件商品，但以後可能會用到，不如趁現在便宜趕緊買」，而商家的心理則是「雖然你以後可能會買，但也有可能不買，不如讓你趁現在就買」。

這兩種心理賽局中，到底誰欺騙了誰？誰吃了虧？其實都沒有。對消費者來說，如果他未來確實必須購買這件商品，那麼，趁打折買入就是最理性的消費；如果他對未來需求的預期是錯誤的，那麼他就落入了打折陷阱。而對商家來說，也是同樣的道理，如果消費者對未來消費的預期是正確的，那麼無疑是商家虧了，因為即使不打折，消費者也會在未來的某個時間購買這件商品。

由此可見，折價本身並非陷阱，真正的陷阱在於消費者對自己消費需求的預期上。

除了單純的打折優惠，現在的商家還有另一種變相的折價武器：儲值卡。通常採用商品本身不打折，但儲值卡儲值返現[18]的形式吸引消費者儲值。尤其是像健身房、游泳館、培訓課程等非剛需[19]類服務型產品，儲值卡是最為常用的一種行銷手段。

同樣，這依然是一種心理賽局。消費者的心理是，我以後一直會在這裡購物，而儲值越多返現越多，相當於折扣就越高。而商家的心理則是，你以後未必還會來我這裡消費，所以先讓你儲值一百元。

那麼，儲值卡這種模式到底划不划算？誰坑了誰？如果消費者確實長期在這裡消費，那麼消費者就賺了；相反，那麼商家就賺了。

因此，很多人認為折價是一種陷阱，其實，這種看法非常片面。事實上，折價是一種賽局，只不過在這場賽局中，商家的贏面遠遠大於消費者。因為相對於消費者個人，作為一個組織的商家更具備「理性的經濟人」的特質。甚至可以這麼說，在這場「折扣賽局」中，消費者有輸有贏，而商家則只有贏得多和贏得少的區別，因為對商家來說，只要以高於成本的價格吸引到了客戶消費，他就是穩賺不賠的。

所以，話說回來，儘管折價不是陷阱，但在面對折價的時候，我們依然要保持理性，認真考慮自己的消費意願和預期。本來消費者的贏面就低，若是再一時衝動，那折價可就真的成了陷阱了。

18 編註——最早見於沃爾瑪購物商城（Walmart Inc），消費者到沃爾瑪購物，可以累積積分。等積分達到一定的數額後，可以拿來到指定的商家購物。

19 編註——剛需即剛性需求，相對於彈性需求，指商品供求關係中受價格影響較小的需求，即需求彈性較小的需求，一般是指「必需品」，比如鹽等商品；非剛需則反之。

TOPIC 06

博傻理論

蠢不可怕，別做最蠢的那個就行

一九一九年八月，著名經濟學家凱恩斯（John Maynard Keynes）借了幾千英鎊去做遠期外匯投機。僅僅過了四個月，他就賺了整整一倍，為此他歡喜不已，再一次借錢追加了投資。但是，三個月之後，他把之前賺到的錢和借來的本金輸了個精光。七個月後，凱恩斯又涉足棉花期貨交易，這一次，他大獲成功，不僅賺了一筆錢，還發現了一個投資心理學中的重要理論——「博傻理論」（Greater fool theory）[20]。

「博傻理論」是指在資本市場中，人們會完全不顧某種商品的真實價值，而願意花高價購買，因為他們預期會有一個傻瓜花更高的價格從他們那兒把它買走。對此，凱恩斯舉了一個關於著名科學家牛頓的例子：

一七二〇年，英國的一個騙子創建了一家皮包公司。自始至終，無人知道這家公司到底是做什麼的。但受當時的投機狂潮影響，當這家公司發行股票時，近千名投資者爭先恐後把大門擠倒。沒有多少人相信這家公司的股票估值，而是都預期會有更大的笨蛋出現，價格會上漲，自己能賺錢。有意思的是，大科學家牛頓也參與了這場投機，並且，最終成了其中最大的傻瓜。

投機與投資的區別在於投機行為的關鍵並不是預測投資對象的價值，而是判斷是否有比自己更大的傻瓜。只要自己不是最大的傻瓜，贏利就不是問題。當然，如果找不到願意出更高價格的傻瓜把物品買走，那麼，最終擁有該物品的人就是最大的傻瓜。事實上，所有人都懂這個道理，即使是在資本投機最瘋狂的時代，隨便拉個投機者問一下，他也不會相信資本市場會永遠繁榮下去。但假如再問一下人們會不會繼續炒股或投機，答案也是驚人的一致：肯定會繼續！

20 審訂註
或譯「最大笨蛋理論」。

一方面明知道這「便宜的午餐」吃得並不會永遠順心，很有可能會被噎著，另一方面卻還要拼命地吃，原因何在？道理很簡單，大家都在「博傻」。

在股市中，「博傻理論」的表現尤為明顯，甚至延伸出一個被稱為「傻瓜贏傻瓜」的「博傻策略」，即在高價位買進股票，等行情上漲到有利可圖時迅速賣出。這種「博傻策略」認為「高價之上還有高價，低價之下還有低價」。遊戲規則也很簡單，就像擊鼓傳花，只要不在鼓聲停下的時候拿到花的人都會有利可圖。

可以說，「博傻理論」告訴人們的最重要的一個道理是，在這個世界上，傻不可怕，可怕的是做最後一個「傻子」。

博傻行為其實也可以細分為兩類，一類是感性博傻，一類是理性博傻。所謂感性博傻，是指在行動時並不知道自己已經進入一場「博傻遊戲」，也不清楚遊戲的規則和必然結局。而理性博傻，則清楚地知道「博傻規則」，只是相信在當前的狀況下還有更多更傻的投資者即將介入，因此才投入少量資金賭一把。

在投機市場上，絕大多數投機者都是理性博傻，因此，對大眾心理的判斷就變得尤為重要。當大眾普遍感覺到當前價位已經偏高，需要撤離觀望時，市場的真正高點也就來了。「要博傻，而不是最傻」，這話說起來簡單，但做起來不容易，因為到底還有沒有更多更傻的人，是並不容易判斷的。一不留神，理性博傻者很可能比感性博傻者更容易變成最大的笨蛋，因為感性博傻者是在不知不覺中進入博傻遊戲的，一旦發現不對勁立刻會撤退，而理性博傻者則是擺明要玩火或走鋼絲，一旦判斷失誤，就會萬劫不復。

所以，要參與博傻，必須對市場行情和大眾心理有比較充分的研究和分析，並控制好心理狀態。此外，當進入資本市場的時候，一定要分清楚自己到底是在投資還是在投機。沒有人喜歡被看成傻瓜，但是，一旦選擇了參與投機，實際上，就等於已經把自己置於「傻瓜候選人」之中了。

本章總複習

- **范伯倫效應**：當人們沒有精力去判斷產品好壞，往往會用價格來決定，但「一分錢」不一定就有「一分貨」，「高價格」也不等同「好品質」。
- **季芬悖論**：消費時，要認清商家所製造的緊迫感，別讓本能驅使你做出錯誤決策，落入「追漲殺跌」的陷阱中。
- **消費者剩餘**：即使是同一件商品，不同人在購買時，都會產生不同的價值評估，能否獲得、或者能獲得多大的「消費者剩餘」，也都不同。
- **稀缺性**：「飢餓行銷」是透過「稀缺」、「競爭」來觸發消費者心中的「恐懼」，在害怕買不到的心態下，自然形成「搶購」風潮。
- **折扣效應**：折價本身並非陷阱，而是一種心理賽局；買賣過程中，賣方的贏面往往大於買方，因為賣方通常比較理性。
- **博傻理論**：當「笨蛋」沒關係，只要自己不是「最後的笨蛋」，那就一定是贏家。但事實是，一旦沒有「下家」，你就成了「最大的笨蛋」。

CHAPTER 11

路徑依賴法則

到底是做事重要，
還是做人重要

TOPIC 01

路徑依賴法則

「第一份工作」是成功的一半

一九二七年，美國的南方公司開設了世界上第一家便利商店，一九四六年更名為7-Eleven，意思是該店的營業時間由早上七點一直到晚上十一點。一九七四年，伊藤洋華堂將其引入日本，並將營業時間變為二十四小時全天候營業。從此以後，這種二十四小時便利商店風靡全球。

這些全天候營業的商店會比普通超市多出一筆額外開支，如照明費用、晚間輪班的收銀員工資、存貨管理員的加班費等，導致其實際盈利率往往低於普通超市。那麼，為什麼這類商店還是堅持通宵營業呢？

這就涉及心理學中的「路徑依賴法則」（Path dependence）。

「路徑依賴法則」，指在人類社會中技術演進或制度變遷均與物理學中的慣性類似——一旦進入某一路徑，就可能對這種路徑產生依賴。這是因為，人類社會與物理世界一樣，存在著報酬遞增和自我強化的機制，一旦人們做了某種選擇，就好比走上了一條不歸之路，慣性的力量會使這一選擇不斷自我強化，並讓人輕易走不出去。

二十四小時便利商店的這種做法，便是對「路徑依賴法則」的一種有效利用。因為顧客在購買日常用品的時候總是傾向於去自己最熟悉的商店，而且一旦選中最符合自己要求的商店，就很少做出變更了。

普通商店都在晚上十點關門，次日早上八點開門，這時候，如果一家店把營業時間改成二十四小時，那麼，就會成為那些在晚上十點至早上六點購物的顧客的唯一選擇。而多次在這個時間段進入該便利商店購物之後，顧客就會習慣這家店的陳列方式，習慣前往這家店的交通路線，最重要的是，習慣將這家店和「便利」連結在一起。這就等於形成了一個購物的路徑，那麼即使是在白天，他也會慢慢地習慣來這家店購物，這就等於形成了一種「路徑依賴」。

「路徑依賴法則」被總結出來之後，最早被用於闡釋經濟制度的演進。美國經濟學家道格拉斯．諾斯（Douglass North）分析了西方近代經濟史以後認為，一個國家在經濟發展的歷程中，其制度變遷存在著「路徑依賴」現象，並因此創立了制度變遷的「軌跡」概念，從「路徑依賴」的角度解釋為什麼世界上有這麼多的國家而發展道路卻各自不同，為什麼有的國家長總是走不出經濟落後、制度低效的惡性循環等問題。

正是這個研究成果，讓諾斯獲得了一九九三年的諾貝爾經濟學獎，也讓「路徑依賴法則」聲名大噪，人們開始把它廣泛用於闡釋我們生活中的各種選擇性決策，大到國家和民族的經濟制度演進，小到個人的消費決策，無不受「路徑依賴法則」的影響。甚至可以說，我們的一切選擇都會受到「路徑依賴法則」的影響——過去做出的選擇決定了現在可能的選擇，而現在的選擇又將決定未來的選擇。

一個最典型的例子就是我們的職業生涯。影響一個人職業發展的因素很多，但其中最重要的無疑是第一份工作。有專家曾具象地比喻，職業發展就像我們穿衣服一樣，第一個扣子（第一份工作）特別重要，如果這第一個扣子扣錯了，就可能一路錯下去。因為從事一份職業越久，路徑依賴的影響就越大，固定路徑所帶來的報酬遞增和自我強化心理就越強大，因此，更換路徑（更換職業規劃）的成本也就越大。

客觀來講，第一份工作的選擇無非是兩種情況：一種是成功的選擇，找到了一個適合自己發展的起點，並沿著這條路一直走向成功；另一種是失敗的選擇，隨著工作的深入，發現自己並不適合。

而後一種情況在職場上其實非常普遍。當我們已經習慣了某種工作狀態和職業環境時，就會產生一定的依賴性。若重新做出選擇，往往會喪失許多既得利益，甚至元氣大傷，從此一蹶不振。

這就是為什麼所有職涯規劃師都會建議，第一份工作一定要兼顧自己的興趣、個性、能力及專業知識，為自己量身打造一個既具挑戰性又不失客觀、實際的職業生涯發展規畫，按照規劃一步步努力走下去。只有這樣，「路徑依賴法則」所帶來的自我強化才會起到正回饋的作用，進入良性循環。但是萬一發現入錯行，更要認識到「路徑依賴法則」的強大力量。拋棄固有路徑需要極大的勇氣，更需要付出極大的代價，因此更要深思熟慮，一旦做出了決定，就要堅定地轉換路徑，在新的職業規畫路徑中勇敢地走下去，這是重新回到成功軌道的唯一選擇。

TOPIC 02

蔡加尼克效應

做好一件事的最好方法，就是立刻去做

二十世紀二〇年代，蘇聯心理學家布盧瑪．蔡加尼克（Bluma Zeigarni）做了一項有關記憶的實驗，她讓被試者做二十二件簡單的工作，這些工作所需要的時間大致上相等，一般為幾分鐘。這二十二件工作被隨機分為兩組，其中一組是允許被做完的，而另一組在沒有做完時就受到阻止。

這個試驗做完後，蔡加尼克立即要求被試者回憶之前讓他們做的這二十二件工作分別是什麼。在實驗之前，被試者並不知道還有這個環節，所以，一時之間很難全部回憶起來。最後的回憶結果是，那些未完成的工作平均可回憶起六十八％，而已完成的工作只能回憶起四十三％。

由此可見，被試者會對未完成的任務念念不忘，從而產生較高的渴求度，這種現象就叫「蔡加尼克效應」（Zeigarnik effect）[21]。

這是因為我們在做一件事情的時候，會在心裡產生一個張力系統，這個系統使我們處於緊張的心理狀態之中。當工作沒有完成就被中斷的時候，這種緊張狀態會再持續一段時間，這個未完成的任務也就一直壓在心頭。而一旦這個任務完成了，那麼這種緊張的狀態就會消失，大腦就容易把它遺忘。

「蔡加尼克效應」在現實生活中的應用十分廣泛，例如，電視劇中插播廣告的做法，讓觀眾深惡痛絕，但是又不得不硬著頭皮看完。因為廣告插進來時劇情正發展到緊要處，實在不捨得換台，生怕錯過了關鍵部分。於是只能忍著，一則、兩則……一口氣看完數條廣告後就更捨不得換台了，因為心裡想著：反正都看了好幾則了，乾脆都看完吧。

由此可見，要做好一件事情的最好方法，就是立刻開始做它。一旦開始做了，「蔡

21 審訂註
一或譯「蔡氏現象」。

加尼克效應」就會發揮作用，讓我們在做完之前欲罷不能。相反，若是一直拖著不做，想著等某個特定的時間點再開始，那麼這件事情就可能永遠也開始不了。

詹妮是一所社區大學裡藝術團的音樂劇演員。在剛加入藝術團的時候，她就有一個夢想：大學畢業後，先去歐洲旅遊一年，然後要在紐約的百老匯占有一席之地。當她把這個夢想告訴自己的心理學老師時，老師問了一句：「你今天去百老匯跟畢業後去有什麼差別？」詹妮仔細一想，覺得很有道理。無論是大學生活還是去歐洲旅行，跟百老匯都沒有太大的連結。於是詹妮說：「您說得沒錯，我決定明年就去百老匯闖蕩。」聽到這句話，老師又問：「你現在去跟一年以後去有什麼不同？」詹妮苦思冥想了一會兒，終於醒悟過來，激動地說：「好，我收拾下行李，下個星期就出發。」老師卻依然搖搖頭：「所有的生活用品在百老匯都能買到，你一個星期後去和明天去有什麼差別？」

老師的這句話點燃了詹妮心中的激情：「好，我明天就去。」這時，老師才讚許地點點頭，說：「我已經幫你預訂好明天的機票了。」

第二天，詹妮就飛到了紐約的百老匯。恰好，當時百老匯的製片人正在醞釀一部經典戲碼，而這部劇的女主角簡直就像是為詹妮量身打造的，詹妮立即報名，然後參加面試，一路過關斬將，順利地得到了這個角色，成功登上了百老匯的舞臺。

走向成功的第一步不是夢想，而是行動。如果你打算做一件事情，最好的方法就是立刻開始做它。無論有著什麼樣的夢想，將其付諸行動之前都只是夢想而已，而說不定一年後，你的夢想就改變了。

但當你一開始行動，就會全身心地投入其中，做得越多，堅持夢想的決心就越堅定，實現夢想的機會就越大。

「蔡加尼克效應」告訴我們：我們最念念不忘的，其實是那些已經開始而還未完成的事情。既然如此，那就盡快邁出第一步吧，一旦邁出了第一步，就沒有什麼能阻止我們繼續走下去！

TOPIC 03

權威效應

權威引出的決策惰性

「權威效應」（Appeal to authority）是指一個人要是地位高、有威信、受人敬重，那麼，他所說的話、所做的事就容易引起其他人的重視，並相信其言語和行為的正確性、權威性。

「權威效應」無處不在。在很多起航空事故中，人們都發現，機長所犯的錯誤往往十分明顯，但副機長卻沒有針對這個錯誤採取任何行動，最終導致飛機墜毀。

蘇聯歷史上曾發生過一次嚴重的空難。當時，空軍中將烏托爾・恩特要執行一項飛行任務，但他的副駕駛員在飛機起飛前生病了，於是，總部臨時給他派了一名副駕駛員做替補。這名副駕駛員之前並沒有和恩特將軍合作過，這一次，能成為這位傳奇將軍的副手，他感到非常榮幸。

在起飛過程中，恩特像往常一樣哼著歌，同時搖頭晃腦地打著節拍。結果，這個動作讓替補副駕駛員誤認為他是要自己把飛機升起來。雖然當時飛機還遠遠沒有達到可以起飛的速度，副駕駛員還是把操縱杆推了上去。結果，飛機的腹部撞到了地上，螺旋槳的一個葉片飛入了恩特的背部，導致這位空軍中將終身癱瘓。

事後，有人問副駕駛員：「當時，你明知操控有誤但為什麼還要把操縱杆推起來呢？」他回答：「我以為將軍要我這麼做，我相信，將軍不會錯的。」

一個經驗豐富的飛行員卻因為誤解了空軍中將的指令，犯下了連新手都不可能犯的錯誤，這就是「權威效應」的具體呈現。

「權威效應」產生的主要原因在於人們的「安全心理」，即人們總認為權威人物往往是正確的楷模，服從他們會使自己具備安全感，並增加不會出錯的保險係數。另一個重要原因是一種「讚許心理」，即人們總認為權威人物的要求往往和社會規範相一致，按照權威人物的要求去做，會得到各方面的讚許和獎勵。

不可否認，權威之所以成為「權威」，是因為他們的能力強於普通人。但是，很多時候我們應該明白，其實權威也是人，他們或多或少都會受到時代和自身條件的局限。如果我們不能察覺到這一點，而對權威言聽計從，就永遠無法進步，甚至會像恩特將軍的副手一樣，犯下極為低級的錯誤。

需要指出的是，「權威效應」是一種司空見慣的心理學現象，它本身無所謂好壞，關鍵看如何運用。運用恰當，它就能發揮出巨大的積極作用；運用不恰當，它就可能會帶來負面影響。

那麼，我們應該如何消除「權威效應」的負面影響呢？

著名指揮家小澤征爾在一次世界級指揮家大賽的決賽中，按照評委會所給的樂譜指揮樂團演奏。在指揮過程中，他覺得有不和諧的聲音出現。一開始，小澤征爾以為是樂隊演奏出了錯誤，便停下來讓樂團重新演奏，可還是感覺不對。因此，小澤征爾認定，是樂譜出了問題。

他立刻向評委會提出了這個問題，但是，在場的所有評委都堅持說樂譜絕對沒有問題。他們告訴小澤征爾，樂譜絕不會出問題，如果有不和諧的地方，一定是他的指揮出了問題。面對眼前這些由世界級音樂大師組成的權威評委，小澤征爾低頭思索了良久。

最後，他抬起頭，斬釘截鐵地大聲說：「不！一定是樂譜錯了！」

誰料，小澤征爾話音未落，評委們便對他報以熱烈的掌聲，祝賀他一舉奪魁。原來，這是評委們精心設計的圈套，以此來檢驗指揮家對音樂演奏是否有自己的看法，並且，更重要的是，是否能在被權威否定的情況下繼續堅持自己的主張。

小澤征爾沒有迷信權威，而是堅持了自己的觀點。由此可見，要消除「權威效應」的負面影響，首先需要對自己的能力充滿自信，其次需要養成批判性思維能力，做到相信權威，但不迷信權威。

古希臘偉大的哲學家亞里斯多德說過：「吾愛吾師，但吾更愛真理。」這也是我們對待「權威效應」的正確態度。只有永遠保持質疑、問難的精神，才不會對權威產生迷信；只有對自己充滿自信，才有勇氣去公開挑戰權威。

TOPIC 04

工作成癮症候群

「工作狂」是一種心理疾病

曾經，「工作狂」（workaholic）[22]是個褒義詞，尤其是在中國、日本、韓國等東亞國家，「工作狂」意味著強烈的責任心和被人學習、模仿的榜樣。但是，近些年隨著心理學研究的深入，「工作狂」漸漸被認定為一種心理疾病。換句話說，這種人非但不值得表彰，反而是需要心理治療的。

在心理學上，「工作狂」被稱為「工作成癮症候群」，學名「病理性強迫工作」，最早是由松本教授在一九九七年提出的。松本教授認為，「工作狂」是對工作的一種過度依賴，表現為透過超過一般限度的工作來獲得心理滿足。當這種依賴失控，便成了工作成癮，對人會產生極大的負面影響。

目前，「工作成癮症候群」已經被作為一種正式界定的心理疾病納入了診斷體系當中。[23]它的機制和毒癮是一樣的。毒品透過提高一種叫多巴胺[37]的物質分泌，在短時間內令人高度興奮。「工作成癮症候群」患者也一樣，透過高強度工作所帶來的心理補償感同樣會刺激腦啡肽的分泌，從而給人帶來病態的快感。

需要指出的是，「工作狂」與一般對工作抱有熱忱的人有著本質的區別——後者熱愛自己的工作，能從工作中獲得巨大的成就感；而「工作狂」則是把工作視為獲得心理快感的工具，其人並不熱愛工作本身，也很難從工作中得到快樂，只是透過拚命地加班、工作

22 **審訂註**
工作狂一詞，較多的資料顯示，是在一九六八年，由心理學家韋恩．歐茲（Wayne E. Oates）在文章〈我為工作狂〉（On Being a Workaholic）中以「工作狂」（workaholic）自稱，承認自己對於工作的狂熱出現了一種與物質濫用類似的成癮症狀。他讓這樣一個源於「工作」（work）和「酗酒者」（alcoholic）的合成詞第一次出現在公眾視野中（Weissmann, 2013; Sugar, 2015），並被牛津英語詞典收錄。

23 **審訂註**
目前台灣與全球通用的診斷標準是美國精神學會所出版的「精神疾病診斷與統計手冊的第五版」，簡稱 DSM-5，其中並沒有把工作成癮列入精神疾病當中。確實「工作狂」有類似依賴、濫用、中毒及戒斷的特徵，有些符合物質相關成癮性疾病（Substance-related disorders），該類別中在 DSM-5 有新增「非物質成癮（non substance addiction）」，但只有將賭癮（gambling disorder）列入。

以求獲得某種心理解脫般的愉悅感。換句話說，對工作抱有熱忱的人追求的是工作的結果和結果帶來的成就感，而「工作狂」追求的是工作的過程。所以，他們往往吹毛求疵，強迫自己對每一個工作環節都做到完美，一旦出現問題或差錯便羞愧難當、焦慮萬分，同時又拒絕別人的幫助。在這種情況下，「工作狂」的工作量巨大，但工作成效往往卻不顯著。

而「工作成癮症候群」帶給人的最大傷害，則是極度耗損人的身心健康。事實上，任何過度的事情都是健康的大敵，不管是過度抽菸、過度喝酒、過度玩樂，還是過度休息都是有損健康的，但「工作成癮症候群」的恐怖之處在於，過度工作的行為被包裝在「努力才能獲得成功」的主流價值觀中。沒有人認為大量抽菸是好的，但大多數人則相信高強度工作能帶來高額的回報。

面對「工作狂」，我們說得最多的是「努力工作雖然是好的，但也要注意一下身體」，而不是向抽菸成癮的人那樣直截了當地告訴他：「你這是種病態行為，必須立刻終止！」

偽裝成良藥的毒藥最恐怖，披著「進取心」外衣的「工作成癮症候群」也同樣可怕。絕大多數「工作狂」都有一個共同點：他們在透過高強度工作欺騙自己，讓自己相信自己是符合主流價值觀的「成功人士」。

那麼，如何才能在「進取心」和「工作狂」之間找到平衡點，既保持拼搏的精神又不陷入工作成癮的病態呢？心理學家給出了以下幾點建議：

第一，享受忙裡偷閒的樂趣。工作狂首先要學會「偷懶」，懂得張弛有度是一種生命的智慧。悠閒與工作並不矛盾，該工作的時候就好好工作，該休息的時候就好好休息。但是，大多數人不可能有大量的時間休息，所以要學會忙裡偷閒，讓緊繃的弦放鬆。放鬆不是放縱，而是養精蓄銳，是為了以一種更快的速度奔跑。

第二，改掉工作時的口頭禪，例如「我努力工作，是為了讓孩子、妻子和父母生活得更好」等。正是這種口頭禪讓工作狂們陷入了「我不得不工作」的心理惡性循環，一旦閒下來就會產生強烈的負罪感。因此，當不得不進行高強度工作時，不如把口頭禪改成：「這是一件多麼有價值的事情，我一定能把它做好！」

第三，調節對自己的認知。很多工作狂的出發點都是因為相信自己有著強烈的事業心和責任感，同時相信他人對自己的期望也是如此，因此把工作視為自己人生價值的唯一表現。但事實上並非如此，地球缺了誰都照常運轉，工作狂身上背負的過高的期望壓力，其實完全是來自自我認知的錯位。

本章總複習

- **路徑依賴法則**：過去的選擇，決定了現在可能的選擇，而現在的選擇，又將決定未來的選擇，這就是「路徑依賴法則」帶來的影響。
- **蔡加尼克效應**：要做好一件事情的最好方法，就是立刻開始做。若是一直拖著不行動，那麼這件事情就可能永遠也開始不了。
- **權威效應**：如果無法察覺「權威也是人，也會受到時代和自身條件的局限」這點，而對其言聽計從，就永遠無法進步，甚至會犯下低級的錯誤。
- **工作成癮症候群**：「工作狂」會強迫自己對每個工作環節盡善盡美，一旦出現問題便焦慮萬分，不僅工作成效不佳，身心也容易出問題。

彼得原理

CHAPTER 12

把恰當的人放在
恰當的位置上

TOPIC
01

彼得原理

給每個人找到合適的位置

「彼得原理」（Peter principle）是管理心理學的一種現象，最早由美國學者勞倫斯・彼得提出，指的是在各種組織中，由於習慣對在某個等級上稱職的人員進行晉升提拔，所以，雇員總是趨向於被提升到其不稱職的地位。

在勞倫斯・彼得的研究資料中有一個典型的案例：

汽車維修公司的學徒維修師傑克十分聰明好學，所以，他很快被聘為正式的機械師。這個崗位讓傑克在機修方面的天賦得到了極大的發揮，經過短時間的摸索，傑克很快就能判斷並排除很多連老師傅都束手無策的汽車故障。於是，沒過多久，傑克又被提升為該維修廠的領班。

但是，在領班這個崗位上，傑克似乎遇到了發展瓶頸。在他的管理下，維修廠裡總是堆著做不完的工作，而且單位裡總是一團糟，交車時間也經常延誤。這是為什麼呢？原來，不管維修廠的業務多麼繁忙，他都要親自參與到維修工作中，且不做到完全滿意絕不輕易罷手。而且，傑克似乎缺乏統籌能力，在他親自維修汽車的時候，原本維修那輛車的人則站在一旁無所事事，因為傑克沒有給他指派新的任務。

傑克有個口頭禪：「我們總得把事情做好嘛！」他對機械的熱愛和對盡善盡美的要求在機械師這個崗位上確實讓他大放異彩，可是，在管理崗位上，這優點卻成了缺點——他只懂得維修技術，卻不懂客戶需求和管理藝術，對他的顧客和部屬都不能應付得宜。也正因為如此，維修公司少了一個出色的機械師，多了一個無能的管理者。

像這種從技術崗到管理崗的提拔，在很多組織中極為常見。因為大多數公司總是把工資、獎金、頭銜、擢升跟員工的表現和職業階層掛鉤，所處的階層越高，待遇就越好。這種簡單粗暴的激勵模式，卻讓公司陷入了「彼得原理」的陷阱中，對組織和個人都造成了極大的損害。

除此之外，「彼得原理」還揭露了一個任何企業在發展過程中都會面臨的問題：冗員。對於這個現象，英國社會理論家諾斯古德．帕金森（Cyril Northcote Parkinson）提出了一個假設，認為這是由於組織中的高級主管採用分化和征服的策略，故意使組織效率降低，藉以提升自己的權勢。這種觀點因此也被稱作「帕金森定律」（Parkinson's Law）或「金字塔上升現象」，長期以來，作為一種主流觀點用於解釋企業冗員現象。

但是勞倫斯．彼得在對組織中人員晉升的相關現象研究後，得出了一個截然不同的理由。他認為，冗員現象背後的層級主管都是發自內心地追求高效率的，只是因為大多數主管都必然會升到一個他們無法勝任的階層，由於這些人無法掌控當前所管轄的領域，於是，為了提高效率，他們只好雇用更多的員工。而員工的增加或許可以使效率暫時地得以提高，但是，這些新進人員最後也將因晉升而到達其所不勝任的階層。於是，唯一可以改善的方法就是再次增雇員工，從此陷入了惡性循環。

因此，管理大師彼得．杜拉克（Peter Ferdinand Drucker）就多次強調企業的精兵簡政有多麼重要，在他的著作《彼得．杜拉克的管理聖經》（*The Frontiers of Management*）中，杜拉克說道：「除非內部一致要求補充人才，否則，就直接去掉這個職位。」他認為，組織結構要想避免臃腫，最有效的方法就是減少人員的數量。

而根據「彼得原理」，減少人員的最佳方法，就是把合適的人放在合適的崗位上，讓每一個人都發揮出他的最大價值。

比爾·蓋茲曾說過：「如果把我們頂尖的二十個人才挖走，那麼，我告訴你，微軟就會變成一家無足輕重的公司。」

比爾·蓋茲相信，一家公司發展的核心競爭力在於它所擁有的頂尖人才。把頂尖人才放在合適的位置上，他們一個人創造的價值能抵得過一百個庸才；但若是把頂尖人才放錯了位置，尤其是因為不合理的晉升制度把他們晉升到無法勝任的管理崗位上，那麼，按勞倫斯·彼得的說法，每一個頂尖人才都不得不雇用一百個庸才來完成本來由他一人就能完成的工作——這是何等的得不償失！

TOPIC 02

德西效應

挖掘眞正的「內部動機」

一九七一年，心理學家愛德華．德西（Edward L. Deci）曾進行過一次著名的實驗，他隨機抽調一些學生去單獨解一些有趣的智力難題。

這個實驗分為兩個階段：

第一階段，抽調的全部學生在解題時都沒有獎勵。

第二階段，將學生分為獎勵組和無獎勵組，獎勵組每完成一道難題後，就得到一美元的獎勵；而無獎勵組學生仍像原來那樣解題，沒有獎勵。

第三階段，為休息時間，被試者可以在原地自由休息。

然後，德西的研究人員持續觀察學生的行為，發現獎勵組在第二階段確實十分努力，但在第三階段繼續解題的人數卻很少，無獎勵組則有更多的人在休息時間繼續解題。

由此，德西得出結論：在某些情況下，人們在外在報酬和內在報酬兼得的時候，不但不會增強工作動機，反而會降低工作動機。

簡單地說，就是讓人們對某件事非常感興趣（內在報酬）時，如果同時提供了物質獎勵（外在報酬），那麼，反而會減少人們對這件事情的興趣。

這個理論，被稱為「德西效應」（Westerners effect）。

「德西效應」產生的一個重要原因，就是外在報酬和內在報酬的不相容性，當人們因為興趣、愛好或者成就感等內在報酬而努力的時候，他們相信這件事情是純粹為自己而做的，最大的價值是取悅自己。

而當人們獲得物質獎勵等外在報酬的時候，心態就變了，一是變得患得患失，唯恐自己的努力配不上獎勵，或者覺得獎勵配不上自己的努力。

第二個原因，也是最重要的原因是他們的動機會從取悅自己逐漸變成取悅報酬的給予者（外部評價體系），即使當事人並沒有意識到，但這種動機轉換還是會隨著一次次的物質獎勵而逐漸在潛意識中扎根。最終，從「自驅」變成了「他驅」，興趣也自然而然地跟著消失了。

有一個故事，可以說完美地詮釋了「德西效應」：

一群孩子在一位老人家門前嬉鬧、喧嘩，令老人難以忍受。於是，他出來給了每個孩子二十五美分，對他們說：「你們讓這兒變得很熱鬧，我覺得自己年輕了不少，請你們繼續在這裡玩耍，我每天都會給你們錢表示謝意。」

孩子們當然很高興，第二天仍然來了，一如既往地嬉鬧。老人再次出來，這次卻只給了每個孩子十五美分。他解釋說，自己沒有收入，只能少給一些。這一回，孩子們有些失落。

第三天，老人只給了每個孩子五美分。到第四天，孩子們依然來嬉鬧時，老人不再出來給他們錢了。於是，這些孩子非常生氣，他們發誓再也不來這兒「增添熱鬧」了。從此以後，他們果然沒有再來嬉鬧過。

這個故事裡，老人成功地把內在報酬（玩耍的愉悅感）轉換成了外在報酬（直接給錢），也因此把孩子們原先樂在其中的玩耍變成了一份有報酬的工作——他們失去了興趣，當報酬停止後，也就沒有玩下去的動機了。

這個故事可以算是透過「德西效應」操控人心的典型，不過，在企業管理領域，「德西效應」發揮的往往是負面作用。

你會發現，很多企業都是透過薪酬體系來實現員工激勵的，但是，薪酬作為一種典型的外在報酬，一不小心就會觸發「德西效應」，反而影響了員工的主動性。

所以，自從「德西效應」被提出後，管理界對薪酬激勵制度重新做了很多探索，一個重要的原則就是激發員工對工作本身的興趣。正如當年賈伯斯邀請約翰．史考利（John Sculley）加盟蘋果時所說的一句話：「你想一輩子賣糖水，還是和我一起改變世界？」

尤其是站在時代前沿的互聯網科技公司，都會透過「改變世界」的願景和以解決問題為樂的極客（geek）文化來作為激勵員工的主要手段，同時，以不低於同行業平均水準的薪酬福利來解決員工的後顧之憂，營造出一種「工作是為了興趣，而獲取薪酬只是為了更好生活」的氛圍，真正讓內在報酬和外在報酬達到平衡。

TOPIC
03

雷尼爾效應

用「心」留人，勝過用「薪」留人

「雷尼爾效應」（Rainier effect）源於發生在美國西雅圖華盛頓大學的一次風波。

華盛頓大學位於北太平洋東岸的西雅圖市，華盛頓湖等大大小小的水域星羅棋布，尤其是位於西雅圖南面的雷尼爾山，在天氣晴朗時，從校區可以直接望見山上的雪線和白雲，令人流連忘返。

有一年，校方決定在華盛頓湖畔修建一座體育館，本來是一件好事，沒想到卻引來了全校教授的強烈反對。原來，體育館正好修到了教職工餐廳和雷尼爾山的連接線上，擋住了教職工欣賞窗外湖光山色的視線。

教職工們的抵制態度異常堅決，並且聲稱，一旦體育館落成，他們將毫不猶豫地辭職。這時，校方才發現，與當時美國的平均工資水準相比，華盛頓大學教授們的工資要低二十%左右。而很多教授之所以接受華盛頓大學較低的工資，完全是因為留戀華盛頓大學周邊的美麗風景。現在校方要毀掉美景，那些教授們自然會不惜以離職相要脅。

結果，校方更改了體育館的選址，教授們勝利了。

可以說，華盛頓大學教授的工資，八十%是以貨幣形式支付的，二十%則是由美好的環境來支付的。所以，這次風波之後，華盛頓大學的教授們將這種心態戲稱為「雷尼爾效應」。

「雷尼爾效應」揭露出薪酬的作用並非完全不可替代，想留住優秀員工，除了高薪，獨特的環境也很重要。這裡的環境既包括自然環境，還包括獨特的人文環境，比如：催人奮進的企業精神，員工之間及員工與老闆之間能和睦相處，能滿足員工的各種層次心理需求，促使員工成長以及實現自我價值，獲得成就感，提高幸福感等等。

由此可知，一家公司不僅要靠待遇留人，還要靠感情、事業、制度留人。企業要關注員工的高層次需要，而不是完全以金錢來代替。

因此，很多優秀的領導者都願意將自己的企業建設成一個和睦的「大家庭」，透過和諧的企業環境、企業文化培養員工對企業的認同感和歸屬感。

馬莎百貨（Mark & Spencer）是英國銷售服裝和食品的大零售商之一。二〇〇五年七月，馬莎百貨所在的街區被恐怖分子襲擊，定時炸彈炸毀了包括馬莎百貨在內的好幾家商店。第二天一大早，該店的所有員工在沒有人號召的情況下，不約而同地早早來到店裡，清理一片狼藉的店面。所以，在其他相鄰的商店開始清掃現場時，馬莎百貨已經開始接待顧客，開門正常營業了。為什麼馬莎百貨的員工對企業有如此之高的忠誠度和責任感？這是因為馬莎百貨一貫重視和關心自己員工的福利待遇。管理層把每個員工都看作有個性的人，每個人事經理都要對其所管理的員工的福利待遇、技能培訓和個人的提高、發展負責。

馬莎百貨每年要撥巨額用於提高員工的獎金和福利待遇，這是一筆相當大的數字，但經營者並不認為可惜。因為慷慨付出只會使員工看到公司的關懷和體貼，讓員工大為感動，覺得只有把公司經營好，才有自己的那一份高額收入與豐厚的報償。正是在這一經營理念指導下，馬莎百貨的業務蒸蒸日上。

可以說，馬莎百貨的核心管理理念是讓員工覺得自己的利益和公司息息相關——只要公司蒸蒸日上，員工的福利待遇就一定會有所保障。而這一理念也大大增強了公司的凝聚力，不論職位高低、工作輕重、收入多少，員工們都以在馬莎百貨工作而感到自豪，都把馬莎百貨的利益當作自己的利益。

日本著名企業家松下幸之助認為，能否使員工產生歸屬感，是贏取員工忠誠，增強企業凝聚力和競爭力的根本所在。而根據「雷尼爾效應」所揭露的原理，這種歸屬感不僅僅是來自薪資等物質激勵，同樣也來源於自然環境、企業環境、工作氛圍等軟性條件。

換句話說，在經營管理中，想要獲得員工的忠誠度，要麼給出遠遠超過同行的薪資待遇，要麼就把軟性工作條件提上去，滿足員工的精神需求，從而使他們感受到自己的工作單位就如同一個大家庭一樣，在工作中足以獲得家庭式的溫暖和歸屬感。

TOPIC 04

畢馬龍效應

寄予什麼樣的期望，就會培養什麼樣的人

一九六八年，美國心理學家羅森塔爾（R.Rosenthal）與傑克布森（L. Jacobson）曾在加州某所學校做過一個著名的實驗。

在新學期初，羅森塔爾和他的研究團隊來到一所小學，他們在一至六年級各選了三個班的學生進行煞有介事的「預測未來發展的測驗」，然後，列了一個「擁有優異發展潛能」的學生名單給教師。並且，他們再三叮嚀，雖然這些學生的發展潛力比同齡的孩子要高，但還是要像平常一樣教他們，不要讓這些孩子或家長知道他們是被特意挑選出來的。

事實上，這些孩子並不是被特意挑選出來的，而是隨機抽取的。當然，「預測未來發展的測驗」顯示他們「擁有優異發展潛能」的說法也是假的。

一年之後，羅森塔爾回到這所學校，發現這些被挑選出來的學生都取得了很大的進步，其中一部分學生的期末考試分數甚至比一年前高出了好幾倍。

因此，羅森塔爾得出了結論：正是這些教師對學生的期待，使得學生產生了一種努力改變自我、完善自我的進步動力。羅森塔爾將這種心理現象稱為「畢馬龍效應」（Pygmalion effect，源於古希臘傳說中的賽普勒斯國王畢馬龍），在心理學上又被稱為「羅森塔爾效應」（Rosenthal effect）或「期望效應」。

它表明：在本質上，人的情感和觀念會不同程度地受到別人的影響。人們會不自覺地接受自己喜歡、欽佩、信任和崇拜的人的影響和暗示。

「畢馬龍效應」揭露的是一種普遍心理，那就是對他人有所期望，同時期望他人對自己有所期望……尤其是後者，是人們實現自我價值的本能需要。當得知別人對自己有所期望的時候，你心中會有一股滿足感、被期待感油然而生。為了保持這種感覺，人們會不自覺地按照別人的期望來塑造自己，最終真正變成別人所期望的樣子。

絕大多數人都有過這樣的經歷：當自己的主管告訴自己「我對你抱有很大的期望」，或者「我對你很有信心，你一定能將這份工作做好」的時候，心中就會產生一種無法形容的興奮感；而自己的所作所為一旦辜負了主管的期望，就會產生嚴重的負罪感。

由此可見，利用「期望效應」來使他人按照自己的意圖行事是一個非常明智的方法。尤其是處於領導地位的管理者，對下屬滿懷期望，並讓下屬瞭解到自己的這種期望，所產生的積極影響遠遠高於單純地下命令或者其他激勵形式。

在第二次世界大戰期間，由於兵力不足，蘇聯曾動員一批關在監獄裡的犯人上前線戰鬥。為此，蘇聯內務人民委員部派遣了幾名心理學家對犯人進行戰前的訓練和動員，確保這些罪犯的戰鬥力。

訓練期間，這些心理學家們並不過多地對罪犯進行說教，而特別強調他們每週必須給自己的親人寫一封信。信的內容由這些心理學家統一擬定，敘述的是犯人在獄中的表現如何好、如何積極地改過自新等。然後，這些心理學家要求犯人們認真抄寫後把信寄給自己最愛的人。

三個月後整訓結束，罪犯們開赴前線，心理學家隨行，並要求犯人繼續寫信，只不過信中的內容變成了自己是如何服從指揮、如何勇敢作戰等。

事實證明，這批罪犯在戰場上的表現正如他們信中所說的那樣服從指揮、英勇拼搏，甚至在整體紀律性上也表現出了不遜於正規軍的水準。

戰爭結束後，蘇聯心理學家將這種心理引導手段稱為「貼標籤效應」——這種心理效應和「畢馬龍效應」可謂異曲同工：這些罪犯的家書讓親人們對他們產生了強烈的正面期待，而這種期待反過來又激勵著他們像真正的軍人一樣作戰。

這就是期望的力量，所以說，那些經常把「你不行」、「你真是個廢物」掛在嘴邊的管理者其實是十分愚蠢的。因為這種負面期待會讓下屬產生「既然你對我期待這麼低，那麼哪怕做得再差我也無所謂了」的自我暗示。時間長了，他就真的會朝著「廢物」的方向發展下去。

當然，「畢馬龍效應」本質上是一種心理暗示，因此需要適可而止，如果所寄予的期望過大，甚至於超過對方的能力範圍的話，就會給對方造成沉重的心理負擔，令對方惶恐不安，進而自暴自棄，反而會事與願違。

TOPIC 05

破窗效應

不要輕易打破任何一扇窗戶

「破窗效應」（Broken windows theory）最早是一個犯罪學理論，由美國政治學家詹姆斯・威爾遜（James Wilson）及犯罪學家喬治・凱林（George Kelling）提出，而該理論源於一九六九年美國史丹佛大學心理學家菲利普・津巴多的一項實驗。

當時，津巴多找來兩輛一模一樣的汽車，把其中一輛車的車牌摘掉，並將頂棚打開，然後停在犯罪率極高的紐約布朗克斯區的一個拉丁裔居民社區內，而另一輛車則原封不動地停放在治安相對較好的加利福尼亞州帕羅奧圖某個中產階級居民社區內。不出所料，停在拉丁裔居民社區的那輛車當天就被偷走了，而停在中產階級居民社區的那輛車一週後也沒有人動它。

然後，津巴多又用鍾子把停在中產階級居民社區的那輛車的車窗玻璃敲了個大洞。沒想到的是，僅僅過了幾個小時，這輛車居然也被偷走了。

基於這個實驗，威爾遜和凱林提出了「破窗效應」。他們認為：如果有人打破了一幢建築物的窗戶玻璃，而這扇窗戶又得不到及時維修，那麼，這扇破窗戶就會變成某種示範性的標誌，從而縱容他人去打破更多的窗戶。久而久之，這些破窗戶就給人造成一種無序的感覺，犯罪活動也會因此而滋生、蔓延。

事實上，這一效應在企業管理中也具有重要的借鏡意義。在實際工作中，有一種叫「預防性管理」的思想，認為要想避免管理中不想要的結果出現，就要在事情初現端倪的時候把苗頭扼殺在搖籃之中，絕不要輕易打破任何一扇窗戶，尤其是對於觸犯企業核心價值觀念的一些小奸小惡，必須做到隨時處理，將其消滅於萌芽狀態。

美國洛斯威公司一直以人性化管理著稱，但有一次，管理者卻因為一個小問題開除了一名資深員工。

當時，資深員工傑瑞為了趕在中午休息之前完成三分之二的零件，在切割臺上工作了一會兒之後，就把切割刀前的防護擋板卸下來放在一旁——因為沒有防護擋板收取加工零件會更方便、更快捷一點。一個小時之後，傑瑞的舉動被巡視的主管發現並記錄下來。

主管要求傑瑞立刻將防護擋板裝上，同時將他一整天的工作量全部作廢。這還沒完，第二天，傑瑞上班的時候突然被通知去見總裁。在那間傑瑞受過多次鼓勵和表彰的總裁室裡，總裁親口通知傑瑞，他被辭退了。

總裁對傑瑞說：「身為老員工，你應該比任何人都明白，安全對於公司意味著什麼。你今天少完成幾個零件，少實現利潤，公司可以換個人換個時間把它們補回來，可是，一旦發生安全事故，那麼無論如何都補償不了了。」

傑瑞明白，他這次觸犯了公司的鐵律。他同樣明白，如果他沒有受到處罰，那麼這條鐵律就會像被開了個小口子的堤壩一樣，決堤只是遲早的事情。所以，他沒有做任何爭辯，流著淚接受了公司的決定。

作為一位管理者，我們應當認識到「破窗效應」在企業中的重要作用。對於任何破壞性的徵兆都要充分重視，加重處罰力度，嚴肅團隊紀律，只有這樣才能防止有人效仿，使得問題積重難返。與此同時，還要鼓勵、獎勵「補窗」行為。使員工不以「破窗」為理由，而以「補窗」為己任。

常言道：「人無遠慮，必有近憂。」任何大問題都是一堆小問題積累起來的，只有時時繃緊「破窗」這根弦，不要輕易打破任何一扇窗，才能避免最後的千瘡百孔、不可收拾。

TOPIC 06

貝勃定律

幸福本質上是種「敏感度」

有人做過一項實驗：一個人雙手各舉著三公斤的重物，這時在其左手上再加上一百克的重物時，他並不會覺得兩者有多少差別，直到左手重物再加六百克時才會覺得有些重；如果雙手都舉著十公斤重的物體，那麼，只有在他的左手加上超過一公斤的重物時，他才會明顯感受到兩邊重量不一樣。也就是說，原來的砝碼越重，之後就必須加更大的量，人才能感覺到差別，這種現象被稱為「貝勃定律」（Beibo law）。

「貝勃定律」揭露了一個普遍存在的社會心理學現象，即當人經歷強烈的刺激後，他對這類刺激的免疫能力會大大提升——就心理感受而言，第一次大刺激會讓第二次的小刺激變得微不足道。比如：原本一元的東西突然變成了十元，我們定會感到無法接受；

可原本一萬元的電腦漲了一百元，我們卻不會有太大反應。

從「貝勃定律」中我們可以推論出一個鐵律——幸福遞減。簡單地說就是「得到的越多，感受到的幸福就越少」。同樣是一個麵包，帶給一個飢腸轆轆的窮人和一個飽食終日的富豪的幸福感是截然不同的——並不是因為他們得到的幸福總量不一樣，而是兩者對一塊麵包的幸福感受能力不一樣。正如「貝勃定律」所闡釋的，人在處於較差的狀態下，一點微不足道的事情都可能會讓他興奮不已；而當所處的環境漸漸變得優越時，人的要求、欲望等就會隨之提升，感受到幸福的能力就會大大降低。所以，很多時候，當我們感覺不到幸福的時候，可能幸福依然在周圍，只是內心失去了對它的感受力。

法國有一個寓言故事：一位國王帶領軍隊去打仗，結果全軍覆沒。為了躲避追兵，他與部下走散了，在山溝裡藏了兩天兩夜，其間粒米未食、滴水未進。後來，他遇到一位砍柴的老人，老人見他可憐，就送給他一個用粗糧和乾菜做的菜團子。飢餓難耐的國王狼吞虎嚥地把菜團子吃光了，當時他覺得這是全天下最好吃的東西。於是，他問老人，如此美味的食物叫什麼，老人說叫「飢餓」。

後來，國王回到王宮，下令廚師按他的描述做「飢餓」，可是怎麼做也沒有原來的味道。為此，他派人千方百計找來那個會做「飢餓」的老人。誰料，當老人給他帶來一籃菜團子時，他依然怎麼也找不到當初的那種美味。真正讓國王感受到幸福的不是菜團子，而是他的「飢餓感」。飢餓時，即使是剩菜餿飯也吃得津津有味；酒足飯飽時，縱使是山珍海味也難以下嚥。這就是「貝勃定律」為我們揭露的真理。

古羅馬哲學家塞內卡（Lucius Annaeus Seneca）曾說：「如果你不能對現在的一切感到滿足，那麼，縱使讓你擁有全世界，你也不會幸福。」曾經有人做過幸福調查，對社會上不同階層的人進行詢問：「你覺得自己過得幸福嗎？」在受訪人群中，有八十%的人都覺得自己不幸福，都有這樣或那樣的抱怨、不滿和牢騷！

難道真的有這麼多的人都過得不幸福嗎？說到底，其實是很多人漸漸喪失了感知幸福的能力．在滿足自己一個接一個的欲望的過程中走得太匆忙了，以至於匆忙到忘了感知過程的美好與艱辛——沒有了感知又怎麼會幸福？

幸福不是實體，而是一種感受，能獲得多少幸福，只取決於我們對幸福的敏感度。知足者常樂，時刻提醒自己：只要懂得用心去感受，幸福就一定在我們身邊。

TOPIC 07

狄德羅效應

幸福來自給生活做減法

法國哲學家德尼·狄德羅（Denis Diderot）寫了一篇文章，叫〈與舊睡袍別離之後的煩惱〉。這篇文章講的是有一天，朋友送他一件質地精良、品質上乘的睡袍，狄德羅收到這件禮物後非常喜歡。可是，當他穿上華貴的睡袍時，突然覺得周圍的傢俱那樣破舊不堪，不但顏色過時了，風格更是和身上的睡袍不搭。於是，為了與睡袍相匹配，他就買了新的傢俱，終於讓周圍的環境配合了睡袍的檔次，可是，這樣做他卻感到很不舒服。因為，在一時的衝動過後，他發現「我居然被一件睡袍脅迫了」。

二十世紀初，美國哈佛大學經濟學家茱麗葉·斯格爾（Juliet Schor）在《過度消費的美國人》（*The Overworked American*）一書中提到了狄德羅這篇文章，並提出了一個新概念——「狄德羅效應」（Diderot effect），專指這種擁有了一件新的物品後，不斷配置與其相適應的物品以達到心理平衡的現象。

「狄德羅效應」被稱為「人類最難以擺脫的十大心理之一」，它揭露的是一種常見的「越獲得越不滿足」的心理現象，即在沒有得到某種東西時迫不及待，而一旦得到就得隴望蜀。

人們會落入「狄德羅效應」的陷阱，根本原因在於沒有意識到自己渴望的很多東西其實都是無用的。就像偶然得到了一件睡袍的狄德羅，他開始渴望跟睡袍更相配的各種傢俱，但他沒有意識到，睡袍本身並不需要傢俱來襯托——那些老舊傢俱不是配不上他的新睡袍，而是配不上他已經開始膨脹的欲望。

在我們的生活中，總有著太多可有可無的欲望。如果我們能把這些無用卻時時煩擾我們的東西從生命中清除出去，就有足夠的時間來跟隨自己的心，感受簡單生活中所蘊含的幸福。

生活需要簡單來沉澱，那些過高的期望並不能給人帶來快樂，卻一直左右著我們的生活。比如，找到一份心儀的工作後就希望能擁有美好的婚姻，然後希望擁有寬敞豪華的寓所，然後希望讓孩子享受最好的教育……當這一切都實現後，許多人依然不滿足，因為還希望爭取更高的社會地位，成為更有錢的人，能買得起高級商品，承受得了更奢華的消費——而最開始，我們只是想要找一份工作使自己不至於餓死而已。

正是這些永無止境的追求，讓許多人陷入「狄德羅效應」的陷阱中無法掙脫。現代人總感覺活得很累，身上背負的重擔越來越多，原因就在於人們不懂得放棄那些生命中無用的東西，並且讓心靈承受過多的欲望和枷鎖。

那麼，如何才能擺脫「狄德羅效應」的陷阱呢？古希臘大哲學家蘇格拉底的故事或許可以給我們一些啟示：

有一天，蘇格拉底帶著學生去雅典最熱鬧的集市上課。逛完集市後，蘇格拉底問學生：你們在這個集市裡都找到了什麼？學生們七嘴八舌地回答說：「集市裡的東西可多了，有很多好吃的、好看的和好玩的，有數不清的新鮮玩意兒，衣、食、住、行各方面的東西應有盡有。如果不是因為老師您在講課，我們一定會買上滿滿一車商品回家。」

蘇格拉底點點頭，然後說道：「我卻跟你們相反，在這個集市中，我發現，這個世界上原來有那麼多我並不需要的東西。」隨後，蘇格拉底說：「當我們為奢侈的生活而疲於奔波的時候，幸福的生活已經離我們越來越遠了。幸福的生活往往很簡單，比如，最好的房間就是必需的物品一個也不少，沒用的物品一個也不多。」

生活中有些無用的東西如果不是我們應該擁有的，那麼，就要學會放棄。只有懂得放棄，才能制止欲望的無限膨脹，才能讓自己活得更加充實、坦然和輕鬆。跳出「狄德羅效應」的唯一辦法就是遏制、削減自己過多的欲望，拋棄那些紛繁而無意義的欲望，讓自己的生活更加充實、簡單、美好。

TOPIC 08

鱷魚法則

關鍵時刻的取捨之道

「鱷魚法則」（Alligator principle）本是投資心理學的理論之一，也叫「鱷魚效應」。它的意思是，假定一隻鱷魚咬住你的腳，如果你用手去推擋鱷魚以把腳掙脫出來，鱷魚便會同時咬住你的腳與手。你越是掙扎，被鱷魚咬住的身體範圍就越大。所以，萬一鱷魚咬住你的腳，你唯一的辦法就是犧牲一隻腳。

捨棄一條腿——聽上去是多麼殘酷的選擇，但其實這種現象在大自然中並不罕見：

在非洲大草原上，為了爭奪被獅子吃剩的一頭野牛的殘骸，一群狼和一群鬣狗發生了衝突。儘管鬣狗死傷慘重，但由於數量比狼多得多，也咬死了很多狼。最後，只剩下一隻狼王與五隻鬣狗對峙。顯然，雙方力量相差懸殊，何況狼王還在混戰中被咬傷了一條後腿。

那條拖在地上的後腿成為狼王無法擺脫的負擔。眼看鬣狗一步一步靠近，狼王突然回頭一口咬斷了自己的傷腿，然後向離自己最近的那隻鬣狗猛撲過去，以迅雷不及掩耳之勢咬斷了牠的喉嚨。其他四隻鬣狗被狼王的舉動嚇呆了，都站在原地不敢向前。在與狼王對峙了幾分鐘後，鬣狗終於夾著尾巴逃離了。狼王毅然決然地捨棄了傷腿，因為牠明白，如果這時候不捨棄，那麼失去的就將是自己的生命。殘酷的「鱷魚法則」在更為殘酷的大自然中只是一條最普通不過的、所有生物都明白的叢林法則。可是，人類離開叢林太久了，已經忘了這個法則，所以，總是不願意捨棄任何東西，最後只能在痛苦中負重前行。

人生需要選擇，也需要捨棄，關鍵時刻的捨棄是智者面對生活的明智選擇，只有懂得適時捨棄的人生，才能再續輝煌。

一九九八年的諾貝爾物理學獎得主崔琦在有些人眼裡簡直是「怪人」：他遠離政治，從不拋頭露面，整日泡在書本中和實驗室裡，甚至，在獲得諾貝爾獎的當天，他還像往常一樣到實驗室裡去工作。更令人難以置信的是，在美國高科技研究的前沿領域，崔琦居然是一個地地道道的「電腦白痴」。研究過程中的儀器設計、圖表製作，全靠他一筆一畫地完成。甚至，即使是發一封電子郵件，他也會請祕書代勞——他的說法是：「這世界變化太快了，我沒有時間去追趕！」崔琦捨棄了世人眼裡炫目的東西，為自己贏得了大量寶貴的時間，也贏得了至高無上的榮譽。人的一生很短暫，有限的精力使人不可能方方面面都顧及，而世界上又有那麼多的精彩，這時候，捨棄就成了一種大智慧。

捨棄其實是為了得到，只要能得到想得到的，捨棄一些對你而言並不是必需的「精彩」，又有什麼不可以呢？貪婪是大多數人的毛病，有時候，牢牢抓住自己想要的東西不放，就會給自己帶來壓力、痛苦、焦慮和不安。什麼都不願捨棄的人，往往什麼都得不到。

生活中類似這樣的人很多，他們總是不願捨棄眼前的利益，或者害怕捨棄的痛苦，最後免不了被殘酷的競爭法則壓垮。有長遠目光、變通意識的人卻能毫不猶豫地捨棄，因為他們知道這會換來巨大的勝利。

「鱷魚法則」告訴我們，捨棄是為了得到——捨棄一條腿，得到了生存的機會。我們總是只關注捨棄時的痛苦，殊不知，關鍵時刻如果我們不捨得放棄一些東西，就會遭遇更大的痛苦。人生就像一場漫長的旅行，在旅途中會遭遇許多抉擇時刻，這時候，我們總要捨棄一些東西，但同時我們也會獲得很多東西……

本章總複習

- **彼得原理：**改善組織臃腫的最佳方法是「減少人員」，並且把合適的人放在合適的位置，讓每個人都發揮最大價值。
- **德西效應：**當人們因為內在報酬（如興趣）而努力時，最大的價值是取悅自己；若同時提供外在報酬（如獎勵）後，心態就變了。
- **雷尼爾效應：**想培養員工對公司的認同感和歸屬感，除了優渥待遇外，還可以從員工的高層次需要（感情、事業、制度等）來努力。
- **畢馬龍效應：**當得知他人對自己有所期待時，多數人心中會萌生一股滿足感、被期待感，並且不自覺地按照別人的期待來塑造自己。
- **破窗效應：**想避免不想要的結果，在事情萌芽時便要遏止——重視破壞性徵兆，避免有人效仿，同時還要鼓勵、獎勵「補窗」行為。

原著：墨菲定律／张文成 著
由北京文通天下图书有限公司
通过 北京同舟人和文化发展有限公司（ E-mail: tzcopyright@163.com ）
授权给远足文化事业股份有限公司发行中文繁体字版本，

富能量 0HDC0017

墨菲定律

如果有可能出錯，那就一定會出錯！

作　　者：張文成
審　　訂：林郁倫
責任編輯：林麗文
特約編輯：黃馨慧
封面設計：@Bianco_Tsai
內頁設計：王氏研創藝術有限公司

總 編 輯：林麗文
主　　編：林宥彤、高佩琳、賴秉薇、蕭歆儀
執行編輯：林靜莉
行銷總監：祝子慧
行銷經理：林彥伶

出　　版：幸福文化／遠足文化事業股份有限公司
地　　址：231 新北市新店區民權路 108-1 號 8 樓
網　　址：https://www.facebook.com/happinessbookrep/
電　　話：(02) 2218-1417
傳　　真：(02) 2218-8057
發　　行：遠足文化事業股份有限公司 (讀書共和國出版集團)
地　　址：231 新北市新店區民權路 108-2 號 9 樓
電　　話：(02) 2218-1417
傳　　真：(02) 2218-1142
電　　郵：service@bookrep.com.tw
郵撥帳號：19504465
客服電話：0800-221-029
網　　址：www.bookrep.com.tw

法律顧問：華洋法律事務所 蘇文生律師
印　　刷：呈靖彩藝有限公司
初版一刷：西元 2022 年 2 月
初版51刷：西元 2024 年 7 月
定　　價：420 元

國家圖書館出版品預行編目 (CIP) 資料

墨菲定律 / 張文成著 . -- 初版 . -- 新北市 : 幸福文化出版社出版 : 遠足文化事業股份有限公司發行 , 2022.01
面 ;　公分
ISBN 978-626-7046-05-0(平裝)
1.CST: 成功法 2.CST: 生活指導

177.2　　110009846

PDF：9786267046449
EPUB：9786267046456

幸福
文化

幸福
文化